U0353117

瑜伽文库
YOGA LIBRARY

"瑜伽文库"编委会

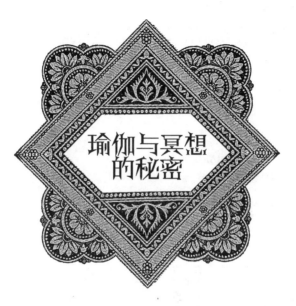

瑜伽与冥想的秘密

【印】斯瓦米·巴伽南达 / 著

朱彩红 / 译

四川人民出版社

图书在版编目（CIP）数据

瑜伽与冥想的秘密 / (印) 斯瓦米·巴伽南达著；
朱彩红译. —— 成都：四川人民出版社, 2020.12（2021.9重印）
ISBN 978-7-220-11960-6

Ⅰ.①瑜… Ⅱ.①斯… ②朱… Ⅲ.①瑜伽—基本知
识 Ⅳ.①R161.1

中国版本图书馆CIP数据核字（2020）第153246号

YUJIA YU MINGXIANG DE MIMI

瑜伽与冥想的秘密

[印] 斯瓦米·巴伽南达　著

朱彩红　译

责任编辑	何朝霞
封面设计	肖　洁
版式设计	戴雨虹
责任校对	吴　玥
责任印制	王　俊

出版发行	四川人民出版社（成都槐树街2号）
网　　址	http://www.scpph.com
E-mail	scrmcbs@sina.com
新浪微博	@四川人民出版社
微信公众号	四川人民出版社
发行部业务电话	（028）86259624　86259453
防盗版举报电话	（028）86259624
照　　排	四川胜翔数码印务设计有限公司
印　　刷	成都东江印务有限公司
成品尺寸	130mm×185mm
印　　张	14
字　　数	250千
版　　次	2020年12月第1版
印　　次	2021年9月第2次印刷
书　　号	ISBN 978-7-220-11960-6
定　　价	68.00元

"瑜伽文库"总序

　　古人云：观乎天文，以察时变；观乎人文，以化成天下。人之为人，其要旨皆在契入此间天人之化机，助成参赞化育之奇功。在恒道中悟变道，在变道中参常则，"人"与"天"相资为用，相机而行。时时损益且鼎革之。此存"文化"演变之大义。

　　中华文明源远流长，含摄深广，在悠悠之历史长河，不断摄入其他文明的诸多资源，并将其融会贯通，从而返本开新、发闳扬光，所有异质元素，俱成为中华文明不可分割的组成部分。古有印度佛教文明的传入，并实现了中国化，成为华夏文明整体的一个有机部分。近代以降，西学东渐，一俟传入，也同样融筑为我们文明的固有部分，唯其过程尚在持续之中。尤其是20世纪初，马克思主义传入中国，并迅速实现中国化，推进了中国社会的巨大变革……

　　任何一种文化的传入，最基础的工作就是该文化的经典文本之传入。因为不同文化往往是基于不同的语言，故文本传入就意味着文本的翻译。没有文本之翻译，文化的传入就难以为继，无法真正兑现为精神之力。佛教在中国的扎根，需要很多因缘，而前后持续近千年的佛经翻译具有特别重要的意义。没有佛经的翻译，佛教在中国的传播就几乎不可想象。

随着中国经济、文化之发展，随着中国全面参与到人类共同体之中，中国越来越需要了解更多的其他文化，需要一种与时俱进的文化心量与文化态度，这种态度必含有一种开放的历史态度、现实态度和面向未来的态度。

人们曾注意到，在公元前8—前2世纪，在地球不同区域都出现过人类智慧大爆发，这一时期通常被称为"轴心时代"。这一时期所形成的文明影响了之后人类社会2000余年，并继续影响着我们生活的方方面面。随着人文主义、新技术的发展，随着全球化的推进，人们开始意识到我们正进入"第二轴心时代"（the Second Axial Age）。但对于我们是否已经完全进入一个新的时代，学者们持有不同的意见。英国著名思想家凯伦·阿姆斯特朗（Karen Armstrong）认为，我们正进入第二轴心时代，但我们还没有形成第二轴心时代的价值观，我们还需要依赖第一轴心时代之精神遗产。全球化给我们带来诸多便利，但也带来很多矛盾和张力，甚至冲突。这些冲突一时难以化解，故此，我们还需要继续消化轴心时代的精神财富。在这一意义上，我们需要在新的处境下重新审视轴心文明丰富的精神遗产。此一行动，必是富有意义的，也是刻不容缓的。

在这一崭新的背景之下，我们从一个中国人的角度理解到：第一，中国古典时期的轴心文明，是地球上曾经出现的全球范围的轴心文明的一个有机组成部分；第二，历史上的轴心文明相对独立，缺乏彼此的互动与交融；第三，在全球化视域下不同文明之间的彼此互动与融合必会加强和加深；第四，第二轴心时代文明不可能凭空出现，而必具备历史之继承和发展性，并在诸文明的互动和交融中发生质的突破和提升。这种提升之结果，很可能就构成了第二轴心时代文明之重要资源与有机部分。

简言之，由于我们尚处在第二轴心文明的萌发期和创造期，一切都还显得幽暗和不确定。从中国人的角度看，我们可以来一次更大的觉醒，主动地为新文明的发展提供自己的劳作，贡献自己的理解。考虑到我们自身的特点，我们认为，极有必要继续引进和吸收印度正统的瑜伽文化和吠檀多典籍，并努力在引进的基础上，与中国固有的传统文化，甚至与尚在涌动之中的当下文化彼此互勘、参照和接轨，努力让印度的古老文化可以服务于中国当代的新文化建设，并最终可以服务于人类第二轴心时代文明之发展，此所谓"同归而殊途，一致而百虑"。基于这样朴素的认识，我们希望在这些方面做一些翻译、注释和研究工

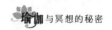

瑜伽与冥想的秘密

作，出版瑜伽文化和吠檀多典籍就是其中的一部分。这就是我们组织出版这套《瑜伽文库》的初衷。

由于我们经验不足，只能在实践中不断累积行动智慧，以慢慢推进这项工作。所以，我们希望得到社会各界和各方朋友的支持，并期待与各界朋友有不同形式的合作与互动。

"瑜伽文库"编委会

2013年5月

"瑜伽文库"再序

    经过多年努力，"瑜伽文库"已初具体系化规模，涵盖了瑜伽文化、瑜伽哲学、瑜伽心理、瑜伽冥想、体位和呼吸、瑜伽疗愈、阿育吠陀瑜伽乃至瑜伽故事等，既包含着古老的原初瑜伽经典，又包括了现代的瑜伽实践文化。瑜伽，这一生命管理术，正在滋养着现代的瑜伽人。

    时间如梭，一切仿佛昨日，然一切又永远不同。自"瑜伽文库"设立起，十余年来，世界巨变如沧海，无论是个人，还是环境、社会，抑或世界，正经历着种种影响难以估量的重大全球性事件。尤其庚子肇起，世界疫情严重，全球化进程突变，经济危机一触即发。在这一进程中，压力是人们普遍的感受。这个压力来自个人的工作，来自家庭的关系，来自社会的变故，来自身体的透支，来自自我的反省，来自世界的不确定性。伴随着压力的是不知所措，更严重的则是无力或无奈，是生命在追求确定性

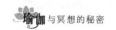

过程中的某种虚幻和漂浮。

不确定性，是我们的世界普遍的特征。我们总是渴望确定。但在这尘世间，种种能量所建构起来的一切，都是变动不居的。我们人所赋予的一切的名相都是暂时的、有限的。我们需要适应这不确定性。与不确定性为友，是我们唯一的处世之道。

期盼，是我们每个人的自然心理。我们期盼世界和平，期盼身体康健、工作稳定，期盼家庭和睦、关系美好，期盼良善的安身立命。

责任，是我们每个人都需要面对、需要承担的。责任就是我们的存在感，责任越大，存在感越强。逃避责任或害怕责任，则让我们的存在萎缩。我们需要直面自身在世上的存在，勇敢地承担我们的责任。

自由，是我们每个人真正的渴望。我们追求自由，即是追求无限、追求永恒。从最简单的身体自由，到我们日常中种种的功能性自由，到终极存在中内心获得安住的自由，自由即是无限。

身份，是我们每个人都期望确定的。我们的心在哪里，我们的身份就在哪里。心在流动，身份也不断在转变。但我们渴望恒久的身份，为的是在尘世中的安宁。

人是生成的。每一个个人把事情做好，社会就会做好，世界就会做好。而个人自己做好，首先和必要的就是要身心安宁。身心安宁，首先就需要一个健康的身体。身体是我们在这世上存在的唯一载体，唯有它让我们种种生活的可能性得以实现。

身心安宁，意味着我们有着抗压的心理能量，有着和压力共处的能力，有着面对不确定的勇气和胆识，有着对自身、对未来、对世界的期盼，意味着对生活的真正信心，对宇宙的真正信心，对我们人的真正信心。有了安宁的身心，我们才能履行我们的责任，不仅是个体的责任，也是家庭的责任、社会的责任、自然和世界的责任，拥有一种宇宙性的信心来承担我们的责任。在一切的流动、流变中，瑜伽文库带来的信息，可以为这种种的责任提供深度的根基和勇气，以及人的实践之尊严。

瑜伽文库有其自身的愿景，即希望为中国文化做出时代性的持续贡献。瑜伽文库探索生命的意义，提供生命实践的道路，奠定生命自由的基石，许诺生命圆满的可能。她敬畏文本，敬畏语言，敬畏思想，敬畏精神。在人类从后轴心时代转向新轴心时代的伟大进程中，为人的身心安宁和精神成长提供她应有的帮助。

人是永恒的主题。瑜伽文库并不脱离或者试图摆脱人的身份。人是什么？在宏阔的大地上，在无限的宇宙中，人的处境是什么？瑜伽文库又不仅仅是身份的信息。相反，透过她的智慧原音，我们坦然接受我们人的身份，但又自豪并勇敢地超越人的身份，我们立足大地，但我们又不只是属于大地的；我们是宇宙的，我们又是超越宇宙的。

时代在变迁，生命在成长。人的当下的困境，不在于选择什么，而在于参与、在于主动地担当。在这个特别的时代，我们见证一切的发生，参与世界的永恒游戏。

人的经验是生动活泼的。存在浮现，进入生命，开创奋斗，达成丰富，获得成熟，登上顶峰，承受时间，生命重生，领略存在的不可思议和无限的可能。

瑜伽文库书写的是活泼的人。愿你打开窗！愿你见证，愿你奉献热情！愿你喜乐！愿你丰富而真诚的经验成就你！

"瑜伽文库"编委会

2020年7月

序　言

近年来，印度的文化似乎有在全球崛起之势，以瑜伽为名的印度思想席卷世界，而与此有关的冥想、正念与禅定等心理技术也逐渐深入人心。本书是云南大学的朱彩红老师翻译的印度当代高僧斯瓦米·巴伽南达（Swami Bhajanananda）的重要文选。巴伽南达是辨喜在印度的学术嫡系，也是当代素有声望的印度思想家，曾经隐居在喜马拉雅山中很长的岁月。据我个人所知，巴伽南达具备极完整的知识结构，除了是一位精通印度学问的大师外，他对于西方的哲学、宗教与心理学都曾下过很深的功夫，故有独到而深邃的见地，更令人惊讶的是，他还是印度不多的较深入地了解过中国哲学的僧人。

读者对巴伽南达或许并不陌生，他曾为本人翻译的《行动瑜伽》作过序。本书是围绕印度文化的核心精神所展开的探讨，大体是两方面的内容：瑜伽与冥想，被编为上下两篇。当然，究其细部而言，它也包含了极深沉的数论哲学与以一元论为主体的吠檀多精神。这本书大概也是

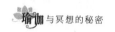

我自己这几年所读到的对此类复杂论题最富有理性深度，而又十分清澈的作品了。

在该书的上篇——《瑜伽篇》，巴伽南达追溯了瑜伽的源流，以及各种新形态瑜伽出现之肇因。在巴伽南达看来，如今风行世上的瑜伽时尚，是被简单化为体式性质的身体练习，"此种意义上的瑜伽可以正确地称为'印度体操'，因为它们和真瑜伽的联系是很小的"。在印度主要是两种大的瑜伽传统：其一是吠檀多的瑜伽传统；其二是帕坦伽利的瑜伽传统。此两者有着很大的不同，几百年内，这两大体系也一直保持着各自的独立发展。

在印度的瑜伽思想史上，把两者综合起来的第一次尝试，首次见之于《薄伽梵歌》。然而后来，吠檀多哲学慢慢确立了其主导地位，而帕坦伽利的瑜伽系统则逐渐被忽略。直至19世纪的后半叶，辨喜与他的古鲁室利·罗摩克里希那（Sri Ramakrishna）第二次综合了二者，并给予了吠檀多的理论方面和瑜伽的实践方面以同等的重视，再加上原先由牧牛尊者师徒创立的哈达瑜伽（广义上属于吠檀多瑜伽），这三个传统得到了恢复。辨喜在欧美传播瑜伽时，是以帕坦伽利的《瑜伽经》为基础来谈胜王瑜伽的境界，这应该是辨喜在做一种有意思的调整。巴伽南达在书中对瑜伽源流的这种历史性梳理，对我们的瑜伽学术之深入，其帮助之意义实不容小觑矣。

　　关于刚才谈到的瑜伽思想史上的第二次综合，我们需要记住的是：瑜伽本身就是综合性的圣学道途，凡一切有助于显现灵魂的潜在神性，凡以自制的方式指向了生活最终极目标的任何一种努力，凡能为意识从低级带到高级状态的生命转变，那么，它就是行走在了瑜伽的大道上了。我们需要的是一个更大的和谐性原则，大体是"诸道并行、万物并育"的恢宏气象。罗摩克里希那通过"诸法圆融"之教导把它表达了出来。

　　诸法圆融建立在一个形而上学的根本概念之上，它就是一切存有的基础：梵。罗摩克里希那的观点是，梵的真实本性，是要靠直接的超越性经验来领悟的，无法诉诸言语。故此，我们就会知道，罗摩克里希那所弘扬的诸法圆融的伟大精神，正基于此一"建中立极"的根本原则，为平章诸有、协和万邦，这是宇宙恒久大祭之道也，此种精神用中国人的话来讲，也可以叫作"保合太和以利贞"，或动态化为——"乾道变化，各正性命"。

　　对此一综合的广度与深度，过去所争论的焦点，往往还只是停留在如何协调智慧与虔信，或者智慧与行动等方面，但在我们今天，人们所需要的要远远高出于此，而应该是比之更恢宏、更广泛，譬如，它要含摄诸宗教之间的和谐、宗教与科学之间的和谐、古代与现代之间的和谐、此国与彼国之间的和谐、东方与西方之间的和谐，等等。

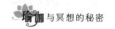

　　此外，值得一提的是，在谈论帕坦伽利瑜伽的时候，巴伽南达自然会涉入一些重要的瑜伽心理学，基于他对瑜伽心理学的深度洞见，又具有罕见的理性，正可助我们破除一些将瑜伽神秘化的迷信，树立起较为清晰的见地。不过，对瑜伽心理学的深入阐发见于本书的下篇——《冥想篇》。

　　接下来，我们就来简单地谈谈冥想。其实，巴伽南达对冥想有极深透的理解，此中皆有他自己长年之亲证经验。书里面也涉及冥想的准备，冥想的类型，冥想的心理基础，冥想的不同阶段，冥想与信仰，以及祷告、崇拜与冥想的关系，还有冥想与自我的探讨，内容极为丰富，若是我们能够深读进去，单单是那五篇《专注与冥想》，就已经令人叹为观止了。然而，限于篇幅，我们在此不做细谈。这里主要是将冥想的大体精神做一扼要介绍，以方便人们涉身其中。

　　由于人类的感官是天生朝向外在世界的，故而对自己的内在世界往往毫无所知，一团漆黑；而冥想则不同，它正是将感知的方向主动倒转过来，即把心意或自我作为感知的对象，回溯至它的源头、回溯至真我的第一因。就此，巴伽南达用了室利•罗摩克里希那的一个比喻来说明：警官手里提着三面是黑玻璃的灯，在深夜巡逻，提着这盏灯，他能看见别人，而别人看不见他，除非他把灯转向自己。同样，我们提着自我之灯，可以看见外物和思想的运作，但如果我们想要看见真我，就必须把灯朝内照，这就是冥想的含义。

但是，一旦走在这个路上，人们即会知道，把平日习惯于朝外的心意，掉转而朝内，指向其自身的源头，这是一项十分艰巨的任务，殊为不易。在帕坦伽利的瑜伽系统里面，有一个与感官世界剥离的过程，这一过程在瑜伽八支中，被叫作"制感"。在冥想的关键阶段，对心意的专注练习必不可少，而制感就意味着，与外界的接触切断，唯有心意是在积极流动。而冥想的专注中心，则只有单一的名（譬如神名、曼陀罗）和单一的色（通常是神像、圣物）占据了冥想者的全部意识领域，其他所有的名色皆被自觉抑制。

然而，这里存在的深度困难，乃是因为外部世界的信息虽然被控制，但被留在心意中的潜在印迹却在不断地萌发成一些新的波动，干扰了冥想的稳定性。所以，对于心意之运作的了解乃是冥想所必需的。

当然，心意之运作也是基于某些普遍的心灵法则，这些法则的最初被发现，大约可以追溯到3000年前，即数论派的创始人迦毗罗（Kapila）的思想。迦毗罗认为，宇宙中的一切，包括心意，都是无意识的，唯独普鲁沙（或吠檀多论者所称的阿特曼，也常被称为真我）是真正有意识的。心意连续不断地产生波动，这使得心意对真我的反射成为断断续续的，结果是，人丧失了与自己的意识中心的接触。冥想停止别的波动，只留下一种波动，让真我的反射始终如一，并恢复我们与真正的意识中心的接触。这要通过行使意志来实现，正如车夫拉紧缰绳来驾驭马儿，冥想者通过意志来控制心意。在印度后来的历史当中，帕坦伽利则把该精神科学的原则，一起编入了他的瑜伽体系，该体系如今也正在赢得全世界的关注，让浸淫于西方心理学领域的专家们大为震惊。按照巴伽南达的介绍，在瑜伽心理学当中，印度人主要贡献出了五大心理原则：

第一，意识属于人的真我，而非属原质；原质是无意识的，但非惰性，它以无意识之力，在驱动着整个宇宙。

第二，认知是心意波动的结果，构成真我与客体之间的关联。因纯粹的真我无法直接认识客体，在真我与客体之间，必须插进心意，才生成知识。

第三，语词和知识之间有着恒定的关系，譬如，唱诵曼陀罗，会带来知识。

第四，每一经验都会留下一个印迹，并再造出相应波动的能力。

第五，心意变化无常，无法彻底止息。冥想未必是止息一切的波动，而是在较长的时间里保持同一波动的稳定。

这五条原则在此著的不同地方有不同的表述，然无论如何表述，皆十分深刻，它几乎是所有冥想传统都要遵循的准则，虽然哲学背景未必相同。巴伽南达在书中也谈到了这些不同的思想背景，基于对终极实相的本质之理解的不同，故而也有了不同的冥想传统，主要有如下三种对实相的观念。第一种是来自数论－瑜伽的观点，它认为原质是整个宇宙最终的、无常的原因，诸真我（普鲁沙）形成独立的、不变的实相，不受原质的演化和变化的影响。第二种观点是基于吠檀多哲学，认为梵是宇宙最终的、不变的原因，个体的真我（阿特曼）是梵的一部分或映照。第三种观点则为佛教所持有，认为万物都在流动的状态，看似终极实相或原因的东西，无非皆是空性。相应于这三种实相观，印度人也发展出了各自不同的冥想技巧，大体也分为三个范畴：面向原质的冥想，面向梵的冥想，面向空的冥想。所有的冥想道路，无非是这三条主干道的各种小路、小径或旁道而已。

巴伽南达指出，冥想的首要目标，其实是发现我们内部的神圣中心或灵心。冥想修习，能够帮助追求者整合他自己的人格，冥想为追求者的意志提供了一个内部的焦点，甚至在他尚未达成圆满的冥想境界时，一个内部焦点的存在，也能为他的整个人格带来了一种合一感，这可以帮助他始终不受外部世界的变化与纷争的影响。不仅如此，冥想可以帮助人回归到存在界的节律，如同回归母体一般的安稳。在冥想中，人有望恢复他自身秉有的天然和谐。

我们知道，在人世的每一步进展，皆会因爱的欢喜而获得。巴伽南达的这一本书，真的是灵山深藏、遍地珠玉。如此深透、如此烟波浩渺的无边景致，一旦展开，就是春风万里，现在，我却不得不把文字做一个了结了，搁笔于此，也愿它能给读者朋友以导读之助。

是为序！

闻中

己亥年严冬于古墩路

目　录

译者序

本书作者斯瓦米·巴伽南达是罗摩克里希那传道会（一个从事慈善事业、文化研究与传播事业的机构）的高级僧侣，他在印度哲学与修习两大领域的成就仰之弥高，且著述甚丰，但他不愿向世人宣扬自己的名字，只愿以"一介老僧"四字为人所知。我们遵从他的意愿，对他本人不作进一步的谈论。从他留下的大量论文中，译者围绕着"瑜伽"和"冥想"两大主题，编译了这本文集。

近年来，瑜伽和冥想无疑是两个热门词语，大家普遍喜欢谈论。然而，我们的谈论往往比较粗糙，有时存在着一些问题，甚至误解，远远没有做到正本清源地理解。因此，译者希望做一些工作，借一点斯瓦米·巴伽南达的力量，澄清瑜伽和冥想领域普遍存在的一些理论与修习方面的疑惑和问题，以帮助读者提高对瑜伽和冥想的认识。

谈到"修习""灵性""神"等词，中国读者容易有一种先入为主的理解。就本书所涉及的内容而言，瑜伽和冥想在根本上可以被理解为印度的"心学"或"心理学",其目的在于通过净化和提升意识,铺就一条超凡入圣之路、圆满之路、自由之路或解脱之路。因而,"修习"的含义是"修心",读者可以把本书中的前一个词替换为后一个词。与此相关,"灵性"指的是为了实现圆满的人生终极目标所做努力而获得的智慧和能力,这种努力总的来说涉及理论与实践两个方面。

传统上,灵性与宗教捆绑在一起,而在现代,罗摩克里希那传道会的创立者斯瓦米·辨喜(即斯瓦米·维韦卡南达)及其师父室利·罗摩克里希那的重要贡献之一,便是把灵性从宗教中分离出来。在世俗灵性的背景下,瑜伽和冥想作为印度心学,能够更好地为现代人服务。此外,当我们在瑜伽的背景中谈论"神"时,需要记住,"神"只是梵或中国人说的"道"的某个或某些方面的象征,也就是说,"神"是意识的某个或某些重要方面的拟人化呈现。按照西方心理学家荣格的研究,这种拟人化的呈现之根源在我们的集体无意识当中。所以,崇拜"神"就是崇拜意识的某个或某些方面。

本书收录的文章分为两部分:一部分曾发表在印度著名杂志《印度觉醒》上;另一部分为其他人持有,包括斯瓦米·巴伽南达本人。

我的恩师王志成教授在十六年的时间里一直关照和培养我,他是我生命中最重要的人之一。感谢他的信任,把这项重要的任务交给了我，愿我没有辜负他。特别感谢斯瓦米·杜迦南达（Swami Durgananda）四处写信，在短短的时间里帮助我们解决了所有论文的版权问题。感谢《印度觉醒》现任主编斯瓦米·穆克提南达（Swami Muktidananda）在收到邮件的第一时间授权出版原先发表在该杂志上的那部分论文。也感谢斯瓦米·巴伽南达本人愿意把这些论文交给我们。感谢闻中博士在百忙之中为本书撰写了序言。感谢我的印度兄弟慕雅和（Yatindra Amoli）在梵文词汇方面给予我简明而准确的指导。感谢四川人民出版社为本书的出版给予的支持。

"莫愁前路无知己"，只要带着正念去行动，爱与力量就能汇聚起来。

愿本书对您有益！

朱彩红

2019年3月24日于云南大学

上篇／瑜伽篇

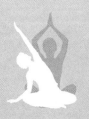

帕坦伽利的《瑜伽经》演讲摘要①

在《瑜伽经》里，《修习篇》应该排在前面，《三摩地》篇应该排在后面。然而，根据印度的惯例，最精深的排在最前面，比如，我们可以在《梵经》《薄伽梵歌》《拿拉达的虔信经》等经典中看到同样的惯例，最精深的也是排在第一。

这是因为，瑜伽士或成就者可以直接进入最高真理，他们无须费心去修习；而像我们这样的普通人则要从预备

---

① 这是斯瓦米·巴伽南达在罗摩克里希那传道会的维韦卡南达大学贝鲁尔校区，向一群对瑜伽感兴趣的意大利人做的演讲，演讲时间为2015年3月15日至17日。本文是一个学生在演讲期间做的笔记。记录者声明，笔记中如有任何错误和不妥，尽皆归于学生本人的局限性，老师不应对此负责；演讲中含有男性性别意味的词应被视为同样指女性。——英文记录者注

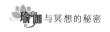

阶段——修习开始。

一、瑜伽传统简述

有两个主要的瑜伽传统：（1）吠檀多的瑜伽传统，（2）帕坦伽利的瑜伽传统。

这两个瑜伽传统本身的共同点很少，二者是不同的范式。它们基于完全不同的预设、背景知识和基本概念。人们在理解二者的差异时，存在着许多困惑与混淆。

帕坦伽利的瑜伽传统终结于12世纪的某个时候，其师承在13世纪或14世纪的某个时候中断。

在印度，吠檀多成为占据主导地位的哲学思想，而帕坦伽利的瑜伽实际上消失了。因而在大多数人那里，他们的头脑预先适应了吠檀多的思想，然后再去研习帕坦伽利的思想！可是，帕坦伽利的原初体系是不能通过吠檀多去理解的。

比如，冥想（Dhyana）、三摩地（Samadhi）等术语既出现在吠檀多体系里，也出现在帕坦伽利的瑜伽体系里。很多人看到这一点，就认为两个体系是同一回事。其实不是那样的！

根据帕坦伽利的观点，终极实相包括两个范畴：普鲁沙（Purusha，也译成原人）和原质（Prakriti）。整个宇宙出自原质。普鲁沙是灵魂，是你内部"知晓"的自我，其余一切皆是原质的显现，整个宇宙是原质的变现。人的本性是普鲁沙，它不同于身体和心意。束缚是普鲁沙与原质（世界）的牵连，解脱（Mukti）则意味着普鲁沙与原质的分离。瑜伽就是分离（viyoga）。

普鲁沙具有意识的本质，而原质是无意识的。不同于西方的理解，原质并不代表"物质"（matter），普鲁沙也不代表"精神"（spirit）。

阿特曼（Atman）与梵（Brahman）的合一即为解脱。所以在吠檀多里，瑜伽就是合一（Union，也译成联结）。

在几百年的时间里，这两个体系保持分离。第一次综合二者的尝试见于《薄伽梵歌》。然而，在吠檀多确立主导地位之后，数论哲学就被忽略了。

室利·罗摩克里希那（Sri Ramakrishna）和斯瓦米·维韦卡南达（Swami Vivekananda，也译辨喜）再次尝试综合二者，并肯定吠檀多理论和瑜伽实践具有同等的重要性。在6世纪，二者融合于一个新的体系——密教。

那么，瑜伽体式（yogasanas）又是如何产生的？帕坦伽利仅仅谈到了体式，但和今天流行的"瑜伽体式"是不一样的！

帕坦伽利根本没有提到昆达里尼（Kundalini）或萨克缇（Shakti）。昆达里尼的概念始于6世纪的哈达瑜伽。哈达瑜伽源于一名伟大的瑜伽士或圣人，名叫鱼帝（Matsendranath），出生在孟加拉。他的思想主要传给了普通人，也就是穷人。他的弟子是牧牛（Gorakhanath）。这便是密教瑜伽。

室利·罗摩克里希那恢复了这三大传统，即吠檀多瑜伽、帕坦伽利瑜伽、密教瑜伽，但主要恢复的是密教瑜伽。我们在罗摩克里希那传道会的修习等，就是基于密教传统。再者，斯瓦米·维韦卡南达恢复的则是吠檀多传统。

然而，原初的帕坦伽利体系没有得到完全的恢复，因为师承中断了。大约100年前，斯瓦米·哈瑞哈拉南达·阿冉雅（Swami Hariharananda Aranya）①恢复了帕坦伽利瑜伽。

胜王瑜伽（Raja Yoga）既不属于吠檀多传统，也不属于帕坦伽利传统，而是属于密教传统。不过，我们在此讲述的，不是胜王瑜伽，而是帕坦伽利的瑜伽。这里谈的是普鲁沙和原质的分离。

二、心意的动作

在讨论《瑜伽经》第二篇之前，我们必须先来了解心

---

① 斯瓦米·哈瑞哈拉南达·阿冉雅（1869—1947）是印度莫图布尔Kapil Math的创建者。他对帕坦伽利《瑜伽经》的注释"Yoga Philosophy of Patanjali with Bhasvati"被认为是关于《瑜伽经》最真实可信的著作之一。

意的运作，因为帕坦伽利的观点并不为人们所熟悉。

我们为何要研习帕坦伽利的《瑜伽经》？答案是，为了了解心意的运作。研究心意便是瑜伽心理学。根据帕坦伽利的观点，心意有两层：（1）上层心意，具有知识，包括形式（form，色）和语词（word，名）。（2）下层心意，包括冲动和情绪。

每一个想法（thought）主要包括两个部分：（1）思想（idea，在上层心意里），（2）情绪（emotion，在下层心意里）。

我们的知识包括形式和语词。一条狗看见一棵树，一个人也看见一棵树。当人看见树时，他会（无意识地）说出"树"一词，而当狗看见树时，它只是看见树，没有语词在狗的心意中产生。所以，我们的知识包括形式和语词。

人把语词和形象（image）结合在一起。对于狗，语词是没有意义的。

一个小孩在听见"母牛"一词时，能够理解母牛的含义。把形象和语词分离开来的能力形成了语言。

因而，我们的整个知识包括语词和形象（或形式）。把知识抽象成语词–符号的能力让我们拥有庞大的知识，人类知识因为语言而大大增加。这种把知识抽象成语词的能力是人类所独有的。

语言和思维= 语词（名）+ 形式/形象（色）。

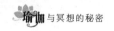

心意变成语词和形象即为波动（vritti）。

对于知识，语词和形象都是必要的。语词和形象是我们思维的主要部分。

我们也把每种知识与某种情绪（愉悦、善意、恐惧、愤怒等）结合在一起，这存在于下层心意中。接下来我们解释下层心意。

所有的名色都与情绪相结合（自孩提时起）。帕坦伽利把情绪称为痛苦（kleshas，也译成烦恼）。

想法＝名色＋情绪。情绪是支撑或影响。

当名色与情绪无意识地结合在一起时，就像我们日常生活中大多数时候那样，这种结合称为想法（thought）。当这种结合有意识地进行时，就称为意图（samkalpa）。

由此可见，上层心意包括各种语词和形象，这些是波动。下层心意包括各种冲动，这些是潜在印迹–习气（samskara-vasanas），或简单地称为习气。一个形象留下一个潜在印迹（这涉及上层心意和下层心意），而潜在印迹重现原初的波动。所以，波动和痛苦是相互连接的。

根据现代物理学的观点，实体（reality，在印度哲学中译成"实相"）由物质和精神构成，观察者（或观测者）在里面不起作用。①

----

① 注意，在物理学中，所谓的"观察者"局限于心理–物理主体，属于数论体系中的原质，而非普鲁沙。

根据吠檀多的观点，万物出自意识。

数论是上述两者之间的踏脚石（位于两极中间，一极是唯物论的，另一极是唯灵论的）。

为什么说数论是踏脚石呢？理由是：如果说浩瀚的宇宙、所有的星星和万事万物皆出自意识，这对我们而言太难理解了。在数论中，普鲁沙（意识）和原质（物质）是分离的，只有理解了数论之后，我们才能进入吠檀多。

世人对不二论（Advaita）多有困惑，原因就在于：人们，尤其是西方的那些告别"神学"的人，也告别了印度的"二元论"哲学，因为二者是相似的，然后，他们转向不二论——此为人们认同不二论的方式。[①]

但在我[②]这里，先是理解数论，因为我无法理解梵；在追随数论多年之后，我才得以理解何为"意识"。

"意识"不同于"生命"。吠檀多没有解释生命。吠檀多带着你一步步地深入意识。

帕坦伽利先谈论的则是原质和世界。在帕坦伽利的瑜伽中，三摩地有四级：（1）理解世上的粗糙对象；（2）理解世上的精微性质／要素；（3）理解心意的控制；（4）理解"我"意识（asmita，有我）。

帕坦伽利止步于此处。

---

① 吠檀多哲学包括二元论、制限不二论和不二论。
② "我"指斯瓦米·巴伽南达本人。

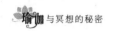

而在此处，吠檀多说：意识即梵（Prajnanam Brahma）。若不理解意识，你又怎能认识梵？

三、《修习篇》主要内容

瑜伽＝波动止息（《瑜伽经》1.2）。

流行的观点是："这里的波动止息（Vritti nirodha）指的是通常的专注。"然而，与此相反，《瑜伽经》的所有注释者都不认同这一点。他们说，这里的波动止息指的不是通常的冥想（我们试图进行的那种冥想），而是高级类型的三摩地。

高级三摩地有两种：有想三摩地和无想三摩地。

《瑜伽经》1.2涉及的正是有想三摩地和无想三摩地。所有注释者都认同这一点：瑜伽不是通常意义上的控制心意，而是三摩地。

因此，心意波动止息（chittavritti nirodha）不是通常意义上的控制心意。整个《瑜伽经》第一篇讨论的是高级三摩地（有想和无想）。

首先，我们必须知道什么是三摩地。其次，我们必须知道如何到达三摩地。

心意的净化导向冥想，而冥想导向初级三摩地，这些在《瑜伽经》第二篇得到讨论。

三摩地的作用是什么？我们为什么要试图控制心意？为了理解这一点，我们必须先来学习第二篇。

在不二论中，无余三摩地（Nirvikalpa Samadhi）就是梵知，同时，经验者立刻得解脱。经验者臻达梵。在不二论中，重要的是知识。

然而，在帕坦伽利的体系中，仅有知识是不够的，因为人人都有未得实现的欲望。这些潜在印迹、冲动、种子都在心意中。

帕坦伽利说，这些根深蒂固的潜在印迹埋藏在无意识当中。它们要被烧尽，好比烧过的谷子不再发芽，而仅有知识不足以将它们烧尽。

在此，我们使用的不是外在的火，而是内在的火或是内在的光（来烧尽欲望、冲动）。这种内在的光便是我们从三摩地中得到的。

这光也有力量，它不仅仅是光。阳光同时是光和热。

这内在的光烧尽心意中的所有不净。

《瑜伽经》第二篇有三个部分：

第一部分：克里亚瑜伽（Kriya Yoga，包括苦行、研习/思考、顺从）；

第二部分：苦宅（Dukkha Chaturvyuha）（取自佛陀的说法）；

第三部分：八支瑜伽（Ashtanga Yoga）。

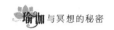

（一）第一部分：克里亚瑜伽

不同于今日流行意义上使用的"克里亚瑜伽"一词，帕坦伽利的克里亚瑜伽类似于佛教的范式。

佛教的范式为：（1）苦（苦的存在）；（2）集（苦的原因）；（3）灭（苦的消除）；（4）道（消除苦的方法）。

人们认为帕坦伽利教导的是八支瑜伽，其实并非如此。帕坦伽利的八支瑜伽仅占第二篇内容的三分之一——在整本《瑜伽经》里只是很小的一部分。

帕坦伽利的本意不仅在于心意的专注（以便达到某些特殊目的），而且在于解脱的达成。

然而，你们的目的（针对听众）在于心意平静、身体健康。这是人们在现代普及瑜伽的首要目标。今天的生活充满压力和劳累，这是一种复杂的生活。人们都在寻求某种外物、某种慰藉、平静、快乐等，尤其是寻求安全。对不安全的恐惧今日无处不在。因此，古鲁们已经走向前台。人们追求成功的生活，不得不面对生活中的问题，并且需要健康。这些没什么不对。

不过，帕坦伽利原本的目标不是这样，上述是对帕坦伽利《瑜伽经》的利用。帕坦伽利的目标是获得解脱。

解脱难得被人理解。我们是如此习惯于束缚，难以想象解脱。只有当我们觉醒过来，才能理解平静、安全等。

生活一旦有了一个更高的目标，其余一切都会随之而来。斯瓦米·维韦卡南达说："自由……自由……自由。自由是我的灵魂之歌。"他的主要思想是自由。解脱并不意味着远离这个世界，你可以活在世上，并且不执，这便是灵魂解脱（jivanmukti），是自由生活。

波动指任何借助名色而来的知识。波动以形象和语词（名色）的形式给予我们知识。

大多数日常思维涉及语词和形象。在更高的思维，尤其是抽象思维中，形象的作用较小，语词起到更大的作用。通过波动，也就是通过语词和形象获得的知识，便是知识（knowledge）一词的含义。这种知识适用于上层心意。

除了知识，人的思维也涉及情绪和冲动。情绪和冲动与想法连在一起。这些情绪和冲动，被帕坦伽利称为痛苦（kleshas）。

我们生活中有三类情绪：（1）执着（raga，依附或渴爱），其方向为趋向对象；（2）厌恶（dvesha，讨厌），其方向为反对对象；（3）恐惧（bhaya，害怕），其方向为离开对象。

另一方面，经验具有名色的性质，它们是波动。反应就是上面谈到的三类痛苦。所以，痛苦是反应，波动是经验；而我们的所有麻烦正是反应带来的。

如果有人打你，你可以放在心里，这样什么也不会发生。当你做出反应时，才会产生各种问题。

《瑜伽经》经文2.3讨论了五种不同的痛苦。"五种痛苦是：无明、有我、执着、厌恶和恐惧。"（2.3）在修习瑜伽之前，要做的第一件事就是管理痛苦（即我们心意中生起的欲望）。

如何管理痛苦？这是生活中的重要问题。

五苦以不同的状态存在。如下是帕坦伽利的重大贡献：讲解情绪如何运作，如何起作用，如何以不同的状态存在。比如，我们现在坐在这里讨论《瑜伽经》，我们的许多欲望是休眠的，没有被注意到。它们没有浮现出来。不过，这并不意味着欲望消失了，它们只是潜藏着！

根据帕坦伽利的观点，这些痛苦（欲望和冲动）以五种状态存在。那么，痛苦的五种状态是什么？它们是：（1）休眠态（prasupta）；（2）活跃态（udara）；（3）压制态（vicchinna）；（4）微弱态（tanu）；（5）烧尽态或焦种态（dagdha-bija）。

1. 休眠态

休眠态是潜伏状态。例如，在儿童身上，痛苦停留在潜伏状态、未发展形式，好比一朵荷花，起初是个小小的花苞，然后逐渐生长，最后大朵怒放。从儿童的行为中，很难预料他的未来会是怎样。他有可能成为伟大的领袖、科学家、艺术家或社会工作者，也有可能成为杀手、酒鬼、道德败坏者。帕坦伽利将"儿童"状态称为休眠态。

大约70年前，美国《读者文摘》上发表了一个有名的故事。

一位众所周知的著名艺术家想画童年耶稣，他要寻找一个模特——一个与耶稣的清白、纯洁、神圣相配的孩子。当时，他找到了一个貌似耶稣的孩子，这个孩子纯洁、神圣、清白。于是，他立刻拿起画布，画下了（童年）耶稣。许多年过去了，画家这回想画犹大。你们知道，犹大背叛了耶稣，充满残忍、憎恨、贪婪、冷酷。画家要找的是一张与这些兽性相配的脸。有一天，画家坐着，一个中年人走来。那人摇摇晃晃，倒在地上。画家看到那人的脸，感到这就是犹大的那张脸，犹大脸上的一切残忍表情，那人脸上都有。于是，他立刻开始画这个酒鬼。后来，酒鬼醒来，看到画家正在画他，便开口说道："你还记得我吗？我就是那个被你画成耶稣的孩子。"一个貌似耶稣的孩子，在后来的人生中变成了犹大。所以，成为犹大的可能性在那个孩子身上以休眠态存在。这便是帕坦伽利所称的休眠的痛苦。在我们的成年期，有些痛苦出现，有些痛苦休眠。有些休眠的痛苦在老年期显现。就这样，许多痛苦以休眠形式存在着。

尤其是在密教修习中，休眠的痛苦被唤醒。瑜伽士唤

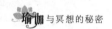

起、弄醒休眠的潜在业力或痛苦，并处理之。

2. 活跃态

当我们感到饥饿，就会说"我饿了""我想吃东西或喝咖啡"。我们向亲近的人自由地表达许多情感。这便是活跃状态。

然而，还有其他类型的冲动，是我们无法自由表达的，因为人们会批评我们，抱怨我们；或者警察会逮捕我们，把我们关进监狱。所以，接下来的状态是抑制状态。

3. 压制态

压制态是抑制有些冲动或欲望时的状态。如果某人是位长者，我们觉得在长者面前做出某些反应不成体统，因而我们会抑制那些情绪。如果有人打了你，你可能会因为某些原因抑制自己的愤怒。在抑制期间，我们知道自己正在抑制。

然而，还有另一种抑制，是无意识的。这被称为压抑（repression），尤其发生在童年。假如一个小孩受到一条狗的攻击，那么他对狗的恐惧将会伴随终生。恐惧被压抑了（也就是被无意识地抑制了）。在我们的成年生活中，有许多欲望要么被抑制，要么被压抑。被抑制或压抑的冲动是有效的，它们没有熄灭，而是心意的一部分在不断地抑制或压抑心意中的这些欲望。那会产生一种疲劳感。很多人没做多少事，却感到疲劳，因为心意的一部分在忙着抑制或压抑。那是人们感到疲劳的主要原因之一。有些人就坐在那里，却仍然感到很累。

压抑的概念以及压抑如何影响未来生活，乃是奥地利心理学家弗洛伊德（Sigmund Freud，1856—1939）在20世纪初或19世纪末的伟大发现，然而，帕坦伽利的《瑜伽经》被认为编撰于公元前300年左右。帕坦伽利了解抑制和压抑，并称之为压制。压制就是要么被抑制，要么被压抑的冲动。

冥想的一个重要结果是，让被压抑的冲动浮出心意。在佛教的冥想——称为禅定或内观（Vipasana）中，情况尤其如此。这里的意图在于清空心意，摆脱波动，当你移去表层，被压抑的欲望就从底层浮现。

我们冥想神，我们进行唱诵和冥想。这种冥想如果适切而集中，也能释放被抑制或压抑的欲望。这是冥想的益处之一。斯瓦米·维韦卡南达在美国做过一个演讲，以小册子的形式发表，书名是《走向高级生活的修习或预备》。那本小册子的开头几行声称："瑜伽的第一任务是进入心意的无意识深处，释放（搅动）那里被压抑的欲望和冲动。"普通人发现自己难以进入无意识去发觉被压抑的欲望，这需要精神病学家的帮助。然而，你自己也可以获得能力去释放被压抑的欲望。所以，斯瓦米·维韦卡南达在那本小册子里说："把火炬带进黑暗中，去清除隐藏

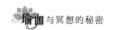

在背后的东西，去摇撼它，甚至挑战它。让我们向前进，刺破黑暗。我们的目标是超觉意识（superconscious）。当抵达那种状态，人就变得神圣、变得自由。渐渐地，宇宙开始向受到训练超越一切的心意袒露它的秘密，原质之书将被一章接着一章地阅读，直至达成目标。在那里，我们进入大一，我们认识实相，并成为实相。"

我们内部有光，我们必须找出所有的压抑和抑制，这是灵性生活中的重要一步。许多人不敢面对自己，他们不想找出被压抑的欲望，他们害怕。正因如此，他们无法在灵性生活和瑜伽中继续前进。在数年的冥想之后，人们抱怨自己一无所得，这是因为他们没有深入内心，找出被抑制或压抑的欲望。

这便是压制状态。压制是灵性生活、瑜伽生活中的最大障碍。然而，如果你勇于面对并处理冲动和欲望，如果你在冥想、瑜伽、胜任的古鲁或祷告的帮助下去控制冲动和欲望，如果你直面这些情结、欲望，那么它们将逐渐接受我们的控制，变得越来越弱。我们要尽量尝试有意识地控制，保持清醒并怀着瑜伽意志，最终冲动和欲望会变得微弱。换言之，我们可以通过面对冲动和欲望来弱化它们，那时，它们将不再制造问题。

4. 微弱态

卡介苗（用于治疗结核病）是由一株微弱（毒性弱

化）的牛型结核杆菌活菌制作而成的。这种疫苗实际上是一种人工培育的结核病菌，它是微弱的，不会导致结核病。这样一种微弱的病菌对我们是有益的，能让身体产生抗体，从而保护身体。同样，当我们的欲望、本能驱力被减至微弱状态，就不会带来麻烦。将冲动减至微弱状态，这是灵性生活的第一步。

然而，这还不是终点。当遇到强烈的刺激，微弱的冲动可能会浮出。因而，帕坦伽利说，还有第五种状态——烧尽态。

5. 烧尽态（焦种态）

室利·罗摩克里希那（Sri Ramakrishna）以烧尽的绳子为例来说明这种状态，烧尽的绳子尽管留有绳子的形状，却不能捆绑我们。瑜伽士的目标是，先把冲动减至微弱状态，再把冲动烧尽。

所以，接下来的任务是，如何烧尽痛苦？

我们用普鲁沙之光把痛苦烧尽。阳光具有光和热，而热可以导致燃烧。

借助三摩地，我们获得普鲁沙之光。《三摩地篇》（第一篇）单单谈论三摩地。我们为什么要努力臻达三摩地？因为三摩地的目的是给予我们光，我们用这光烧尽欲望、获得自由。

在此，三摩地不是某种仅仅使人心意平静的东西。它

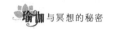

是一种彻底的转变，带来光。它把罪人转变为圣人。这光净化我们的整个无意识，让我们得解脱。我们的冲动和欲望总是阴魂不散，借助三摩地，我们烧尽所有的潜在印迹和倾向，在生活中得到解脱。

克里亚瑜伽——苦行、研习、顺从至上者。

我们前面谈到，心意有两个层面：上层心意（波动）和下层心意（痛苦）。

以此为背景知识，我们来开始谈论克里亚瑜伽，它构成《瑜伽经》第二篇第一部分的内容。

克里亚瑜伽 = 行动瑜伽。

接下来的问题是对行动（karma）的理解。如果冲动只是停留在我们内部，就不会有问题，然而，它们不会仅仅停留在那里，而是会驱动我们！问题在于我们的行动，人的行动反映人的本性。正是通过行动，我们被束缚或得到解脱。

在继续这个话题之前，让我们先来解释"行动"。

羯磨（Karma）一词通常翻译为工作（work）。然而，这个词不能那样翻译。工作可由机器或公牛来执行！那是工作，但羯磨不是那样的。

羯磨不是指纯粹的机械工作。羯磨应该翻译为劳动（labour，我们通常翻译为行动），即人类劳动。劳动和机械工作有何不同呢？劳动有道德意蕴，而机器只涉及工作，不涉及道德与否的问题。机械工作并不导向任何道德后果，而人类劳动有正法（dharma）与非法（adharma），也就是美德与邪恶。羯磨决定人的生活，这一观念在印度得到了深度研究，羯磨的道德意蕴得到了细致阐述。在印度，对人类劳动的思考是深刻的。印度人发现，羯磨或行动产生如下三个作用。

第一，外部作用。我们都用行动来发挥某种作用或获得某种结果，此为行动的直接目的。在弥曼差派的哲学中，有句格言"愚人行动漫无目的"（prayojanam anuddishya murkhopi na pravartate）。所以，我们的行动是有目的的。

在《薄伽梵歌》里，室利·克里希那（Sri Krishna）要求阿周那（Arjuna）放弃行动结果。要无私地行动、不执着地行动。

然而，没有人可以不怀任何目的地行动。采取任何行动之前，我们会预先计划。那么，室利·克里希那说"放弃结果"是什么意思呢？我们如何才能行动而又放弃结果？

克里希那的意思是，不应执着于结果和自私的效用。"我已做完这项工作，所以结果属于我，我要享用"——要放弃的是这种思维、这种占有。

我们必须从更大的视角来看我们的行动结果。室

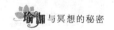

利·克里希那在《薄伽梵歌》（2.47）里说，"你只有履行自己职责的权利，但绝不能控制和要求任何结果"。结果依赖于情势。

无论如何，行动的直接作用涉及诸多要素，这意味着集体的努力。总而言之，关于行动结果，我们必须记住，我们不应执着于结果。

第二，内部作用。每一想法或欲望都会在心意中留下一个印迹，被称为潜在印迹。潜在印迹促使我们重复相应的经验，它是一颗种子，会发芽，重现原初经验。

由此，我在精神上看见这棵树（在潜在印迹已经萌芽的例子中）。其他类型的享受——快乐和痛苦——亦复如是。如果你吃了一颗甜美的果子，那么潜在印迹将重现你吃果子的经验，以及吃果子的欲望。

这适用于所有的行动，无论你的外在行动是什么。

假设我第一次吸烟，这是一项行动，该行动将留下一个印迹，即吸烟的愉悦。那个印迹将再度萌发，促使你重复吸烟的经验。因而，所有行动都在我们的心意中产生两种潜在印迹：（1）名色（客体的形象或记忆），这产生波动；（2）冲动（痛苦），例如，吸烟的经验将制造一个痛苦的潜在印迹。

这便是行动的内部作用。恶行（怀着恶意的行动）将制造恶的潜在印迹；善行——比如慈悲、爱、同情、对社会行善，将在心意中制造善的潜在印迹。我们的性格（character）就是善的潜在印迹和恶的潜在印迹之总和。人人都有恶的潜在印迹、痛苦、冲动，人人也都有善的潜在印迹。当我们说，某人的性格是善的，这意味着在他那里，善的潜在印迹之总和大于恶的潜在印迹之总和。斯瓦米·维韦卡南达在《行动瑜伽》一书中说，每一个人内心都有善的和恶的倾向或潜在印迹。一个好人是被善的潜在印迹掌控的人，一个坏人则是被恶的潜在印迹掌控的人。那么，该指责谁，又该褒奖谁呢？一个普通人好是因为他被善的潜在印迹掌控着，而不是被恶的潜在印迹所掌控。

事实上，在19世纪末20世纪初的美国，发生过一件事：一位著名的律师主张，在谋杀案和臭名昭著的罪行中，"这些人是无助的，他们被自己的倾向无意识地驱动着"。

这就是他的辩护。

无论如何，要点在于，我们必须研究我们的心意，并理解痛苦和过去的行动正在如何起着作用，我们如何才能通过善行改变我们的性格。善的潜在印迹将抑制恶的潜在印迹。我们前面谈到，痛苦的潜在印迹以五种形式存在：休眠态、活跃态、压制态、微弱态、烧尽态。

我们必须找出隐藏的潜在印迹，必须让它们浮出心意。

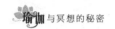

重点是，我们必须意识到自己善的和恶的潜在印迹。如果我们过去做过错事（导致恶的潜在印迹），那么我们可以做出改变，尤其是通过行善。借助行善，我们达到心意的纯净，就是说，我们可以改变行动的内部作用。

外部作用并不总在我们的掌控之中，但通过冥想与反思，我们可以改变自身。

第三，普遍作用。前两个作用我们能够认识和理解，然而第三个作用——普遍作用则超出我们的掌控范围。它是业律的基础。印度所有的宗教——佛教、耆那教、印度教等，全都接受业律。

何谓普遍作用（cosmic effect）？

普遍作用理论认为，每一项怀着动机的行动都会留下一个普遍作用，称为存业（samchita karma，存留作用）。Samchita意思是储存。帕坦伽利称之为潜在业力（karmashaya，也就是存业或业的存留）。它是一种存留的作用。

行动的第一个作用是外在的，第二个作用留在心意中，那么，第三个作用又在哪里？存业（普遍作用）储存在哪里？

帕坦伽利没有提到潜在业力存储于何处。《瑜伽经》的注释者毗耶娑（Vyasa）说，潜在业力储存在人的心意当中，而不在外部的某处。在印度，流行的看法是"它写在额头上"。

前两个作用为人所知，因而合称为可见者（drishta），第三个作用称为不可见者（adrishta）。可见者和不可见者有两个区别。

第一个区别：正如名称所示，可见者是可见的，而不可见者（普遍作用）是未知的、不可见的。此为可见者和不可见者的第一个区别。

第二个区别：普遍作用与再生（re-birth）有关。根据业的理论，普遍作用导致人的再生。只要普遍作用（潜在业力或存业）还在，此人就会再生，而前两个作用不会导致再生。此为可见者和不可见者的第二个区别。

我们想要的是自由，也就是解脱。

那么，何谓解脱或自由？

在回答这个问题之前，需要明确一点：业律具有普遍作用。直到4世纪，业律仍在基督教哲学家、思想家和诺斯替主义者中间盛行，他们相信业律。后来，在大公会议（the Ecumenical Council）上，业律被禁止宣扬。

我的痛苦、我生命中的善恶经历是我自己制造的，业律如是说。犹太教徒和基督教徒否认这一点，他们说，人人受制于上帝的意志。他们否认再生。所以，根据他们的观点，人只有一世生命。人死后，暂且留在某处，等待最终审判，之后，有人会上天堂，有人会下地狱。这是他们

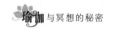

的信念。

我的目的不是评判孰是孰非，绝非如此！你可以持守你的信仰——你出生并成长于斯的信仰——给你的教导。

在此，我们要解释的是帕坦伽利的《瑜伽经》。为了理解帕坦伽利的《瑜伽经》，尤其是第二篇或克里亚瑜伽，我们首先必须理解什么是业或行动。

帕坦伽利的目标不同于现代人的目标——在生活中取得成功、做出正确的决定、获得物质繁荣、生活平静等。这是现代的瑜伽观念，它没有错，毫无问题。确实，瑜伽帮助我们达成这些目标。

然而，帕坦伽利的主要目标不是生活平静与物质繁荣，而是给人以自由、解脱。获取成功、生活安宁等现代观念是必要的、良善的，但是，帕坦伽利的《瑜伽经》针对的是那些想要得解脱的人。得解脱才是我们现在正在讨论的。

解脱是所有派别（比如正理派、胜论派、密教、瑜伽派）的印度导师的首要关切，他们的主要目标指向如何得解脱。但凡有潜在业力，就会有再生。如果你想要阻止再生，如果你想要脱离生死循环，那么你就必须消除潜在业力。一旦潜在业力消除，你就不会再生。如何消除潜在业力或存业？这是印度所有的阿阇梨或导师（不二论的、密教的、正理派的，等等）的首要目标。他们的首要目标指向如何消除潜在业力。

总体而言，我们可以说有三种消除潜在业力的方法：

（1）不二论吠檀多的方法。根据不二论吠檀多，万物皆为摩耶或无明的产物。普遍作用和其余一切都是摩耶或无明的产物。在无余三摩地中，摩耶被摧毁。当摩耶（无明）被摧毁，一切自动瓦解。当人觉悟，摩耶自动消失。在《梵经》里，如何消除潜在业力这个问题被提出。商羯罗阿阇梨说，当无知（ajnana）被摧毁，一切自动瓦解。

（2）虔信派或巴克蒂的方法。根据虔信派的观点，神的恩典消除潜在业力。在《薄伽梵歌》第12章，室利·克里希那说：我很快会把这些人从生死轮回之洋里救出（12.7）。神是全能的，无所不能。所以，以制限不二论哲学体系而著称的罗摩奴阇（Ramanuja）说：神可以成就、毁灭或改变人的普遍之业（cosmic karma）。

（3）帕坦伽利的方法。帕坦伽利的方法是最理性的，却不是最广为人知的。帕坦伽利的观点在克里亚瑜伽部分（第二篇三个部分中的第一部分）得到讨论。克里亚瑜伽解释了潜在业力如何能被消除，人如何能够得到解脱。

痛苦、波动以及如何消除潜在业力，正是帕坦伽利的独特贡献。

关于人的生存，每一种宗教都有自己的观点。根据

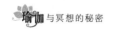

印度教的观点，我们处于束缚状态；根据基督教的观点，我们目前的生存状态是堕落状态；根据佛教的观点，我们目前的状态是苦的。所以，帕坦伽利的首要目标是帮助人们得解脱。什么是解脱？解脱意味着脱离再生，而再生由潜在业力导致。这意味着，要得解脱，就必须消除潜在业力。如何消除潜在业力，这是主要问题所在。在印度教中，有三种钝化或消除潜在业力的方法：不二论的方法，虔信派的方法，帕坦伽利的方法。

根据不二论吠檀多的观点，存业或潜在业力是摩耶（无明）的产物。当无明或摩耶被移除或根除，剩下的便是梵知。那时，潜在业力和其余一切都将消失。

根据虔信派的观点，神的恩典要么消除潜在业力，要么救人脱离潜在业力的魔爪。

帕坦伽利的解脱观或处理潜在业力的方法基于如下三条原则：（1）潜在业力是未知的；（2）潜在业力与痛苦直接相连；（3）痛苦必须以两个阶段来消除。

在我们的心意中，有波动的潜在印迹（Samskaras of Vrittis）和痛苦的潜在印迹（Samskaras of Kleshas）。波动仅仅制造形象，就像云朵飘来飘去。这就是为什么波动并非真正的问题所在。问题在于痛苦（情绪、冲动），它不像天空，而像大海。二者（波动和痛苦）相连，因而唤起一者，另一者就会随之而来。当我们产生吸烟的欲望，香烟的形象就被唤起，同样，当我们看见香烟的形象，吸烟的欲望就被唤起。除此之外，还有存业或潜在业力。俗话说开弓没有回头箭，我们根本无法控制，存业或潜在业力就类似于此。

帕坦伽利认为我们无法直接处理潜在业力。人对潜在业力没有直接控制能力。弥曼差派同样提出了这一观点，根据该派的解释，一旦存业得到储存，就没有什么可以改变它——无论多少知识或虔信都不能改变它。必须通过人自己的经验/经历来耗尽它。弥曼差派有句著名格言："若无经验，业无可消。"业必须被经验——无论善恶、苦乐。我们无法控制潜在业力。

关于潜在业力与痛苦直接相连，帕坦伽利用了两句经文来表明，见《瑜伽经》经文2.12和2.13。

2.12 "行动的储存器"（全部的潜在印迹）根植于这些痛苦的障碍，对它们的经验要么落在可见的此世生活，要么落在不可见的来世生活。

2.13 根源在此，而结果（以）物种、生活和苦乐经验（的形式）出现。

那么，无欲之业（nishkama karma）的基本原则是什么？只有帕坦伽利清晰地说明了行动瑜伽或无欲之业的原则。

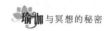

行动瑜伽的原则："只要带着痛苦（欲望，冲动）去行动，那么无论该行动属于什么种类，都会储存潜在业力。"

带着痛苦的行动称为有欲之业——被冲动和欲望所驱动的行动。只有这种行动才会储存潜在业力（见上述经文2.12）。

如果你不怀欲望地行动（无欲、无我、无私的行动），就不会导致潜在业力的储存。

奉献的生活和对社会的无私工作（不仅来自僧人，而且来自俗人）——这种无私的业不会储存潜在业力。然而在过去，我们已经有过怀着欲望的行动，那种行动已经制造了潜在业力。储存了潜在业力的过去的行动足以导致《瑜伽经》2.13中谈到的再生。

这种再生称为潜在业力的结果（果报）。然而，我们需要再次说明，只有存在痛苦时，才会有果报。具体而言，根据帕坦伽利的观点：只有心意中存在痛苦时，潜在业力才会储存；只有存在痛苦时，潜在业力才会结出果报。所以，痛苦是潜在业力储存和结出果报的原因。如果我们能够消除痛苦，能够净化痛苦的心意，就不会有潜在业力的进一步储存，已经储存的潜在业力，也不会结出果报。在帕坦伽利的体系中，得解脱的主要问题不在于商羯罗阿阇梨说的知识，也不在于虔信派说的虔信（拥有虔信的人凤毛麟角）。帕坦伽利的思想是净化痛苦的心意，那样的话，即便痛苦已然存在，也将失去效力。

帕坦伽利的这两条原则构成他的核心教导。所以，帕坦伽利的核心教导为：痛苦是潜在业力储存的原因，是潜在业力结出果报的原因。

因而，根据帕坦伽利的第二条原则，应对或处理痛苦就足矣。那么，如何消除或钝化我们心意中储存的无数欲望呢？这导向帕坦伽利的第三条原则。

根据毗耶娑对帕坦伽利观点的诠释，消除痛苦需要经过两个阶段。这便是帕坦伽利的第三原则。

消除痛苦有两个阶段。

第一个阶段：把痛苦减至微弱状态。微弱状态的痛苦就像微弱的牛痘苗，不会导致结核病，反而会治愈这种疾病。

第二个阶段：用三摩地带来的般若之光烧尽微弱的痛苦。

如何操作呢？有许多方法，比如苦行（tapas）和研习（swadhyaya）。如果你不给欲望任何出口，那么欲望将逐渐减弱。

在现代世界里，到处都有各种诱惑和煽动，教唆我们表达自己的欲望和冲动，给它们以出口，以便能够享受。这会增强痛苦。如果你不放纵自我，如果你发展出适切的

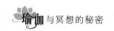

理解力，过有节制的生活，那么这是为你自己好——不是出于罪恶感，而是出于理解。简朴的生活会增强我们的意志力。控制始于身体的控制，然后才是心意的控制。那些过着纯净生活的人，将发现自己的欲望不会带来麻烦，他们将保持不受侵害。

在下一阶段，微弱的潜在印迹必须被烧尽。这便是烧尽阶段。

这解释了我们为什么应当努力臻达三摩地。如果没有臻达三摩地，那么痛苦就会停留于微弱状态，我们就无法得解脱。如果没有三摩地带来的光，我们就无法烧尽痛苦，获得解脱。这是《瑜伽经》用整个第一篇来讨论三摩地的原因。

到目前为止，我们一直在讨论第二篇的第一部分——克里亚瑜伽。克里亚瑜伽包括苦行、研习、顺从神。苦行指禁欲生活，研习指学习和思考，顺从神就是把自己交给神的恩典。痛苦必须通过克里亚瑜伽来减弱。痛苦和潜在业力相连，必须通过两个阶段来消除。

（二）第二部分：苦宅

在这个部分，帕坦伽利借鉴了佛教的教导。为了理解这些经文，我们先来了解佛陀的教导。

佛陀的四大教导称为四圣谛：（1）苦，即痛苦的存在（诊断）；（2）集，即痛苦的原因（病原学）；（3）灭，即痛苦的止息（预后）；（4）道，即止息痛苦的方法（药方）。

佛陀放弃了王子生活，想要找出解除痛苦的办法。上述便是佛陀找到的解决办法。他坐在菩提树下，找到了这个解决办法。不幸的是，很少有人理解。然而，佛陀确实发现了痛苦的原因、痛苦的止息以及止息痛苦的办法。他发现了八重道路——这是他开出的药方，称为八正道（Arya Ashtanga Marg）。

帕坦伽利也有一个苦宅，其原理如下：（1）痛苦要消除（Heya）；（2）痛苦的原因（Heya-hetu）；（3）痛苦的消除（Hanam）；（4）消除痛苦的方法（Hana Upaya）。

1. 痛苦要消除

要消除的是什么痛苦？回答是，"要消除将来的痛苦"。当前的痛苦无法消除。帕坦伽利没有说，我们可以消除当前的痛苦，必须消除的是再生，将来的痛苦指的是再生。

2. 痛苦的原因

痛苦的原因是普鲁沙与原质的结合（samyoga），即普鲁沙缠缚在原质的罗网中，就是说，普鲁沙认同于菩提，根据帕坦伽利的观点，这便是痛苦的原因。根据佛陀

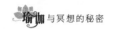与冥想的秘密

的观点，痛苦的原因是渴爱（trishna），渴爱的原因是私我（ego）。一切欲望出自私我——自我的概念。在菩提树下，佛陀发现"我"乃是一切渴爱与痛苦的根源。佛陀深深地潜入自己的灵魂，发现私我乃是虚幻，正是因为这个虚幻的私我，导致渴爱和痛苦生起。

印度教徒同样想到了这些。吉瓦（jiva，个体灵魂）是虚幻的，这一点没错，但印度教徒发现，在吉瓦之上，是作为真我的自明自存的阿特曼。帕坦伽利也谈到了超越私我的真我：存在着作为真我的永恒普鲁沙。帕坦伽利和吠檀多认为，由于无明，普鲁沙卷入了原质，而这正是痛苦的原因。总而言之，帕坦伽利说，人有私我，但在私我之上，是自存的真我——普鲁沙，普鲁沙卷入原质就是痛苦的原因。

3. 痛苦的消除

消除痛苦就是移除无明。佛陀说，那时我们会明白，我们的真实本性为空〔参见阿诺德爵士（Sir Edwin

Arnold）的《亚洲之光》①，在该书中，你会读到佛陀的自言自语：我已弄清你对我要的把戏，你在一根中柱上盖了这座房子，而我要敲断这根中柱〕。

根据帕坦伽利的观点，要如何摆脱痛苦呢？答案是通过觉悟我们的真实本性及分离（viyoga）的过程，即普鲁沙与原质分离。帕坦伽利认为，瑜伽就是分离。吠檀多认为，由于无明，个体与梵（超我）分离，这是痛苦的原因，而它们的结合即为解脱。

4. 消除痛苦的方法

普鲁沙与原质分离的方法是瑜伽八支（Ashtanga Yoga），它通向分辨智（viveka-khyati，高级直观知

---

① "我在多世生命中，
寻找运转乾坤的神。
感官的监狱啊，充满悲伤！
无尽的斗争啊，满是哀痛！
而现在，你，
肉身的建造者——我认识你。
你再也不会砌起
这些痛苦的围墙，
再也不会架上这些欺骗的大梁，
也不会搭上木椽。
你建造的房屋已经倒塌，
横梁已经折断！
虚妄曾是它的样式。
我已平安，获得自由。"
——埃德温·阿诺德《亚洲之光》

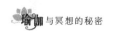

识）。佛陀给出了八正道，帕坦伽利同样给出了一条八重
道路——瑜伽八支。

（三）第三部分：瑜伽八支

此为《瑜伽经》第二篇的第三部分。瑜伽八支为：
禁制（Yama，道德准则）；劝制（Niyama，身心规
范）；体式（Asana）；调息（Pranayama，控制呼吸）；
制感（Pratyahara，收回心意）；专注（Dharana，把心
意固定在特定的脉轮上）；冥想（Dhyana）；三摩地
（Samadhi，实现真知，摆脱虚妄）。

我们没有时间逐一细细讨论这八支，所以我只是简单
地概述。最后三支——专注、冥想、三摩地最为重要。我
们要注意，有不同类型、不同阶段的三摩地。

1. 禁制（道德准则）

为何需要道德准则？这些准则是不同的宗教所共有
的。大家知道，犹太教和基督教的道德基于十诫。上帝给
了摩西十诫，在西奈山上，上帝送给摩西两块石碑，上面
刻着十诫。如果你看看十诫，就会注意到，虽然前五诫不
同于禁制，但后五诫无异于禁制。

2. 劝制（身心规范）

劝制包括洁净（shaoucha）、满足（santosha）、苦
行、研习和顺从神（ishwar-pranidhana）。所有人都要践

行禁制和劝制。那些想要修习瑜伽的人，必须遵循禁制和劝制，如果不遵循，那么他们的瑜伽就不会导向三摩地。为了成功地修习瑜伽，应当遵循禁制和劝制。在现代，存在着一种观点：离开禁制和劝制去普及瑜伽。虽然那会帮助人们获得身体的健康和心意的某种平静，工作效率也会提高，但那不会导向灵性经验。如果你想要更高的灵性经验，就必须遵循禁制和劝制。

3. 体式

对于身体健康和精神健康，瑜伽体式能够提供巨大的帮助。然而对于修习，一两个体式足矣。其实只需莲花坐（padmasana）就够了，或者，你可以练习两个体式：要么莲花坐，要么金刚坐（vajrasana，即跏趺坐）。这两个体式在修习冥想时很有用。

血液如何流向大脑？这是个问题。谈到血液的流动，大脑中不存在抽吸作用，因而，这些体式就很重要，它们有助于把血液输送到大脑。如果你坐在椅子上，部分血液就会在腿部积聚，而不会自动流向大脑。当小腿肌肉受到挤压，更多的血液将流向大脑，停留在脑中。

使用椅子的西式观念是错误的修习方法。在印地语、孟加拉语等语言中，没有"椅子"一词。坐在椅子上不是一种健康的修习。以莲花坐或金刚坐蹲伏，这在冥想和学习中都很有益。关于体式，你们知之甚多，我就不进一步

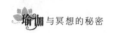

讨论了。

4. 调息（控制呼吸）

关于调息，帕坦伽利有独特的说法。他谈论了四种调息法，我们来简单地讨论这四种方法。

调息（Pranayama）究竟是什么？Ayama意思是"控制"，所以，控制普拉那（Prana）就是调息。斯瓦米·维韦卡南达正确地指出：普拉那不是呼吸，而是生命能量。对于生理活动、生物活动和精神活动，能量必不可少。正如机器的运作少不了能量（比如汽油），同样，所有生物都需要能量——身体能量和精神-生物能量是必不可少的。精神-生物能量被称为普拉那，身体能量指物理能量，比如热量。就其本身而论，普拉那不受我们控制。我们体内的一切都由普拉那活化，但我们不能直接控制普拉那。例如，我们不能让心跳停止，心跳也不是由我们自己启动的。所以，普拉那通常超出我们的控制。所有常规生物活动和精神活动都由神经系统控制，比如自主神经系统控制心、肺等。

只有一项活动是我们能够控制的，那就是呼吸。在呼吸中，自发和非自发的控制都在起着作用。呼吸和心跳甚至在我们熟睡时也在不间断地进行着，虽然我们无法停止心跳，但我们可以自发停止呼吸，只需闭上嘴巴、鼻孔即可。我们无法停止胃的运作、肝的运作、血液循环等——

一切都在自动运作着，然而，呼吸是唯一可以自觉地控制或停止的生物活动。以下是印度的发现：呼吸是唯一由自主神经系统和非自主神经系统同时运作的活动，所以，我们可以控制呼吸。单单控制呼吸没什么用，不过，有可能通过控制呼吸来控制普拉那。所以，真正的调息是控制体内的普拉那能量。然而，人们普遍把控制呼吸本身当成了调息，实际上，控制呼吸就是控制呼吸，它不是真正的调息。

在中国，有个词叫"气"，就是普拉那能量。气可以通过控制呼吸来控制。

俗称的调息包括三个过程：吸气（Puraka），屏息（Kumbhaka），以及随后的呼气（Rechaka）。屏息指停止呼吸。屏息可用两种方式进行，一是吸气之后屏息（在肺部充满空气时屏息），另一是呼气之后屏息，不是紧接着吸气，而是停止呼吸（在肺部为空时屏息）。这是两种屏息。三者合起来（吸气—屏息—呼气）构成所谓的调息。

然而，在帕坦伽利那里，只有屏息才被视为调息，就是说，停止呼吸才称为调息。因而，有四种屏息：（1）外屏息（呼气之后屏息）。（2）内屏息（吸气之后，在肺部充满空气时屏息）。（3）突发屏息（既非外屏息，也非内屏息，不闭上鼻孔，只是突然停止呼吸，肺中留有些许空

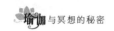

气）。（4）自动屏息，是冥想某个对象（形象）的结果。当你冥想时，专注加深，呼吸将自动受控，无须用手指关闭鼻孔。在深度冥想中，调息自动进行。前三种屏息是通过努力达成的，第四种是自然的、自动的。

在深度三摩地中，呼吸几乎停止，非常微弱。

除了调息，还有一种控制呼吸的方法——管理呼吸（而不屏息）。只是吸气和呼气，此为管理呼吸，称作经络调息（nadishuddhi）。在经络调息中，你慢慢地吸气，慢慢地呼气。

调息应在合格导师的指导下进行，并配以有节制的生活。你应当始终保持平静，过有节制的生活。调息会损害大脑，如果犯错的话。我亲眼见过两个练习调息的年轻人，他们生活没有规律，导致了大脑精神错乱。但经络调息（不屏息）则没有害处，它使心意保持平静。

通过控制呼吸，可以控制普拉那。

当呼吸得到控制，左脉和右脉也就得到了控制。正是左脉和右脉控制着心意。当左脉和右脉得到控制，那才是真正的调息。这便是瑜伽八支的第四支。

5. 制感（收回心意）

制感指收回心意。帕坦伽利解释道：制感是收回眼耳鼻舌身这五感。五感不断地作用于外部客体，制感指的是收回感官。我们以手掌为例来说明制感，五根手指就是手掌的投射。当我打开手掌，手指全部向外，当我收掌握拳，手指与手掌合一。同样，当五根从客体收回，就与心意合一，五根实际上是心意的延伸。帕坦伽利对制感的定义是：让五根与心意合一（就像手指与手掌合一）。在制感状态中，五根不运作。若不修习制感，当你闭上双眼，五根将带着心意到处游走。当你真正实现制感，五根将与心意合一，那时，根本不存在五根，只存在心意。只有到那时，我们才可以修习冥想。在冥想中，应该只有心意，没有五根。

6. 专注

把心意固定在一个特定的脉轮上（要么心轮，要么眉心轮，要么顶轮），即为专注，把心意固定在一个特定的点上。在此状态中，五根不运作。

7. 冥想

什么是冥想？冥想和三摩地仅仅处理波动，换言之，它们处理的只是心意的上层。

通过修习调息，痛苦得到控制。我们前面说过，上层心意由名色（波动）构成。在开始冥想之前，要先控制痛苦（即贪婪、愤怒等），因为冥想仅仅处理波动。

关于波动，有条重要的瑜伽原则，即心意不断地波动着。心意好比海洋，从不静止，而是不停波动。甚至在三摩地中，心意也在不断地变化着。

很多人有这样的印象：在三摩地中，心意是平静的。绝非如此！心意不断波动，每一波动都带来某种知识，或者说，知识通过波动而来。波动就像一个杯子里面装不同的东西，我们可以往里倒进水、牛奶或咖啡，但杯子本身不变，变的是杯中内容。同样，每一波动就像一个杯子，给你带来某种知识，知识就是杯中内容。所有知识皆从波动而来。

知识被称为客体经验（pratyaya）。当你看见一条狗，波动就会以狗的形象出现。散乱的心意指心意分散，没有专注。在散乱的心意中，客体经验不断变化，每一波动紧跟着另一不同的波动。如果你闭上双眼，就会发现心意中有如此之多的念头：某人的形象，接着是一头牛的形象，然后牛的形象消失，小汽车或公交车的形象出现……就这样，无数的念头不断地起起落落。

下一阶段是专注。在专注状态中，心意也在波动，但是同一种波动起起落落，与不同波动起起落落的散乱心意相反。

我们以电影为例，在电影中，许多形象依次呈现。假定斯瓦米·维韦卡南达的照片在电影中放映，在两分钟的时间里，没有切换镜头，你只看到斯瓦米·维韦卡南达的照片，而电影正在放映着，并未停止。换言之，斯瓦米·维韦卡南达的照片被投射了许多次，然而，你看到的只是这张照片，因为反复投射的是同一张照片。如果你闭上双眼，冥想一个客体，比如耶稣，当心意专注时，耶稣的形象就看似固定不动。这是为什么帕坦伽利对冥想的定义是在心意中保持同一客体经验的原因。这便是瑜伽八支的第七支。

8. 三摩地（实现真知，摆脱虚妄）

很少有人确切地理解何谓三摩地。通常的冥想和三摩地之间的区别是什么呢？在美国，有六百多万人经常修习冥想。冥想如今正在前所未有地流行，尤其是在商人中间，冥想非常盛行。然而，冥想的结果是什么？通过修习冥想，你能得到什么？冥想的确为你带来某种平静，但冥想本身不是目的。比冥想更高的是三摩地，而冥想只是臻达三摩地的手段。

冥想与三摩地的区别是什么？

在冥想中，你冥想的是某个形象；在三摩地中，形象消失，而形象背后的实相显现。比如，你冥想耶稣基督；在三摩地中，耶稣基督的形象消失，你看见真实的耶稣基督。在冥想中，存在着某种波动；在三摩地中，存在的是一种光明的（sattwa-guna-pradhana）波动，它是一种新的波动。

在三摩地中，神现身，这不是一种粗糙的波动，而是新的、精微的、光明的、纯净的、灿烂的波动。这种灵性波动潜藏在我们每一个人内部，尚未得到发展。强大的古鲁或神的恩典将唤醒我们内部的这种波动。如果你强烈地祷告，或者如果你怀着虔诚集中地冥想，那么由于你的努力，或者通过神的恩典，这种灵性波动将被唤醒——它被称为异象或视见（vision）。这便是所谓的三摩地。三摩地也为基督教玄学家所知，十字架上的圣约翰（Saint John of the Cross）、圣特蕾莎（St. Teresa）、圣波纳文图拉（St. Bonaventura）、圣安东尼（St. Antony），都谈到了两种祷告：积极祷告和消极祷告。积极祷告对应我们所称的冥想，消极祷告对应我们所称的三摩地。圣特蕾莎谈到消极祷告的四个阶段：平静的祷告；合一的祷告；转化性合一的祷告；深度合一的祷告，人变成神圣的存在，实现生命的圣化。

生命的圣化存在于所有宗教当中。

瑜伽不仅仅意味着身体健康和心意平静。瑜伽的最终目的乃是超越身体和心意的限制，认识我们周围的自然之真实本性。人死时，身体会瓦解，随后心意也会瓦解。认识超越身体和心意的真实本性，此为瑜伽之目标。愿借着神的恩典，我们认识超越身心的真实本性！愿我们全都认识我们真实而神圣的本性！这是我的祷告。今天的讲座到此为止。

帕坦伽利的瑜伽

"瑜伽"一词在词源学上有两种含义：专注（yujsamadhau）和联结（yujir yoge，或合一）。在《瑜伽经》里，帕坦伽利只在"专注"的意义上使用瑜伽一词。然而，在吠檀多文献中，瑜伽一词是在"联结"的意义上通行的。《薄伽梵歌》尤其强调联结之意。《薄伽梵歌》本身称为"瑜伽论"（yoga-sastra），每一章都以一种瑜伽或法门命名，用来联结个体灵魂（jivatman）与至上大灵（Paramātman）。再者，正是在联结的意义上，"瑜伽"一词在密教中使用。在进一步讨论之前，我们有必要纠正下面这一点："瑜伽"一词通常和某些称为"体式"的身体姿势联系在一起。尽管此种意义上的瑜伽一词在西方相当流行，但我认为，这些身体姿势可以正确地称为"印度

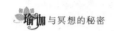

体操"，因为它们和真瑜伽的联系是很小的。

根据哈佛大学东方学家伍兹（J. H. Woods）的观点，《瑜伽经》编于公元300年之后。《瑜伽经》的箴言显示了佛教的巨大影响，里面出现的若干佛教术语常常脱离语境。然而，毫无疑问，《瑜伽经》的基本观点在印度的发展远远早于佛教的诞生。不过，下面这一点很重要：无论是瑜伽，还是瑜伽的哲学伙伴——数论，都不曾成为印度宗教的主流哲学。印度教唯一的主流宗教哲学始终是吠檀多。二者之间的区别在于如下事实：数论–瑜伽坚持两个终极范畴（灵魂与原质）不兼容的二元论，而吠檀多信仰一个超越的本源，称为梵或神，它也内在于灵魂和原质之中。

从难以追忆的往昔开始，印度大地上就存在着一个个小小的苦修团体，它们遵循瑜伽的哲学与实践。12世纪，牧牛组织其中一些人成立了一个修会。总体而言，这些被称为瑜伽士的苦行者从未获得美名。正统婆罗门教始终轻视瑜伽，但两者之间又不可避免要发生关联。结果，一个新的宗教传统——密教，在中世纪发展起来。尽管某些糟糕的修习与密教有关，但密教深刻地影响了印度的玄学与崇拜。在现代流行起来的瑜伽新形式全部有着密教的基础。密教的一些独有特征如下：（1）萨克缇一元论（Sakti monism），认为萨克缇或宇宙能量乃是宇宙的有效物质因（智慧瑜伽）；（2）关于人的精神能量，以及与这些精神能量相连的某些精神–身体意识中心的理论（胜王瑜伽）；（3）身体借助调息与体式而达成的整合（哈达瑜伽）；（4）曼陀罗与仪式的哲学（唱诵瑜伽）；（5）接受与敬畏生命的态度。

本章致力于阐述帕坦伽利的瑜伽，主要目标在于研究帕坦伽利编入《瑜伽经》里的某些精神–灵性原则，它们具有普适的意义与趣味。这些原则或许并非对于人人都有同等的宗教价值和有效性，但就它们让我们洞见人的精神深处和人的奥秘而言，它们对所有真诚的真理追求者都是有益的，无论它属于哪个宗教或派别。本章遵循的进路是，通过瑜伽处理的一系列相互对应的论题来获得关于人的精神深处和人的奥秘的那种洞见。

一、观照者与观照对象

在印度教中，最核心、最关键、最主要的思想是自我的"灵魂"这一概念，被称为阿特曼（Atman），吉瓦阿特曼（jivatman，或吉瓦），或普鲁沙。它是全部哲学讨论和各种修习的起点，它也是印度哲学与西方哲学的主要不同点。印度的人格概念总是分为三部分，就是说，人格被视为包括身、心和灵（或阿特曼）。尽管在印度哲学中，关于灵魂的本质有着不同的理论，然而，甚至连身为原子

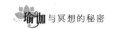

论者的胜论派也把阿特曼视为某种不仅独立于身体，而且独立于心意的东西。相反，除了普罗提诺（Plotinus）、斐洛（Philo）、奥利金（Origin）和其他少数人，西方的宗教思想总体上一贯坚持人格的二分法。

帕坦伽利的自我概念实质上无异于数论的自我概念，数论认为，自我具有纯意识的本性，其余一切（整个物质宇宙和所有个体心意）皆属于原质，而原质是无意识的。原质既非物质材料，也非精神材料，它是第三种东西（tertium quid），心意和物质仅仅代表精微程度或密度不同的原质。甚至连"我"的概念也属于原质。事实上，数论-瑜伽背景中使用的"自我"一词可用来指如下三者：普鲁沙或者纯净而没有内容的意识；有我（asmita），即普鲁沙在原质第一演化物菩提上的投射，这是我们内部纯净的、更高的"我"；我慢或私我，即我们内部不纯净的、低级的"我"。数论派在菩提（buddhi），或高级心意与末那（manas），或低级心意之间做出区分。然而，帕坦伽利把末那和菩提都纳入了同一个总术语——心（citta）。认知、决断和其他一切人类心意活动都是普鲁沙认同于心的结果，也就是灵认同于心。这些基本概念对于适切理地解瑜伽是必要的，它们包含在《瑜伽经》的经文1.3—1.4，2.21—2.23中。

普鲁沙认同于心的原因是什么？是无明。无明是人天生的倾向，它将无常、不净、痛苦、非我错误地当成恒常、纯净、快乐、自我（《瑜伽经》1.5），这种倾向没有起始。然而，帕坦伽利没有像不二论者那样，给予无明以本体论的地位。在不二论者看来，无明（无知或摩耶）不仅仅是知识的缺乏，它也是一种积极的"东西"，遮蔽了梵之光。印度人可能会觉得，帕坦伽利的"原初无知"概念类似于基督教的"原罪"，然而，《圣经》里的原罪对帕坦伽利而言是个完全异质的概念。"原初无知"和"原罪"概念都与傲慢（我慢）和欲望（欢愉或执着）有关。

二、痛苦与解脱

"原初无知"（无明）产生有我（asmita），即"我"的概念。有我产生执着（raga）与厌恶（dvesa），最后产生贪恋生命（《瑜伽经》2.3）。贪恋生命只会导致痛苦，因为它是无常之心的属性。解脱是普鲁沙脱离原质的缠缚（即独存，见《瑜伽经》2.25），这是一种彻底地、最终地摆脱痛苦的状态。[①]

接下来的问题是，如何达到普鲁沙的独存。一种常见

① 此处的解脱与现代印度教的主流（实际上是唯一活的）宗教哲学——吠檀多的解脱概念完全不同。根据吠檀多的观点，喜乐是终极实相——梵的本性，解脱不仅意味着普鲁沙的独存，而且意味着普鲁沙与梵合一，并经验到纯粹的喜乐。

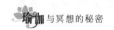

的理解是，独存可以通过专注或"冥想"来达到。然而，帕坦伽利明确地说，冥想只能控制心意的粗糙变化（《瑜伽经》2.11），而称为潜在印迹的精微变化只能通过心意净化来控制。只有当潜在印迹全部被分辨智消除时，解脱才有可能。

三、波动与潜在印迹

尽管数论–瑜伽的本体论属于实在论（就是认为外部客体独立于认知而存在），但其认识论是一种表象主义，有点类似于佛教的经量部或笛卡儿（Descartes）和洛克（Locke）的表现主义，就是说，心呈现为客体的形式。这种粗糙的心理变化称为波动。波动一旦形成，就不会如同湖中波浪一般轻易消失，而是会留下精微的印迹，称为潜在印迹。这些潜在印迹会在后来复萌，生成原初的波动。潜在印迹不仅仅是静止的、无生命的"印迹"，它们代表了某些领域的精神能量，具有不同程度的活力。

根据帕坦伽利的观点，潜在印迹以四种状态存在。有些潜在印迹保持休眠，此为休眠态。那些自由表达的潜在印迹以活跃态存在。有些潜在印迹被其他更强的潜在印迹压制着，被认为处于压制态。虽然弗洛伊德等人指出，压制可导致神经官能症，但印度心理学认为，如果为了一个灵性目标，以完完全全的道德严肃性自觉地压制不合理的、有害的激情，那么这些激情将逐渐丧失力量，变得微弱，这便是潜在印迹的微弱态。心意净化或洁净的目标是把一切潜在印迹减至微弱状态，但净化不能消除潜在印迹。根据所有印度导师的教导，潜在印迹只能通过灵性觉悟来消除。

四、潜在业力与习气

潜在印迹有两类：潜在业力和习气。认识它们的区别，对于理解瑜伽和心意运作都大有益处。潜在业力是由行动制造的印迹之总和，而习气是由记忆制造的精神印迹。当潜在业力被触发，就会产生行动的冲动，而习气的唤醒只会产生记忆；两者通常相互连接，但我们可以通过修习断开它们的连接。贪婪、愤怒等潜在印迹通过行动留在心意中。借助净化，这些潜在印迹的冲力可被控制，那时，留下的只是对于过去经验的记忆（由习气产生），而记忆是无害的。

潜在业力与习气的区分很重要，因为根据帕坦伽利的观点，只有潜在业力才会导致再生（《瑜伽经》2.13）。通过冥想控制心意波动，这只能让我们控制习气，而潜在业力只能通过称为分辨智的最高觉悟来消除。禁制和劝制的初步净化训练可将潜在业力减至微弱状态，但不能消除它，只有最高的灵性经验才能消除潜在业力，从而阻止再生。这就是为什么印度人如此热切地寻求与三摩地有关的灵性经验。[①]

五、意识与无意识

现代心理学的伟大成就之一是"无意识"的发现。荣格（Jung）博士表明，人类通常的活动大部分是由"无意识"控制的，"意识"只是心灵的冰山一角。现代俄国著名思想家葛吉夫（Gurdjeff）沿着不同的路线发展出了一种类似的教导，葛吉夫表明，人很少自我觉知，而是把大部分时间花在自我遗忘上。[②]这一观点很久以前就为印度人所知。

根据数论–瑜伽的观点，唯独普鲁沙是有意识的，整个原质及其所有演化物都是无意识的。普鲁沙和原质之间的关系好比夜里投射在河面上的灯火。整个原质不断地变化着，由此，心意不断地生出波动。普鲁沙在心意上的投

---

① 上述讨论基于薄阇对《瑜伽经》3.8的注解，也见 Hariharananda Aranya（哈瑞哈拉南达·阿冉雅），Yoga Philosophy of Patanjali (Calcutta: University of Calcutta, 1963)，pp. 147, 397.

② P. D. Ouspensky, In Search of the Miraculous (New York: Harcourt, Brace and Co., 1949).

射（或反射），以及这种投射对波动的认同（由无明导
致），产生了如下观念：普鲁沙受缚于原质；换言之，意
识被无意识所笼罩（或遮盖）。这就是为什么自我觉知在
日常生活中是如此短暂。现代精神分析已经表明，癔症、
焦虑、身心疾病等源于我们没有意识到它们被压抑在"无
意识"中的成因。治疗精神病在于让病人意识到这些成
因。根据瑜伽的观点，人的所有生活问题皆源于无意识的
原质在生活中的主宰。因而，瑜伽的巨大任务就是克服这
种主宰，并获得越来越多的意识。只有自我停止追逐波
动，才能达成这个任务。所以，普鲁沙走向独存的第一步
就是阻止心意不断生出波动，事实上，波动的止息就是
"瑜伽"一词的含义（"瑜伽是控制心意波动"，见《瑜
伽经》1.2）。

控制心意波动的主要问题在于控制潜在印迹的活动。
通过行使意志力，我们可在某种程度上控制心意波动，但
这并非长久之计，因为潜在印迹会再度萌发，制造波动。
所以，只要潜在印迹留在心意深处，心意波动就没法止
息。停止心意波动不是一项简单的任务，而永久止息心意
波动是不可能的，除非潜在印迹全部被消除。潜在印迹无
法通过意志力来消除，只能通过高级形式的觉悟之光才能
消除，这一点很重要，值得我们注意。

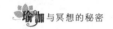

六、修习与不执

到目前为止，我们已经表明：帕坦伽利认为瑜伽的目标是全然的自由，或者是普鲁沙脱离原质的缠缚，这要通过止息心意波动和消除潜在印迹来达成。那么，如何操作呢？帕坦伽利说，通过修习（abhyasa）与不执（vairagya）（见《瑜伽经》1.12）。二者是瑜伽的主要规训。流行的观点——八支道路是达成瑜伽目标的方法，是不太准确的。瑜伽八支仅仅代表灵性进步中的八个阶段或次第，贯穿这八个次第的是追求彻底摆脱一切痛苦的强烈渴望，而修习与不执则是这种灵性渴望的积极表达与消极表达。正是热切的修习与不执推动着灵魂不断前进，直达目标（《瑜伽经》1.21）。

然而，这并不意味着信仰在瑜伽修习中没有地位。帕坦伽利十分强调信仰（sraddha）的重要性[1]，但他或多或少是在保罗·蒂利希（Paul Tillich）的意义上使用信仰一词的："信仰是终极关怀"或"信仰是处于终极关怀的状态"[2]。此外，帕坦伽利进一步谈论了顺从神（爱并臣服于神），作为获得灵性觉悟的辅助方法或可供选择的方法

---

[1]　关于信仰，毗耶娑在其注释中说："它像母亲一样保护着瑜伽士"（毗耶娑《论瑜伽》经文1.20注释）。

[2]　Paul Tillich, *Dynamics of Faith* (New York: Harper Torch Books, 1958).

（《瑜伽经》1.23，2.45）。帕坦伽利的神不是宇宙的创造者，而只是最高指引——所有导师的导师（《瑜伽经》1.24—1.26）。基督徒可能仅仅在这里看到了伯拉纠主义（Pelagianism）[①]，印度人也不满足于瑜伽派所给予神的次要地位，这是瑜伽派从未成为印度教主流哲学的另一原因。

七、净化与专注

瑜伽八支可以分为两组。前四支，也就是禁制（五大道德规则：不害、不淫邪、不说谎、不偷盗、不贪婪）、劝制（五大行为规则：洁净、满足、苦行、研习、顺从神）、体式、调息为第一组。这些规训的目的在于净化心意，在印度灵性的背景中，它们意味着将潜在印迹减至微弱状态。正如我们前面谈到的，只有潜在印迹得到控制，心意波动才能得到控制。

第二组是剩下的四种瑜伽训练，其目的在于专注，专注指控制心意波动（思想起伏或幻象）。这四大训练实际上代表四种程度的专注。在称为制感的一级专注中，要努力控制感官（五根），阻止心意外倾。在称为专注的二级

---

① 伯拉纠（Pelagius），爱尔兰修士，他否定原罪和预定的教义。

专注中，要努力把心意固定在一个特定的意识中心（通常是心轮），[1]从而使心意内倾。在二级专注中，意识中有四个要素：（1）认识者——"主体"（grahita）；（2）认识过程或自我导向（grahana）；（3）客体的精神形象或声音符号——客体或专注点（grahya）；（4）念头的闯入或分心。

在称为冥想[2]的三级专注中，第四个要素在很大程度上被消除，留下其余三个要素。这是一种强烈的自我导向状态，不过，由于心意摆脱了分心的念头，因而这也是一种平静和充满力量的状态，分散的意志力聚焦于冥想对象。由于知识总是包括两类符号——名和色，[3]所以名色在冥想中交替生起。

四级专注是三摩地。冥想与三摩地的区别十分重要。在冥想中，名、色和认知活动三者相混合（《瑜伽经》1.42）；在三摩地中，名消失，自私的自我导向被消除，

---

① 后来的瑜伽（密教）传统谈到七个这样的"脉轮"，沿着脊柱排列，但帕坦伽利没有提到它们的名字。

② 禅那（dhgana）这个词通常翻译成"冥想"。因为这很容易与基督教灵性中的"言语祷告"混淆，所以我有时避免使用冥想一词，而是用"禅那"。

③ 在现代的冥想或禅那中，被选择的"色"通常是神（即择神）的形象，而被选择的"名"是择神的曼陀罗。然而，帕坦伽利允许我们自由选择任何对象、任何名字，不过他指出，念诵"唵"特别有效（《瑜伽经》1.27—1.28）。

只有色自然而然、毫不费力地闪耀着（《瑜伽经》1.43，3.3）。三摩地只能在长期修习初级净化（禁制、劝制）和冥想之后才能达到。通过长期修习初级净化和冥想，心意的不净被移除，心意变得犹如纯净的水晶，真实地反射任何呈现在它面前的客体（《瑜伽经》1.41，1.47）。在此状态下，心意中只有一种单一的波动，由普鲁沙之光照亮。这种神秘的"自存的内在之光"[①]称为般若。那时，由于心意中生起的知识比先前通过感知、推论或书本获取的任何知识都远远更加真实，因而这种知识称为"真理般若"（充满真理的意识，见《瑜伽经》1.48，1.49）。

根据帕坦伽利的观点，三摩地有两类：有种（sabija）和无种（nirbija）。让我们先来了解有种三摩地，它有四类专注对象。如果选定的对象是个粗糙对象，那么对应的三摩地称为无寻（nirvitarka）三摩地；如果选定的对象是个精微对象，即一个观念，那么对应的三摩地称为无伺（nirvicara）三摩地；两者之间的差别十分细微（《瑜伽经》1.43，1.47）。在三级三摩地中，专注对象是认知活动，认知活动本身现在成了意识中存在的唯一波动（《瑜伽经》1.17），这种所谓的喜乐（ananda）三摩地性质不明，有可能是从佛教经典中借来的。在称为有我

---

① 在吠檀多和基督教思想中，这种光（incircumscriptum lumen）被归于上帝。

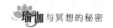

（asmita）三摩地的四级有种三摩地中，专注对象是有我、认识者或我们内部纯净的"我"，它实际上是普鲁沙在菩提上的投射。在这四种三摩地（无寻、无伺、喜乐、有我）中，心意中存在一种波动，该波动反射了普鲁沙之光（般若）。因而，这四种三摩地都归入有想三摩地（samprajnata samadhi）名下。

沿着这四种三摩地攀升（它们形成一个次第），充满真理的般若或光芒变得越来越亮。当修习四级三摩地（即有我三摩地）已有很长时间，就会生起最高类型的般若，称为分辨智，由此，普鲁沙明白自己和原质始终是分离的。正是这种分辨智之光是消除潜在印迹的种子，这是最高形式的瑜伽觉悟（《瑜伽经》2.26，2.27，2.28；3.50，3.53，3.55；4.25）。

在这一灵性进步过程中，瑜伽士获得各种精神力量，帕坦伽利提到了其中的一些（《瑜伽经》3.16—3.50）。注释者毗耶娑将它们分为两组：掌控原质（madhupatrika），包括千里眼、顺风耳等（《瑜伽经》3.49）；无忧之光（visoka），包括全知和非凡魅力（《瑜伽经》3.50）。这些神奇的力量与世界诸宗教的伟大圣人们有关，然而，他们总是以巨大的克制和谦卑行使这些力量。帕坦伽利和那些圣人一样，提出了如下警告：这些神奇的力量对于达成生命的最高目标是一种障碍（《瑜伽经》3.38）。

八、否定法与肯定法

根据印度教虔信主义和基督教的观点，要沿着沉思的阶梯向上攀升，只能依靠神的帮助（以恩典的形式出现）来实现。然而，帕坦伽利的瑜伽非常重视自我努力，在他那里，沿着有种三摩地的四个次第攀升，是通过一种不可知的间歇（apophatic interval）的插入——称为无想三摩地——来实现的。在有种三摩地的四个次第中，心意中只有一种波动，此种波动反射了"充满真理的"般若或普鲁沙之光。所以，这些有种三摩地也称为有想，就是带有般若或光。但在臻达四级三摩地的每一级之后，瑜伽士如果想要进入下一更高次第，就必须消除意识中存在的那种特定的波动。那时，心意保持"关闭"或"止息"，就是说，心意中没有任何波动，唯有潜在印迹留存于心意深处。这种状态称为无想三摩地（《瑜伽经》1.18）。在此状态中，剩下的唯有灵魂的核心信仰与渴望。当心意再度打开，瑜伽士发现自己已经抵达新阶段的光明——下一更高次第的三摩地，这好比一架飞机飞进了一片云里，在云中穿行时，飞行员看不到方向，等到飞出这片云，飞行员才发现已经飞出了一段很长的距离。

根据帕坦伽利的观点，在每一有想三摩地之后，必定会插入一片"未知的云"——无想三摩地。由此，否定性的

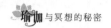

（apophatic）经验和肯定性的（cataphatic）经验相互交替。这种交替会持续下去，直至有想三摩地的最高形式——有我三摩地。正是在此处，称为分辨智的最高觉悟生起，消除潜在印迹。当所有潜在印迹被消除，心意（心）最终摆脱所有波动，永久性地"关闭"（止息）。因此，最终形式的无想三摩地称为无种三摩地；早先的无想三摩地是暂时的，心意无法长期保持关闭，即摆脱波动，因为潜在印迹尚且留存。但在称为无种三摩地的最终的无想三摩地中，不存在潜在印迹，心意永久地关闭。

在印度教中，走向终极实相的否定性方法和肯定性方法是并存的。在诸《奥义书》中，《唱赞奥义书》《羯陀奥义书》《六问奥义书》等教导的是肯定性道路，只有在《唵声奥义书》和《大森林奥义书》的某些部分，否定性道路才被教导。尽管在公元最初的几个世纪里，否定法在印度被广泛修习，但在后来，因为瑜伽的影响，否定法开始被肯定性冥想所代替。在现代，达蒂鲁瓦纳马莱圣人拉玛那·马哈希（Ramana Maharsi）复兴和普及了真正的分辨道路。

九、时间与永恒

印度哲学的不同流派持有不同的时间观。根据数论－瑜伽的观点，原质（整个宇宙的质料因）包括三德（guna），这个词既指实体，也指属性：萨埵（sattva）、罗阇（rajas）、答磨（tamas），它们变化无常。甚至在宇宙消融（pralaya）阶段，三德也在变化着，只不过处于一种平衡状态。创造之初，这种平衡被打破，于是开始了宇宙的演化（visama-parinama）。原质最小单位的最短变化称为一个刹那（ksana，见《瑜伽经》3.53），通常我们所称的时间是许多刹那的集合，这种粗糙的时间分为两类：外部时间和内部时间。外部时间与日月有关，内部时间则是两个连续的心意波动之间的间歇。

心意不断地变化着。变化有三类，其中第一类（变入三摩地）最为常见。心意通常有两种倾向：分散或散乱（sarvarthata），聚焦或专一（ekagrata）。当你试图修习冥想，就会发现这两种状态在心意中交替出现，这种变化称为变入三摩地（samadhi parinama），即导向三摩地的变化（《瑜伽经》3.11）。当专注加深，散乱的倾向被消除，心意中只有单一的波动，但甚至连这种单一的波动也在变化着，就是说，同一种波动起起落落——这就是四个级别的有种三摩地或有想三摩地期间所发生的，我们前面已经讨论过。这种心意变化称为变入心注一处（ekagrata parinama，见《瑜伽经》3.12）。

我们在第二类变化（变入心注一处）中看到，同一种

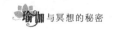

波动起起落落。在波动落下之后和再次生起之前，有个短暂的时间间隔。通常来说，这个时间间隔是如此短暂，以至于我们无法注意到它。然而，在高级三摩地中，这个间隔或间歇变得越来越长。有时，长时间之后，波动才会再次生起，而在此期间，心意保持"关闭"（止息），这是第三类变化。然而，心意深处留有潜在印迹，它们同样经历着我们所不知道的变化。这种下意识的变化称为变入止息（《瑜伽经》3.9），在无想三摩地期间发生。

如果瑜伽士在修习这些低级无想三摩地的其中一种时死去，而没有达到最高觉悟，那么，潜在印迹则始终存在。

如果瑜伽士天生怀有大信仰，并坚持不懈，那么他将成功地在此生获得最高觉悟，称为分辨智，它消除所有的潜在印迹，那时，他就进入无种三摩地，心意永远关闭。在此状况下，瑜伽士的心意和身体无法长期存在下去，心意融入其构成元素，而这些构成元素开始融入原质——整个宇宙的终极质料因。帕坦伽利将这种演化的倒转称为复归（prati-prasava）或逆转（pratiloma parinama）。普鲁沙彻底并永久地脱离原质的缠缚，停留在自身的至上荣耀里，这便是独存、解脱（《瑜伽经》4.33）。所以，正如薄阇所言，瑜伽意味着分离——普鲁沙与原质的最终分离。

根据印度教思想，尘世生活是苦的，因为它屈从于时间的暴政。瑜伽是推翻这种暴政的努力——通过止息内部的奔突之流，通过逆时间之流而上。套用米尔恰·伊利亚德的话："沿着人在记忆的沙漠里留下的脚印，可直接追溯至混沌之初（the initial illud tempus[①]）——这暗示着世俗时间的废止。换言之，有可能从时间存续期间的任何时刻开始，一直溯及其源头，从而抽离时间，进入永恒。"[②]换句话说，瑜伽指向征服时间。

印度宗教活生生的传统——吠檀多不接受如下瑜伽观念：（普鲁沙和原质的）分离是生命的最终目标。因为分离只是走向终极解脱的重要一步，而终极解脱是由个体灵魂与至上大灵（Supreme Spirit）的合一带来的。关于分离，不同的吠檀多派别可能持有不同的观点。

[①] illud tempus=戏弄、欺骗 (illudere=嘲笑)。

[②] Micea Eliade, Myth, Dreams and Mysteries (London: ?ntana/Collins, 1970) pp. 50-51.

《瑜伽经》要略

一、帕坦伽利和瑜伽

（一）帕坦伽利

根据斯瓦米·维韦卡南达的观点，帕坦伽利生活在公元前1400年前。现代学者认为，帕坦伽利活跃于公元前2世纪至公元后4世纪期间。

印度传统认为《大疏》[①]《瑜伽经》《遮罗迦本集》[②]的作者叫帕坦伽利。西方学者认为，这分别是三个帕坦伽利而不是同一个人。根据达斯笈多（S. N. Dasgupta）教授的观点，有足够的证据可以证明印度传统在这一点上的正

---

① Mahabhasya，对帕尼尼的语法书的注释。
② Caraka-Samhita，医学专著。

确性。

《瑜伽经》清楚地表明瑜伽受到了佛教的影响。虽然瑜伽在佛陀之前就已存在，但帕坦伽利的《瑜伽经》所使用的一些术语和概念是从佛教资源中借鉴的。

（二）瑜伽在词源上的含义

帕尼尼（Panini）就"瑜伽"一词给出了两个词源。

第一，Yuj，即samadhau，意思是"专注"。帕坦伽利只在这一意义上使用"瑜伽"一词。

第二，yujir，即yoge，意思是"联结"。正是在联结个体灵魂与至上大灵的意义上，"瑜伽"一词在吠檀多文献，尤其是《薄伽梵歌》里使用。它和英语中的yoke（轭）、德语中的jah、拉丁语中的jugum（jugire=连接）、希腊语中的zygon有关。

（三）瑜伽的种类

根据"瑜伽"的词源来划分，主要有两个瑜伽流派：帕坦伽利的瑜伽和吠檀多的瑜伽。在帕特坦利那里，冥想被称为"禅那"（dhyana），其目标是普鲁沙和原质的分离。吠檀多的冥想被称为"优婆散那"（敬思）。这两者都与昆达里尼（kundalini，即人体脊柱底部休眠的巨大能量）无关。在这两端中间另有两个瑜伽流派：哈达瑜伽和

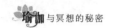

密教瑜伽，这两者都利用昆达里尼。密教谈到四种瑜伽：
智慧瑜伽（很少在密教著作中讨论），拉亚瑜伽（近似于
哈达瑜伽），真言瑜伽（处理仪式和崇拜），胜王瑜伽
（近似于吠檀多的冥想）。这些流派之间的关系如下表所
示。

　　我们需要注意两点：（1）哈达瑜伽由纳达派瑜伽士
（Nath Yogis）在大约6世纪普及开来，其中最著名的是鱼
帝和牧牛者。（2）密教应被看作属于吠檀多传统。

瑜伽			
帕坦伽利	昆达里尼 – 瑜伽		吠檀多
	哈达瑜伽	密教瑜伽	
屏息（Kevala），冥想（禅那）：目标是普鲁沙和原质的分离	纳达传系（Nath Sampradaya）	智慧瑜伽 真言瑜伽 胜王瑜伽 拉亚瑜伽	冥想（优婆散那）：目标是个体自我与至上真我的合一。智慧瑜伽 虔信瑜伽 行动瑜伽

（四）帕坦伽利的瑜伽与吠檀多的瑜伽

因为帕坦伽利传统和吠檀多传统都使用"瑜伽"一词，所以我们有必要指出二者的差异。在实际的灵性生活中，因为优婆散那是我们的一种实修形式，所以我们应该知道它和帕坦伽利的禅那的区别。它们的具体区别见下表：

帕坦伽利的瑜伽	吠檀多的瑜伽
屏息与禅那	优婆散那
从语言学上说，源于词根 yuj，意思是"专注"	从语言学上说，源于词根 yujir，意思是"联结"
基于原质	基于梵
源于数论的沉思哲学	源于吠陀的仪式主义（vidya）
虔诚态度缺失，冥想是独立的	冥想是一种崇拜形式，通常由智慧瑜伽和行动瑜伽支撑（有时可能是仪式的一部分）
终极目标是普鲁沙与原质的分离	终极目标是个体自我与至上真我的合一
直接目标是弄清心意在更高意识层面的运作	直接目标通常是直接认识个体自我

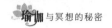

续表

帕坦伽利的瑜伽	吠檀多的瑜伽
可对任何客体进行冥想	神是唯一的冥想客体
不需要对终极实相的先在认识（预先认识）	基于吠檀多对实相的认识；实际上是把经典中获得的间接知识转变为直接经验的过程
聚焦意识的所取（客体方面），仅在最高的阶段涉及自我	聚焦意识的能取（主体方面），一开始就涉及自我；每一冥想实际上都是一种自我认同（ahamgraha）的技巧
喜乐要么是一种障碍，要么是一个低级阶段	喜乐是从起点走向终点的基本动机
无想三摩地起到重要作用	完全是有想的（无余三摩地不同于无想状态，超越冥想的范畴）
以消融为导向的（Layamukha）三摩地	成为客体的（Badhamukha）三摩地和以情感为导向的（bhavamukha）三摩地

　　此处需要提到，商羯罗对优婆散那的定义为："优婆散那是依照《吠陀》颂诗的描述，在精神上接近某个神；那

些颂诗讨论冥想对象（神），以及心意不间断地集中于冥想对象，直至冥想者完全认同于神，好比俗人认同于自己的身体。"（参见商羯罗对《大森林奥义书》1.3.97的注释）

二、《瑜伽经》的预设

意识仅仅属于普鲁沙，心意和宇宙中其余的一切都是无意识的（相当于用来装意识之水的罐子）。

然而，波动是认识任何客体所必需的。所有知识都是普鲁沙或吠檀多的阿特曼之光反射在波动中的结果。

除了普鲁沙，宇宙中的一切都是无常的，不断经历着变化。波动在心意中不断地起起落落。

心意有两层：上层心意包括波动，波动生起经验即知识与经历（jnana and bhoga）；下层心意包括痛苦，是对经验的反应。

波动与痛苦在心意中留下潜在印迹，潜在印迹又萌发成原初的波动与痛苦。

三、帕坦伽利的核心观点（参照毗耶娑的注释）

痛苦导致潜在业力（吠檀多称之为存业）的储存，潜在业力导致再生。所以，痛苦是束缚的主要原因。为了得

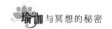

解脱，必须消除痛苦。

如何消除痛苦？痛苦被有想三摩地带来的般若之光消除。

有想三摩地通过保持一种单一的萨埵性波动来达成，般若是普鲁沙的圆满之光在萨埵性波动中的反射。正是为了保持这种单一的萨埵性波动，帕坦伽利才教导我们控制心意波动（citta-vritti-nirodha）。痛苦妨碍我们控制心意，这是痛苦要被消除的另一个原因。

般若之光还带来普鲁沙与菩提（属于原质）分离的知识，这一知识称为分辨智（viek-khyati，或sattva-purusha-anyatha-khyati）。

甚至在获得分辨智之后，普鲁沙与原质也继续保持结合。若要二者分离，达成真正的终极解脱（atyantika-kaivalya），就必须通过最高不执放弃分辨智。由此而来的心意状态完全没有任何波动，称为无想三摩地。

如果无想三摩地状态得到延长，心意就会融入其原因，这称为复归（pratiprasava）。

四、帕坦伽利瑜伽的四大基本原则

（一）般若（Prajna）

普鲁沙就是纯意识（citisakti），别无其他。

原质完全是无意识的（acit）。

普鲁沙与原质的初级认同产生"我"的概念。这种初级认同具有形象合一（sarupya，也译成带相）的性质，就像靠近红花的水晶呈现出红色，它是束缚的原因。

"我"几乎总是认同于外物，此为更高一级的认同。这种更高一级的认同具有契合性，是自我遗忘和受苦的原因。

当二级认同终止，"我"作为观照者或目击者而存在。唯有这才是"有意识状态"在其他时候，我们几乎处于"无意识状态"，缺乏自我觉知。

在通常的醒态，我们只在一些短暂的时刻处于"有意识状态"。当通过瑜伽，有意识状态变得稳定和受控，就称为有想状态（samprajnata state）。

有想状态有三部分：客体（grahya）、过程（grahana）、主体（grahitr）。

在有想状态的高级阶段，普鲁沙之光穿透菩提，这种内部之光称为般若。般若的范围从真理般若（rtambhara prajna，也称为prajnaloka，见《瑜伽经》1.48和3.5）延伸到分辨智。

只有在最高的分辨智状态，初级认同才会终止。

（二）智识（Khyati）

基于心意的第一属性——知识。

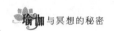

第一，心或心意有三大属性：知识、行动和静止（stillness），它们分别是由萨埵、罗阇和答磨占据主导地位造成的。

第二，所有知识都只源于心意波动。由波动而来的知识（Vrttijnana）称为智识。

一个波动通常包括三个部分：认识者（jnata）、认识对象（jneya）、知识（jnanam）。其中每一部分都称为一个客体经验（pratyaya）。换言之，客体经验代表波动的"内容"。

波动有不同类型，主要分为两组：知识波动（即思想）和情感波动（即情绪）。

通常的波动是罗阇性和答磨性的。只有萨埵性波动可以反射普鲁沙之光，制造萨埵性波动是优婆散那的要旨。

第三，要让整个心意变成一个波动，这意味着每次只能有一个波动。

第四，每一波动都在心意中留下一个活跃的残余物，称为潜在印迹，它能够再现原初的波动。

潜在印迹有两种：习气（vasana）和业种（karma-bija）。习气仅仅制造记忆，而业种制造冲动和欲望，并导致再生。这些潜在印迹以五种不同的状态存在：休眠态、活跃态、压制态、微弱态和烧尽态。在烧尽态中，潜在印迹无法制造波动。

（三）专念（Samyama）

基于心意的第二属性——行动。

整个原质不断变化着。

原质是所有力量——常规力量和超常力量的容器 / 储存所。

通过控制原质的变化，可以获得原质的力量。

控制的过程称为专念，就是对原质的某个特定方面心注一处。心意有两种倾向：指向各处和指向一处。在前一种倾向中，不同的波动此起彼伏，在后一种倾向中，同一种波动如此迅速地起起落落，以致该波动似乎是稳定的。专念是心意非常强烈地指向一处即心注一处的修习。

（四）止息（Nirodha）

基于心意的第三属性——静止。

生活 / 生命的目标是普鲁沙与原质的分离。

分离只在这样的时候发生：获得对普鲁沙与原质的真实本性的直观，即分辨智，或者心意的活动停止。

分辨智已在前面般若部分谈到过了，因而这里仅仅讨论心意的止息。

心意的止息称为控制，有两种：波动的止息和潜在印迹的止息。在两个波动交替期间，有个短暂的间歇，那时，心意保持静止；这种自然的止息是由答磨导致的。如果这个间歇被有意延长，那么心意将在此期间摆脱波动，这称为波动的止息。当潜在印迹被般若之光"烧尽"，就失去了制造波动的力量，此为潜在印迹的止息。

在控制期间，由于缺乏波动，因而没有"我"意识。这种状态称为无想状态。

无想状态可在任何阶段修习。当它在低级阶段修习时，心意将摆脱波动，但潜在印迹会保持活跃；这种状态称为有种–无想。当我们在消除所有潜在印迹之后实现控制，由此而来的状态称为无种–无想。在无种–无想状态，心意无法留存多久，它将开始融入原质，导致普鲁沙的独存。

帕坦伽利《瑜伽经》的基本原理
——一条整体进路①

引 言

两个瑜伽传统

瑜伽是印度对世界文化的重要贡献之一。自遂古之初，瑜伽即与我们相依相伴，根据某些学者的观点，瑜伽肇始于印度河流域文明。

何为瑜伽？定义诸多，解释纷呈。有种简单的一般定义：瑜伽是人的意识从低层次向高层次的转化。

存在两个伟大的瑜伽传统——吠檀多瑜伽传统和帕坦

---

① 本章原先由蒋晓敏翻译，闻中校对，本书译者对原有译文进行了较大调整。在此特别感谢二位的付出！

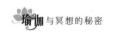

伽利瑜伽传统。

在吠檀多瑜伽传统中，瑜伽是属人意识向神圣意识的转化。在传统的印度教中，这一转化经由三种瑜伽来实现：智慧瑜伽、虔信瑜伽和行动瑜伽。斯瓦米·维韦卡南达引入了第四种瑜伽——胜王瑜伽。胜王瑜伽常与帕坦伽利的瑜伽相混淆，但胜王瑜伽属于吠檀多体系，而帕坦伽利的瑜伽是印度哲学中一个完全独立的体系（六派哲学之一）。

在帕坦伽利瑜伽传统中，瑜伽是从无意识到意识、再从意识到超意识的渐进转化。这种转化需要一个次第训练过程。本文只讨论帕坦伽利的瑜伽。

帕坦伽利及其注释者

印度学者达斯笈多（Surendranath Dasgupta）等人认为，帕坦伽利生活在公元前300—前200年间，而伍兹等西方学者认为，帕坦伽利生活在公元前300—前400年间。帕坦伽利的瑜伽体系想必在公元最初几个世纪里相当流行，但在后来的岁月中，由于各种原因，主要是由于吠檀多占据了支配地位，帕坦伽利的瑜伽不再是一个活的传统，并逐渐被吠檀多传统的湿婆派和性力派的瑜伽（Saiva and Sakta Yoga）所取代。

直至19世纪末，斯瓦米·维韦卡南达首次尝试推广帕坦伽利的《瑜伽经》，特别是在西方做这项工作。近年来，帕坦伽利的《瑜伽经》非常流行，市面上出现了数种翻译与释论。然而，这些现代注释与毗耶娑和薄阇的传统注释之间有着一些基本差异。

现代注释大多遵循碎片化的进路，根据当下语境来诠释《瑜伽经》。它们只重视心意的认知层面，这一层面在称为《三摩地篇》的第一篇里得到讨论。《瑜伽经》的首要目标大致被理解为获得各种超感经验，即所谓的"三摩地"。

相反，传统的注释者，即毗耶娑、薄阇及其追随者们，却遵循整体的进路，从总体方案，即全盘计划来诠释《瑜伽经》。他们认为：帕坦伽利同样重视心意的意向—情感层面，这主要在称为《修习篇》的第二篇里得到讨论。他们还认为，帕坦伽利的主要关切和终极目标是经由瑜伽获得解脱。

这里产生了一个问题：什么是解脱？在印度宗教传统中，解脱被普遍理解为不再出生，即脱离轮回。下一个问题便是：再生的原因是什么？印度传统中的所有学派和宗派都认为，再生的直接原因是过去所行之业（Karma，也译成羯磨或行动）积累的残留效应，吠檀多称之为业种（sancitakarma），指仅仅作用于此世的残留之业，帕坦伽利在《瑜伽经》里称之为潜在业力（Karmasaya）。解脱无

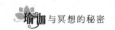 与冥想的秘密

望，除非潜在业力得以消除。

于是，关键问题来了：如何消除潜在业力？印度的六个哲学流派提供了不同的答案。比如弥曼差派认为"潜在业力只能通过自己的生活与经验来消除，别无他法"。根据不二论者的观点，"没有（不二的）知识，就没有解脱"。追随虔信之道的人相信，神能容许、取消或修改潜在业力。帕坦伽利给出的回答则是独特而综合的，包含五个主要命题，它们在《瑜伽经》里得到了说明或暗示。

帕坦伽利的五个命题

第一个命题是，只有带着痛苦（Klesas，也译成烦恼）的行动，才会导致潜在业力的储存（《瑜伽经》2.12）。痛苦一词或许借自佛教，指心意的意向—情感层面，包括冲动、欲望、情绪等，以及私我和无明，而无明是痛苦的根本原因。痛苦大致相当于吠檀多的经验习气（bhoga-vasana）。

第二个命题是，只有当痛苦在心意中活跃时，储存的潜在业力才会结出果报。如果痛苦被消除，那么无论积累的潜在业力是什么，都不会结出果报（《瑜伽经》2.13）。

帕坦伽利的第三个命题回答了如下问题：如何消除痛苦？根据毗耶娑对帕坦伽利的注释，痛苦的消除有两个阶段：

在第一阶段，痛苦要被减至微弱状态，这要通过克里亚瑜伽来实现，大多数注释者把克里亚瑜伽等同于行动瑜伽（《瑜伽经》2.2）。

在第二阶段，微弱的痛苦在般若或超感知识（帕坦伽利称之为真理般若）之光中烧尽。

由此显明可知，获得超感知识或般若的主要目的在于摧毁痛苦的种子。如何获得超感知识则是下一个问题，这导向帕坦伽利的第四个命题。

帕坦伽利的第四个命题是，当心意通过减少痛苦得到净化，并经由专注、冥想和三摩地消除散乱的波动变得专一，这时，单一、纯净的萨埵性波动将会完全反射普鲁沙之光，带来称为"真理般若"的超感知识（《瑜伽经》1.48）。此种知识胜过借助经典、直接感知等获得的一切经验知识。这一心意状态称为有想瑜伽（samprajnata-yoga），在这一状态中获得的般若之光服务于两个目的：（1）烧尽痛苦的种子，就像前面提到的那样；（2）在高级阶段，揭示普鲁沙的真实本性及其与菩提的区别，这种高级知识称为分辨智，即"分辨的知识"（《瑜伽经》2.26）。

获得分辨智的人，摆脱原质的束缚，并摆脱由此束缚而来的一切苦痛。实际上，他成了吠檀多论者所谓的在世解脱者（Jivanmukta）。然而，即使获得了分辨智，普鲁

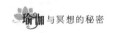

沙和原质也可继续保持结合。如何实现普鲁沙和原质的分离——所谓的终极独存（átyantika-kaivalya），这个问题导向帕坦伽利的第五个命题。

帕坦伽利的第五个命题是，为了实现普鲁沙和原质的分离，甚至连分辨智的经验也必须放弃或止息。这要通过最高不执（para-vairagya），即至高的弃绝，才能达成。对分辨智的这种止息——意味着止息所有知识、所有波动，称为无想瑜伽（asamprajnata-yoga）。当所有波动都已止息，心意便不复有存在的理由，开始瓦解，感官融入原质，这一过程称为复归（pratiprasava）、反向演化或终止结果。当复归发生时，普鲁沙和原质永远分离。这一分离就是终极独存，即终极解脱（《瑜伽经》4.33），它是帕坦伽利《瑜伽经》的终极目标。

综上所述，对于瑜伽理论与实践，帕坦伽利原创、独特的贡献在于：（1）三个核心概念的发展和连结：波动、痛苦、潜在业力。（2）基于对整个心理过程、心理功能、心理现象的综合研究，把瑜伽发展成一门科学，由此为经验世界与超验世界提供了连结纽带。（3）以无想瑜伽为瑜伽之巅峰，以及获得最终解脱的直接手段。

这些观点接下来会加以详细讨论，我们的讨论聚焦如下四对概念：普鲁沙与原质，波动与痛苦，痛苦与潜在业力，波动与止息。

一、普鲁沙与原质

数论哲学（Samkhya）的宇宙论形成了帕坦伽利《瑜伽经》形而上学的基础。根据数论哲学的观点，终极实相由两个范畴构成：普鲁沙与原质。普鲁沙与原质之间的关系贯穿了帕坦伽利的整个瑜伽体系，因此，这一关系也成为我们讨论《瑜伽经》的起点。《瑜伽经》第二篇讨论了这一关系。下面是主要观点。

（一）瑜伽是分离（Viyoga）

印度所有哲学体系都把人类生活视为一种受缚状态，帕坦伽利则更进一步，他认为："对于一个具有分辨力的人，所有经历都是受苦。"（《瑜伽经》2.15）

受缚与受苦的第一因是普鲁沙与原质的结合。此种结合没有起始。

受缚的第二因是把普鲁沙认同原质的第一演化物，称为玛哈特（Mahat）或菩提[①]。这一认同源于无明（《瑜伽经》2.17—2.24）。

要注意，在不二论吠檀多中，无明是宇宙原则，称

[①] 菩提有两层含义：宇宙智性和个体智性。不过，在通常的宇宙演化图中，玛哈特是原质第一演化物，也叫宇宙智性，菩提则作为"心"的组成部分，也叫个体智性。巴伽南达在本文中将菩提与玛哈特混用。——译者注

为摩耶，它是创世的促成原因。在瑜伽中，无明是个别原则，在创世中没有扮演角色；它仅仅是被称为"痛苦"的人类反应之根本原因。

独存是彻底离苦的状态，需要经过两个阶段。在第一阶段，普鲁沙不再认同于菩提，这称为次级独存（gauna-kaivalya）或次级解脱。由于无明导致了普鲁沙认同于菩提，所以脱离认同要通过消除无明来实现，而消除无明要借助有想瑜伽带来的般若或超感知识。

然而，甚至在脱离认同或达到次级独存之后，普鲁沙与原质仍然保持结合。在第二阶段，普鲁沙与原质才永远分离开来，这称为终极独存或终极解脱。终极解脱要通过无想瑜伽来达成。

（二）普鲁沙

普鲁沙众多，且彼此独立。每一普鲁沙都具有纯意识的本性，纯意识不可分、不可变。普鲁沙被经验为我们内部所有念头的目击者（《瑜伽经》2.20），它常被帕坦伽利和毗耶娑称为"觉知力"（Cousciousness-Power）。在吠檀多中，阿特曼具有喜乐的本性，而数论–瑜伽中的普鲁沙没有喜乐。

（三）原　质

（1）原质是同一的；（2）原质是未显的，即无法被经验；（3）原质是真实的，而非虚幻的；（4）原质由三德构成；（5）原质是宇宙的质料因和动力因；（6）整个显现的宇宙由原质产生，尽管原质本身是未显的。根据数论哲学的宇宙论，原质首先演化成玛哈特，玛哈特演化成我慢（Ahamkara），我慢的萨埵面产生心意和十大感官（十根），我慢的答磨面产生五大精微元素，五大精微元素再产生五大粗糙元素。然而，根据毗耶娑的观点，十一根（十根和心意）由"有我"（asmita）或"我"演化而来（普鲁沙认同于菩提产生有我），五大精微元素由玛哈特直接演化而来。（瑜伽派的整个宇宙论如下图所示）（7）整个原质及其演化物不断经历着变化。五顶（Pancasikha）有言："一切瞬息万变，唯有普鲁沙不变。"即使在冥想中，甚至在三摩地的那些高级阶段，心意也并未停止运作，而是不断地转变，当转变停止，心意就会瓦解并回归其源头——原质，这一过程被称为复归，它导致普鲁沙与原质的分离——终极独存。

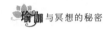

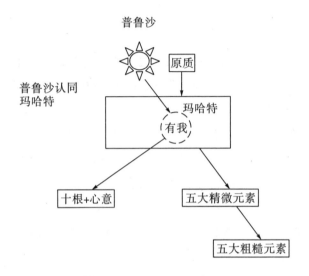

（四）意识只属于普鲁沙，整个原质是无意识的

在西方思想中，意识总是被视为心意的一种属性或功能。直到19世纪末，人们还相信整个心意是有意识的，就是说，如果我们努力，就能了解心意的任何部分。健忘被解释为某些思想缺乏浮现出来的力量。19世纪末，弗洛伊德指出心意中存在无意识的领域，即这些领域中的内容不能借助常规手段来了解。他的追随者荣格则更进一步表明，心意的主体部分是无意识的，意识是短暂的。与这些观点相反，印度人在2500多年前就发现：整个心意本身是无意识的，正如身体和物体是无意识的，意识根本不属于心意。

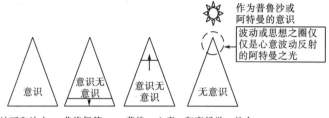

作为普鲁沙或阿特曼的意识

波动或思想之圈仅仅是心意波动反射的阿特曼之光

意识	意识 无意识	意识 无意识	无意识
沙可和让内：整个心意是有意识的	弗洛伊德：心意的一部分是无意识的	荣格：心意的大部分是无意识的	印度哲学：整个心意是无意识的；意识属于阿特曼

印度圣人发现，意识不依赖于心意，而是独自存在。意识是人的真我，被称为普鲁沙，或吠檀多中的阿特曼。那么"有意识的心意"是怎么回事呢？表现为"有意识的心意"的东西，无非是心意的波动，这些波动反射了称为普鲁沙或阿特曼的真我之光。如同河岸上的灯把一点光投向流动的河水，阿特曼之光在心意上制造了"思想之圈"，正是这个思想之圈表现为有意识的心意。心意本身仅仅是毫无意识的原质的一部分。

（五）只有以波动为媒介，知识才有可能产生

虽然普鲁沙具有意识的本性，但它无法凭借自身认识什么，它需要以波动为媒介才能认识。波动是心（citta）的变化。知识是普鲁沙之光映照在波动上的产物。所有知识——从感官知觉到有想三摩地的超凡体验，都是指波动由波动而来的知识（vrttijnana）。五顶以如下箴言表达

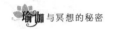

了这一观点："只有一种认知，就是波动知识，即智识（khyati，vrttijnana）。"

二、波动与痛苦

（一）经验与反应

经验与反应合起来构成生命，这是从最低等的细菌到最高等的人类的一个基本属性。在人类这里，经验与反应变化纷呈、错综复杂。人的生命的很大部分被用来对获得的各种经验做出反应。

1. 经验（认知）

如上所述，所有经验都经由波动产生。波动是反射普鲁沙之光的心意之变化。

关于经验，要注意两个要点：

第一，经验有两种：知识（jnana）和经验（bhoga）。

知识指对象知识，这里说的对象包括外在对象和内在对象。它是关于各种对象的本质和功能的知识。人类的知识由言语和形象构成，二者互相连结、密不可分。知识本身有两种：明（vidya）或一般的经验知识，般若（prajna）或超感知识，我们稍后会讨论。

经验指苦乐经验。不同于借助经典、数学等获得的抽象知识，我们生命中的大部分经验与苦乐相连。所有生物都有趋乐避苦的自然倾向。

知识和经验都由波动——知识的波动和经验的波动产生。

第二，每一波动都会在心意中留下一个印迹，称为潜在印迹。潜在印迹后来萌发成波动，在心意中重现原初经验。这重现的心理经验就是所谓的记忆。在我们的心意中，波动不断变成潜在印迹，而潜在印迹又不断萌发成波动。实际上，常人精神生活的一个重要部分被用来记忆这个或那个，大多数人被禁锢在自己的记忆世界里。

可见，知识的波动把知识的潜在印迹留在心意中，后者萌发成知识的记忆或只是记忆。同样，经验的波动把经验的潜在印迹留在心意中，后者萌发成经验的记忆，需要谨记的是记忆同样是一种波动。

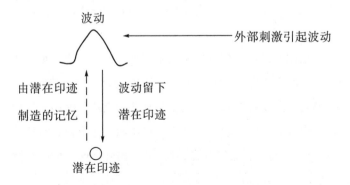

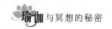

由于外部刺激或记忆，心意中不断生起波动。如何控制波动的不断生起是瑜伽的一个基本问题。波动的不断生起被如下事实进一步复杂化：波动和潜在印迹与情绪、冲动、欲望、本能驱力等[①]相连。事实上，波动本身不会在心意中制造太多扰乱，波动好比河中暗流。真正在心意中制造扰乱或骚动的是情绪、冲动等的生起。何为情绪和冲动？它们是心意对各种经验的反应。

2. 反应（意向）

经验不是生物的唯一特性，生物也对经验做出反应。由知识的波动产生的纯智性经验不会引起强烈的反应；引起强烈反应的，是由经验的波动制造的苦乐经验，即对快乐或痛苦的体验。我们生活中的大部分日常经验包含某种苦乐经验，这些经验在我们内部引起强烈的反应。这些反应采取情绪、冲动、欲望、本能驱力的形式，我们通常用"情绪流"（avega）一词来指称（相当于西方哲学中的情感或意向）。

根据心理反应的倾向，情绪和冲动分为三大类型。比如，当我们看见一条友善的狗，我们的自然反应是趋向它、抚摸它。但如果这条狗不友善，并开始朝我们吠叫，我们的自然反应是反对它、驱赶它。再比如，这条狗是疯狂的或凶狠的，我们的自然反应则是立马离开。这三种心意倾

① 通常所称的avega，指情绪流，包括心意的和感官的。

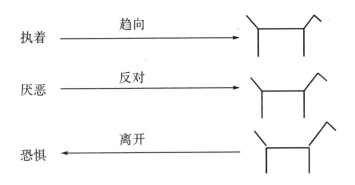

向——趋向、反对、离开，分别称为执着、厌恶和恐惧。

人类所有的欲望、情绪、冲动等都可归入这三个基本模式。帕坦伽利用"痛苦"一词囊括这三者，在吠檀多中，它们被称为经验习气或习气。

注意：（1）严格地说，"习气"一词指的是由冲动、情绪等制造的潜在印迹。正如波动把潜在印迹留在心意中，冲动、情绪等也在心意中留下潜在印迹，"习气"指的正是这些潜在印迹，它们被毗耶娑和《瑜伽经》的其他注释者称为"痛苦的潜在印迹"。这些痛苦的潜在印迹或习气复发为冲动、情绪等。不幸的是，习气和冲动、情绪等痛苦的区别，在哲学专著和通俗用法中并未始终被坚持。"习气"一词既用来指潜在印迹，也用来指冲动或情绪。《瓦希斯塔瑜伽》（中文版《至上瑜伽》）将"习气"定义如下："习气

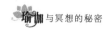

是由于强烈的沉迷而突然抓住一个对象，丝毫不顾过去和未来。"

（2）习气有两种：经验习气（bhogavasana）和动物习气（jativasana）。动物习气依附于身体。经验习气指的是由过去经验的潜在印迹产生的冲动和欲望，比如，我们吃甜点时会产生再次吃到的欲望或冲动。帕坦伽利以"痛苦"一词囊括的正是这些经验习气。

动物习气指本能或本能驱力。每一种动物都依照自己的本能行动，在人类这里，饥、渴、性等都是自然本能的表现。帕坦伽利很可能只是在动物习气或本能的意义上使用"习气"一词（仅在《瑜伽经》4.8中出现），对经验习气和动物习气的区别缺乏理解，这一点在人们对帕坦伽利《瑜伽经》的讨论中制造了许多混乱。

根据帕坦伽利的观点，上述三类冲动——执着、厌恶和恐惧（帕坦伽利称之为贪生怕死）只对私我（ego）生起，他称私我为"有我"，字面意思是"我"（asmita）。这个"我"是普鲁沙认同于菩提的结果，由无明导致。无明、我见、执着、厌恶、贪生怕死的整个精神机制被帕坦伽利称为痛苦。

执着、厌恶和恐惧等冲动构成心意的情感/意向官能。

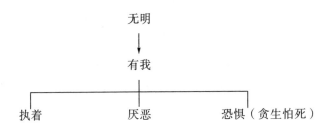

（二）痛苦的作用

诸痛苦如何运作？它们如何影响一个人的生活？痛苦在人的内心生活中起到两方面的作用。

一方面，痛苦在心意中生起各种波动，或者侵袭已经生起的波动。以这种方式，它们扰乱、搅动心意，致使心意无法专注，甚至无法清晰地思考。痛苦的此种作用在这个部分有进一步的讨论。

另一方面，痛苦导致潜在业力，吠檀多称为业种的储存，痛苦也导致潜在业力作为定业在未来结出果报。痛苦的此种作用在随后的部分讨论。

（三）波动与痛苦

1. 波动与痛苦如何相连

以冲动和欲望的形式呈现的痛苦搅动心意，生起不同种类的波动。一条流动之河，水面波浪不断，水下暗流涌

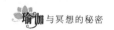

动。波动好比水面的波浪，冲动和欲望好比水下的暗流。波浪或兴于劲风，或起自暗流。同样，波动或兴于外部对象，或起自心意深处生起的冲动、欲望等。

每一个冲动或欲望都与各色形象和言语（名色）相连，形象和言语构成波动。因而，每当冲动或欲望在心意中生起，就唤起若干形象和相应的言语。比如，当一个烟鬼的心意中生起吸烟的欲望，这时，此种欲望便在他的心意中唤起几个牌子香烟的名字和画面等。反之，画面和名字同样能在心意中唤起欲望和冲动，这就是广告背后的基本原理。

帕坦伽利把波动分为两组：痛苦的波动和不痛苦的波动（《瑜伽经》1.5）。

2. 痛苦的波动

根据薄阇的注释，痛苦的波动是那些被痛苦侵袭的波动，我们的大部分想法通常属于这一范畴。在我们的心意中，各色形象和言语不断生起，它们通常与一些情绪、欲望或冲动相连，就是说，我们不断地对心意中生起的记忆和经验做出心理反应。在动物那里，这种反应只是外在地发生，比如，一条狗见到另一条狗，可能会打架，但当那条狗离开，这条狗也就躺下睡觉了。相比之下，一个错误的用词或眼神就足以让一个人连续几天闷闷不乐。实际上，不安、担忧、紧张等情绪的主要原因，正是某人自己对自身想法的心理反应，多数人深受其苦。

所以，痛苦的波动之结构如下：

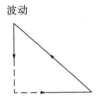

波动

痛苦——以执着、厌恶、恐惧的形式

潜在印迹　　　　　　呈现的冲动或欲望

3．不痛苦的波动

不痛苦的波动是知识波动，它不被任何以执着、厌恶或恐惧的形式呈现的痛苦所侵袭。它是纯认知，没有情感或意向；它是纯知识，没有任何情绪、冲动或欲望。它是就其本身而言的知识。

这种不痛苦的波动出现在比如数学运算、哲学沉思和科学思考等纯智性抽象活动、冥想和三摩地中。在三摩地中，一种新的、精微的、萨埵性的波动出现，它比通常的波动更多地反射普鲁沙之光。此种光辉灿烂的波动叫作般若波动，帕坦伽利《瑜伽经》的大多数注释者把般若波动视为不痛苦的波动之唯一形式。

般若波动不会激起任何以执着、厌恶或恐惧的形式

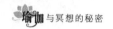

呈现的痛苦反应，相反，般若之光"烧尽"痛苦的潜在印迹，从而阻止欲望和冲动在心意中生起。般若波动也在心意中留下一种潜在印迹，称为般若的潜在印迹。这种般若的潜在印迹止息其他导致散乱与受苦的潜在印迹（《瑜伽经》1.50）。

总　结

这一部分讨论的要点如下：

1. 心意主要有两大功能：经验与反应。

2. 经验通过波动产生，波动是心意的变化。反应通过情绪和冲动产生，情绪和冲动统称为痛苦，在吠檀多里称为经验习气。这些好比心意中的暗流。

3. 波动主要有两类：知识波动与经验波动。知识波动以名色的形式给予我们知识，经验波动给予我们苦乐经验。知识与经验相互连接。

4. 大多数波动与痛苦相连，此类波动称为痛苦的波动。

5. 存在少数纯净的萨埵性波动，它们摆脱了情绪、冲动等，此类波动称为不痛苦的波动。有些不痛苦的波动引发灵性体验，它们被称为般若波动。

6. 波动和痛苦都在心意中留下印迹，称为潜在印迹。波动的潜在印迹萌发成记忆，而痛苦的潜在印迹萌发成冲动、欲望等。

心意的这些功能如下图所示：

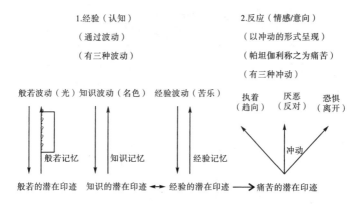

心意的功能

（主要分为两部分）

1.经验（认知）　　　　　　　　　2.反应（情感/意向）

（通过波动）　　　　　　　　　（以冲动的形式呈现）

（有三种波动）　　　　　　　　（帕坦伽利称之为痛苦）

　　　　　　　　　　　　　　　（有三种冲动）

般若波动（光）知识波动（名色）　经验波动（苦乐）　　执着　　厌恶　　恐惧
　　　　　　　　　　　　　　　　　　　　　　　（趋向）（反对）（离开）

般若记忆　　　知识记忆　　　经验记忆　　　　　　冲动

般若的潜在印迹　知识的潜在印迹 ←→ 经验的潜在印迹 → 痛苦的潜在印迹

三、痛苦与潜在业力

痛苦不仅扰乱心意，还导致潜在业力的储存及其后来的果报。

（一）潜在业力

业（Karma，指人类劳动，而不是机械作业）产生三个作用：（1）外部世界中的结果，是行动的原初目标之实

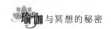

现；（2）行动者心意中或好或坏的潜在印迹；（3）一种
不可见的宇宙作用，以储存残留之业的形式呈现，残留之
业在吠檀多中称为业种，在帕坦伽利的瑜伽中称为潜在业
力。

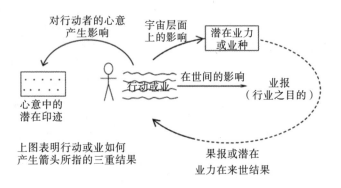

上图表明行动或业如何
产生箭头所指的三重结果

　　在这个部分，我们只关注潜在业力。潜在业力的储
存被视为"宇宙的"，这是因为它超越了人类的知识和掌
控，还因为它决定了一个人未来的境遇。潜在业力的储存
不同于潜在印迹的产生。一个潜在印迹，当它萌发时，只
重现原初的波动。相反，当潜在业力开始运作时，它不是
重现原初的行动，而是决定一个人的生活境遇。潜在业力
的运作或激活称为结出果报。

　　当潜在业力结出果报时，它以三种方式决定一个人未
来的境遇：（1）肉身的类型；（2）肉身的寿命；（3）

未来的各种经验。

在吠檀多中，以上三种作用都称为命运（prabdha）。

（二）痛苦如何与潜在业力相连

我们现在开始涉及帕坦伽利最重要、最核心的观点：痛苦与潜在业力之间的关系。就这一关系，帕坦伽利有两大设论。

1. 潜在业力的储存

痛苦是残留之业储存的原因，残留之业称为潜在业力（《瑜伽经》2.12）。就是说，只有那些带着痛苦的行动才会导致潜在业力的储存，这意味着无欲之业（niskama karma）即没有执着、厌恶或恐惧的行动，不会导致潜在业力的储存。这一观点形成行动瑜伽的基础。

怀着良善的意愿和情感的行动会储存好的潜在业力，称为功德。怀着邪恶的意愿和情感的行动会制造坏的潜在业力，称为罪过。所以，潜在业力有两类：功德与罪过，它们分别由善行和恶行造成。

2. 潜在业力的果报

帕坦伽利的第二个设论是：潜在业力的果报只有在心存痛苦时才会结出（《瑜伽经》2.13）。一旦痛苦彻底消除①，潜在业力就不会结出果报，因而人就不会再生。〔然而，注释者指出，就在世解脱者而言，虽然痛苦被消除，但他仍会经历定业或命业（Prarabdha Karma）的影响。〕

这两大设论共同构成帕坦伽利《瑜伽经》的核心教导。不理解这一核心教导，就不可能理解帕坦伽利的总体方案。

（三）循　环

人的生命或生活被视为一种受缚状态，意味着普鲁沙被原质之网缠缚。由于这种束缚，普鲁沙似乎有生有死。事实上，人生就是循环。根据帕坦伽利的哲学，构成此种循环的主要事件如下：（1）感官对象的苦乐经验在心意中留下痕迹，称为经验的潜在印迹；（2）这些潜在印迹萌发成有关原初经验的记忆；（3）记忆唤起以执着、厌恶或恐惧等冲动的形式呈现的痛苦；（4）痛苦驱使人行动；（5）怀着执着、厌恶或恐惧的行动导致称为潜在业力的残留之业以功德或罪过的形式储存；（6）如果痛苦没有消除，那么潜在业力就会结出果报；潜在业力以某种不可知

---

① 痛苦以五种状态存在：休眠态、活跃态、压制态、微弱态、烧尽态/焦种态。消除痛苦意味着借助有想瑜伽带来的般若之光把痛苦变成"焦种"状态（《瑜伽经》2.4和毗耶婆的相应注释）。

的方式决定着人世的苦乐经验；（7）这些事件再次循环。

上述的事件循环如下图所示：

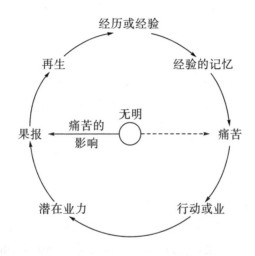

（四）脱离循环

如上图所示，生命是出生、经历（或经验）、行动（或业）、死亡的循环，是一种受缚受苦状态。为了脱离这种状态，达到独存或自由，必须打破出生、经历等的恶性循环。

如何打破这个恶性循环是帕坦伽利《瑜伽经》的核心问题。根据帕坦伽利的观点，痛苦构成最关键的一环，无明（一切痛苦之源）则构成轮毂。一旦无明被消除，整个

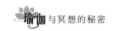

轮子都将瓦解。那么，如何消除无明？

帕坦伽利提出了一个三阶方案来消除无明。

在第一阶段，痛苦的显著表现得到控制，痛苦减至微弱状态；这要借助克里亚瑜伽，指在苦行、研习、祷告的帮助下修习的行动瑜伽。

在第二阶段，当痛苦的猛烈程度减小，就有可能开始一个次第冥想过程，构成八支瑜伽。它止于初级三摩地，初级三摩地意味着初尝般若——反射在纯净菩提上的普鲁沙之光。

从第三阶段，道路分岔：（1）大多数追求者有望修习瑜伽的更高形式，称为有想瑜伽，包含四个阶段，止于称为分辨智的最高瑜伽启示。不同级别的般若之光消除痛苦的种子，最终分辨智消除无明本身。痛苦在那时变成焦种状态（见毗耶娑注《瑜伽经》2.26；4.29）；（2）另一条路被少数瑜伽士追随，他们追求神通（悉地）或超自然力。虽然帕坦伽利说这些超自然力可转移瑜伽士的注意力，使他们不再以独存为目标，但他也说明，最终这些瑜伽士也可得解脱（《瑜伽经》3.50）。

注意：上述内容清楚地表明，帕坦伽利的核心关切是离苦得解脱；帕坦伽利在称为《三摩地篇》的第一篇里提出止息波动、三摩地等，是把它们作为借助更高的般若来消除痛苦的手段。

根据毗耶娑对帕坦伽利的注释，痛苦的消除分为三个阶段：（1）痛苦首先通过克里亚瑜伽减至微弱状态。（2）微弱的痛苦接着被真理般若之光烧尽，真理般若的最高阶段是分辨智。这些"烧焦的种子"无法再萌发成冲动等。（3）在无想状态，整个心意内容连同烧焦的痛苦种子融入它们的源头——有我。

注意：帕坦伽利没有提到焦种阶段，根据薄阇的注释，微弱的痛苦通过复归来消除。

无明在《瑜伽经》里扮演着两个重要角色：（1）无明是普鲁沙认同于菩提的根本原因，这种认同是整个受苦的终极因；（2）无明是所有痛苦的根源，而痛苦导致潜在业力的储存和再生。

长期修习分辨智，可以消除无明（《瑜伽经》2.26）。当无明消除：（1）普鲁沙不再把自己认同于菩提（此为次级独存），但普鲁沙和原质继续共存；（2）痛苦进入"焦种"阶段（根据毗耶娑的注释），但是，痛苦只有通过复归才能完全消除。

综上所述可见，无明扮演的角色没有像在不二论吠檀多中么重要。帕坦伽利的无明概念至多只能对应不二论中的"果无明"（karya-ajnana）概念。在帕坦伽利的体

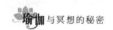

系中，没有什么内容对应不二论中的"因无明"（karana-ajnana）或"根无明"（mula-avidya）。

四、波动与止息

（一）波动

波动指的是心意因外部或内部对象而起的认知变化。波动的内容，即波动产生的知识，称为"客体经验"。

帕坦伽利瑜伽最基本的观点之一是：波动是获得知识的唯一手段。每一种知识，从外部感知到称为分辨智的最高超越经验，都是由这种或那种波动产生的。毗耶娑引用的五顶箴言设定了这一原则，该箴言为"只有一种知识，即波动知识"。

根据帕坦伽利的观点，波动有五种：（1）正知，是符合对象的知识。（2）谬误，是不符合对象的知识，比如把草绳当成活蛇。（3）分别知，是没有明确对象的抽象观念，但却是正确的，比如美、爱、勇气等理念。（4）睡眠，就是深度睡眠。（5）记忆，是源于潜在印迹的知识，这里的潜在印迹由以上任何一种知识产生。每一波动产生一种潜在印迹，后来萌发并重现原初知识。

这里需要特别注意，这五种波动之间的区别主要归因于如下事实：它们的内容不同。正知的内容是关于某个对象的正确知识，谬误的内容是关于某个对象的错误知识，分别知的内容是没有明确对象的抽象知识；睡眠是没有任何内容的波动，记忆的内容是对上面提到的其他四种波动中任何一种的内容的心理复制。

波动好比无线电发射中的载波。在所有谈话、歌唱等中也是如此，"客体经验"好比由谈话、歌唱等制造的载波之变调。

上述内容表明，帕坦伽利说的波动仅仅指认知的波动。那么情绪、欲望、冲动等帕坦伽利所谓的痛苦呢？痛苦是某种波动吗？帕坦伽利没有给出明确的答案，取而代之，他只是说明：以上五种波动可能是痛苦的，也可能是不痛苦的。那些由痛苦（情绪、冲动）制造的波动或与痛苦相连的波动称为痛苦的波动；由于我们的大多数日常经验包含某种情绪反应，所以我们的大多数波动属于这一范畴。由超感知觉、阅读经典等产生的纯认知波动不含任何情绪，称为不痛苦的波动。在不痛苦的波动中，最重要的是般若波动，它带来三摩地中的灵性觉悟。

（二）波动的控制

通过控制或止息波动达到解脱，是帕坦伽利瑜伽首要

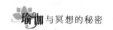

的、最基本的观念，是《瑜伽经》整座大厦的地基。波动的控制背后的逻辑是什么呢？波动的控制如何帮助我们达到解脱？我们前面谈到，痛苦在扰乱心意、导致潜在业力的储存中扮演着关键角色，那么，波动的控制与痛苦的消除如何相连？

波动的控制在帕坦伽利瑜伽中起到以下两个重要作用。

1. 消除痛苦

克里亚瑜伽只能减弱痛苦，不能消除痛苦。只有把痛苦变成焦种状态，才能消除痛苦。痛苦的"烧尽"由称为真理般若（《瑜伽经》1.50）的般若之光或灵性觉悟来完成，而般若是由控制波动而来的有想三摩地产生的。

当痛苦被消除，就不会储存新的潜在业力，已经储存的潜在业力就不会结出果报。如此，便得到了解脱。

2. 实现普鲁沙与原质的分离

受缚受苦的原因，是普鲁沙认同于菩提，解脱就是普鲁沙与原质的分离。解脱经由两个阶段来达成：首先，通过最高级别的灵性觉悟（称为分辨智，标志着有想瑜伽的巅峰）获得普鲁沙不同于菩提的知识；在第二阶段，所有波动通过无想瑜伽而止息，那时，普鲁沙与原质分离，达到最终的独存。

所以，在帕坦伽利的瑜伽中，波动的控制直接或间接地提供唯一的解脱手段。

"控制波动"一词在帕坦伽利的瑜伽体系中有不同的含义。为了理解这些含义，我们必须理解心意的不同状态。

（三）心意状态

根据注释者毗耶娑的观点，心意有五种存在状态：（1）心意的不安状态。（2）惰性和迟钝状态。（3）心意的伪集中状态，在此状态中，心意一直被某个念头或某项行动占据。这是普通人的心意最常见的状态。（4）专一状态，在此状态中，只保持单一的波动。（5）寂静状态，在此状态中，一切波动止息，心意完全没有波动。在前三种状态中，波动一个接一个地生起，结果是心意停留在散乱状态。因此，这三种状态可以统称为散乱。这意味着心意主要有三类状态：散乱、专一和寂静。下面详述这三类状态。

1. 散乱状态

在这一状态中，不同的波动一个接着一个地生起。伴随着波动，客体经验或心意内容也不断地变化，从而，不同的形象和言语在心意中浮现。多数人几乎所有的时间是以这种心意状态度过的。无疑，这种状态能被创造性地利用，来达成许多世间之事。然而，这不是用来修习瑜伽的状态。

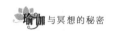

真正的瑜伽始于专一状态。

2．专一状态

在专一状态中，单一的名色得以保持。这并不意味着心意变得稳定，真正发生的是，同一波动起起落落。同一波动的这种起伏是如此之快，以至于我们没有注意到它。虽然波动不断起伏，但由于波动的内容或客体经验是一样的，因而对象显得稳定（见《瑜伽经》3.11）。

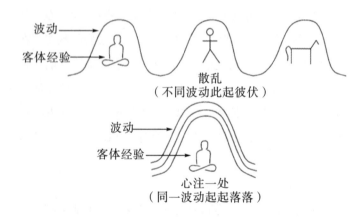

真正的瑜伽始于专一状态有两个层次：冥想和三摩地。在心意的散乱状态，我们无法很好地控制自己，因为我们被精神的自动作用控制着，念头在无意识的驱力与冲动的推动下来来去去。专一的第一步便是尝试控制精神的自动作用——通过在意识领域保持某个形象。这种意识专一要动用意志来达成，称为冥想（《瑜伽经》3.2）。应该把这里的专一和世俗生活中常见的专心区分开来，诸如全神贯注地读书或工作属于专心，通常是一种无意识的行为。

　　长期修习冥想和净化，纯净的波动反射普鲁沙之光，对象散发光明。那时，就不再需要动用意志来保持形象，仿佛人没有意识到自身（如帕坦伽利所言，"自我意识消失"），对象被普鲁沙之光照亮，独自闪耀（"唯有对象显现"，《瑜伽经》3.3）。这一自发、光明的状态即所谓的三摩地。正是在这一状态，瑜伽士开始了解内部自我

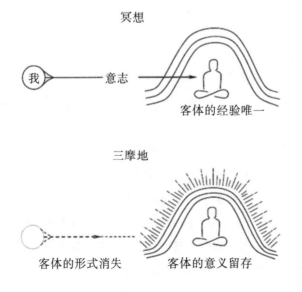

冥想

我 —— 意志 ——▶

客体的经验唯一

三摩地

客体的形式消失　　客体的意义留存

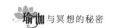

（即帕坦伽利在《瑜伽经》1.29中说的"个体灵魂"），并认识到自己是不同于身体和心意的存在者。这是追求者所能获得的第一种真实的灵性体验。为了区分这种初级三摩地和更高的三摩地——有想瑜伽，我们把samádhi-mátram称为初级三摩地。

注意：我们应该注意到，冥想和三摩地中的基本心理过程是相似的，即单一的波动起起落落。二者的区别在于那种单一波动的特性：在冥想中，波动是不纯的和显著的，罗阇与答磨所占的比重更大；而在三摩地中，波动是纯净的和精微的，因而更多地反射普鲁沙之光。如帕坦伽利所说，在三摩地中，心意就像一块纯净的水晶，完全反射普鲁沙之光。

登上八支瑜伽的顶峰，即初级三摩地，瑜伽士变得适合于修习更高层次的专一，统称为有想瑜伽。它由四个阶段组成：

有寻，意识集中于一个粗糙对象。

有伺，意识集中于一个精微对象。

喜乐，意识集中于心理过程本身。

有我，意识集中于内部自我即有我。正是在有我三摩地的高级阶段，瑜伽士意识到他的真实本性乃是不同于菩提的普鲁沙，这一经验称为分辨智。

3. 般若

在有想瑜伽的高级阶段，对实相的一种新的直观知识在心意中生起，这一高级灵性直观称为真理般若（《瑜伽经》1.48），它高于通过书本、推论等获得的知识。这种般若之光烧尽痛苦。分辨智是真理般若的最高阶段，分辨智消除无明，这使得普鲁沙与菩提脱离认同。普鲁沙意识到自身不同于原质，因而不再依附于原质。普鲁沙的这种不认同与不依附是一种解脱，称为次级解脱。

甚至在获得分辨智之后，普鲁沙和原质依然共存。为了让普鲁沙与原质最终分离，需要通过止息来抑制般若之光，甚至放弃分辨智。

4. 寂静状态

上面讨论的是心意的专一状态，在此状态中，单一的波动保持着。专一状态有两个阶段：冥想和三摩地。然而，冥想的内容是由称为专注的初级过程决定的，专注即尝试把心意聚焦于一个选定的对象。专注、冥想和三摩地合起来构成一个集中心意的过程，帕坦伽利称之为专念（《瑜伽经》3.4）。

除了保持单一波动的专一状态，还有另一种心意状态，称为寂静，此种心意全无波动。在这一状态，心意生起波动的倾向被抑制。这一状态中的心意完全关闭，没有任何波动。

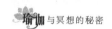

瑜伽与冥想的秘密

这一内在纯然虚空的状态是如何达到的？它能否像专念那样，通过控制波动来达到？在冥想和初级三摩地中，单一的波动是通过控制其他所有波动来达到的。那么，寂静是通过控制单一的波动来达到的吗？"控制"可能不是用来描述达到寂静状态之方法的适切用语。显然，寂静状态是通过称为止息的方法来达到的。正确理解什么是止息，对于理解帕坦伽利的《瑜伽经》是非常必要的。

5. 止息

帕坦伽利在四句经文中提到了止息（1.2，1.12，1.51和3.9）。注释者用不同的方式解释止息一词。在对止息的理解中，许多混乱来自如下事实——实际上有三种止息——客体经验的止息（pratyaya-nirodha），潜在印迹的止息（samskara-nirodha），波动的止息（vritti-nirodha）。

客体经验的止息。首先要注意波动与客体经验的区别。波动是心意的变化，而客体经验是心意的内容，也就是由波动创造的知识。多数人的心意在大部分时间里处于散乱状态，在散乱的心意中，不同种类的波动和客体经验接连不断。当这样的心意得到净化、驯服，并在冥想和初级三摩地中达到专一状态，心意中只剩下单一的客体经验和波动。这一状态经由止息或抑制无关的客体经验来达到。这便是客体经验的止息，它通常被描述成波动的止息，然而在客体经验的止息中，只有客体经验得到抑制，波动依旧生起。

潜在印迹的止息。潜在印迹可分为两类：波动的潜在印迹和痛苦的潜在印迹。波动的潜在印迹是由过去的经验留下的潜在印迹，包括般若、知识和经验。我们并不抑制波动的潜在印迹，因为那将意味着痴呆或失忆，痴呆或失忆常发生在老年。潜在印迹的止息实际上意味着痛苦的潜在印迹的止息，痛苦的潜在印迹也称为习气或经验习气。痛苦的潜在印迹是如何止息的？根据《瑜伽经》2.4，痛苦有四种状态：休眠态、活跃态、压制态、微弱态。用一种潜在印迹来抑制另一种潜在印迹，比如利用对他人或警察的恐惧来抑制性欲、愤怒等是休眠态，这是一种暂时的止息。根据薄阇的注释，真正的止息是把痛苦减至微弱态的过程。根据毗耶娑的注释，止息是把痛苦变成焦种态的过程。尽管毗耶娑的观点在瑜伽经验领域可能是正确的，但帕坦伽利没有提及，薄阇的注释似乎更加符合帕坦伽利的方案。见《瑜伽经》1.4，1.10，1.11的注释。

波动的止息。波动的止息是真正的止息。帕坦伽利在第二颂（《瑜伽经》1.2）"瑜伽是止息心意波动"中把瑜伽等同于波动的止息。薄阇在对这一颂的注释中，给出了关于止息的一个准确而综合的定义："止息是一个过程，在此过程中，通过抑制心意的外化倾向，纯净的萨埵性心意成为内景（interiorized），其波动通过一种逆向的精神

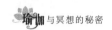

转化而消融于它们的心意。"换言之，在薄阁看来，止息是波动消融于心意的过程。①

根据另一观点，止息是延长两个念头之间的空白的技巧。波动不断在心意中起伏，就像湖中波浪。在两次波动之间，有一个空白，那一瞬间，心意是没有念头的。这一间隔如此短暂，以至很少被人觉察。但在有想三摩地的高级阶段——称为有我三摩地，当心意中只剩下一股"我……我……我"之流，两次波动之间的空白可以得到延长。在此情形中，一次波动生起之后，下一次波动要等较长的时间才会出现，或者下一次波动可能根本不会

---

① 在此背景下，我们也许需要说明，在印度教中，三摩地有三类：

（1）拉亚三摩地（laya-samadhi）。这类三摩地通过将感官消融于心意，将心意消融于菩提，将菩提消融于原质来达到（见《伽陀奥义书》3.13）。这个过程在帕坦伽利的瑜伽和密教中得到遵循。拉亚三摩地的最高类型是无想三摩地。

（2）智性三摩地（bodha-samadhi）。这类三摩地通过取消或否定心意的低级层次、菩提等来达到，需要借助"不是这，不是这"（neti, neti）的过程。不二论吠檀多的无余三摩地就属于此类。

（3）巴瓦三摩地（bhava-samadhi）。这类三摩地通过强烈的爱来达到，此种爱由情感的高潮来支撑。这是虔信之路上所体验到的那类三摩地。对室利·罗摩克里希那而言，这是一种自然状态。

出现。在那期间，心意停留在止息或寂静状态①，《瑜伽经》3.9中似乎暗示了这一观点。

无论注释者怎么解释止息，帕坦伽利似乎把它等同于无想瑜伽。就是说，在帕坦伽利看来，止息是瑜伽的终极阶段——放弃称为分辨智的最高灵性觉悟。为了理解客体经验的止息和波动的止息之间的区别，我们可以把它们比作电脑屏幕的显示，客体经验的止息好比在屏幕上改变或抹掉显示内容，而波动的止息好比关掉电脑本身——它是抑制心意生起波动的趋向。

6. 止息和无想瑜伽

我们已经看到，有想瑜伽止于分辨智，那时，普鲁沙意识到它与菩提不同且分离。正如前面谈到过的，这一普鲁沙与菩提分离的经验本身是一种解脱，称为次级独存。

甚至在获得分辨智之后，普鲁沙与原质也依然共存。普鲁沙与原质的最终分离称为终极独存，即终极解脱，是通过弃绝真理般若或灵性觉悟的最高阶段——分辨智来达到的。这种最高的弃绝称为最高不执。当分辨智的般若波

---

① 在"三摩地颂"中，斯瓦米·维韦卡南达描述了内部"我"意识之流的停止：

……唯一之流，"我是""我是"。

看！它停止了，甚至连它也不再流动；

虚空融入虚空，超越速度与心意！

——《斯瓦米·维韦卡南达全集》

动也通过修习最高不执得到消除，心意就达到完全止息的状态。这一空无经验或意识的状态叫作无想瑜伽。虽然般若波动已经消除，但它们的潜在印迹从一开始就留在心意深处，因此，这一止息状态称为"有种无想瑜伽"或"潜在印迹留存"。

这些潜在印迹可迫使瑜伽士的心意回到有想状态，甚或回到意识的普通经验层次。这种向意识层次的回落称为生起（vyuthana）。[①]然而，止息本身制造它自己的潜在印迹，称为止息的潜在印迹（nirodha-samskara）。这一止息的潜在印迹与生起的潜在印迹（vyuthana-samskara）"斗争"（《瑜伽经》3.9）。通过经由最高不执不断修习止息，止息的潜在印迹最终战胜生起的潜在印迹（《瑜伽经》3.10），至此，心意永久地关闭。这一不可逆转的非意识状态称为"无种无想瑜伽"，在此之中，所有潜在印迹，包括般若的潜在印迹，都已消除。

在无种–无想状态，心意完全停止运作，心意与身体都不复存在。根据室利·罗摩克里希那的观点，瑜伽士的

[①] 根据毗耶娑及其追随者的观点，生起意味着回落到有想状态，根据薄阇的观点，生起意味着回到意识的普通经验层面（参见他们对《瑜伽经》3.9的注释）。室利·罗摩克里希那说，普通人如果到达最高的三摩地，就无法回到日常生活，只有处于神性状态（Isvarakotis）才能做到。至少从神性状态回到日常生活说明，甚至连经验的潜在印迹也没有在三摩地中彻底消除。

身体在此状态中至多只能持续21天。瑜伽士的身体与心意到那时开始瓦解，心意的要素、感官和菩提回复到原质的原初状态，这一过程称为复归或"逆向演化"。普鲁沙永远从原质的控制中分离，这是真正的、终极的解脱——终极独存。

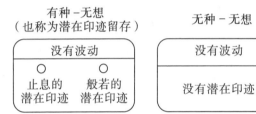

我们将波动与止息这部分的大意总结如下：

1. 所有知识经由波动而来。

2. 波动有五种，其中正知波动有三种：般若波动（prajna-vritti）、知识波动（jnana-vritti）和经验波动（bhoga-vritti）。在这三种当中，第一种是不痛苦的波动，其余两种是痛苦的波动，就是说，它们被痛苦侵袭。

3. 痛苦制造两种麻烦：（1）侵袭波动，扰乱心意；（2）造成潜在业力的储存，从而导致再生。

4. 痛苦经由两个阶段来消除：（1）经由克里亚瑜

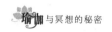

伽，痛苦减至微弱状态；（2）痛苦被称为真理般若的超感知识之光烧尽。

5．真理般若在有想瑜伽中产生。有想瑜伽要通过控制各种波动并且保持单一的般若波动来达到。

6．有想瑜伽有四个阶段：有寻、有伺、喜乐和有我。在最高阶段，心意中出现了普鲁沙与菩提分离的认识，这一认识称为分辨智。

7．分辨智消除无明。那时，普鲁沙与菩提断开，从此不再卷入原质；普鲁沙的这一解脱状态称为次级独存。

8．然而，普鲁沙与原质依然共存。只有当瑜伽士不执于分辨智，并修习止息，以便在最高级别的三摩地中消除般若波动，普鲁沙与原质才会分离。没有任何波动，包括般若波动的心意状态称为无想瑜伽。起初，般若波动的潜在印迹会留在心意深处，这一状态称为有种-无想。当般若的潜在印迹也失效，由此而来的心意状态称为无种-无想。

9．在无种状态，心意瓦解，它的要素复归到原质中，身体也不会持续多久。普鲁沙和原质自此永远分离。这便是终极独存或本具的解脱。

帕坦伽利瑜伽的整个方案图示如下：

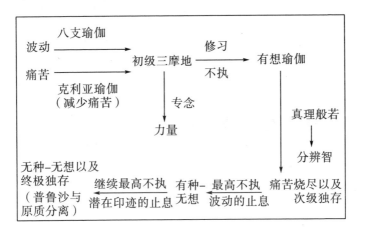

结　语

到目前为止，我们在讨论中给出的是帕坦伽利《瑜伽经》基本原理的理论框架。然而，正如所有瑜伽导师坚称的，瑜伽只有通过实修与经验才能理解。我们以毗耶娑注释《瑜伽经》3.6时所引用的一位古代瑜伽导师的说法来结束我们的讨论：

"瑜伽要通过瑜伽来认识，瑜伽要通过瑜伽来发展，坚定不移地修习瑜伽的人，将永享瑜伽之乐。"

西方现代心理学和瑜伽-吠檀多心理学

一、西方现代心理学

（一）引 言

1. 学习西方现代心理学的必要性

现代心理学发展出了若干概念，比如无意识（unconscious）、压抑（repression）等，它们已经成为通用英语的一部分。根据这些概念来理解和解释《瑜伽经》会比较容易。

就像大多数印度思想体系那样，帕坦伽利的瑜伽主要受到人们关注的仅仅是认知，而情绪——在每一个人的生活中扮演着重要的角色——却被忽略了。相反，西方心理学的精神分析学派主要关注的则是情绪。因而，两者是互补的。

关于心意的隐秘运作，西方现代心理学已经获得了大量的认识，这些对修习者的个人生活很有帮助。

2. 弗洛伊德之前的西方心理学

在西方和在印度一样，心理学是作为哲学的分支产生的。从柏拉图时代起，心（mind）就被认为具有三种官能：思考、感受和意愿，分别对应认知、情感和意向。在19世纪，这种官能心理学让位于穆勒（Mill）、斯宾塞（Spencer）等人提出的"联想主义"。根据这个学派的观点，主要的心理活动在于感觉和观念的联结；心被视为一种被动的东西。直到19世纪末，这个事实——心是一种能动的东西——才得到人们的认识，当时，冯特（Wundt）和威廉·詹姆斯（William James）分别在莱比锡大学和哈佛大学建立了心理学实验室。这种类型的"实验心理学"主要关心人的行为，最终在称为"行为主义"的心理学流派中达到顶点。维也纳的弗洛伊德使心理学转而主要关注情绪，他的流派被称为精神分析学派。

（二）弗洛伊德心理学的发展

弗洛伊德从沙可（Charcot）那里继承了能动的心理学概念，沙可是心理学巴黎学派的重要人物，弗洛伊德从医学院毕业后不久，在他手下学了一年。沙可提出了一种理

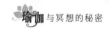

论——某些疾病是由"观念"导致的，他用催眠来消除病
人心中的这些"念头"。

需要注意的是，心理障碍有两类：（1）轻微类型，
称为神经症；（2）严重类型，称为精神病，需要在精神病
院和药物管理机构治疗。弗洛伊德主要关注的是神经症。
神经症的心理和正常的健康心理之间的分界线并不总是明
晰的。

大约1880年，维也纳的一名内科医生，名叫约瑟
夫·布鲁尔（Josef Breuer），在治疗一个歇斯底里症患者
时，有了重大发现。这个病人在正常意识状态下，无法说
出其歇斯底里症的最初病因，但在催眠状态下，却能回忆
起被遗忘的事件，这些事件与她的情感生活有关，在向医
生说出之后，她感到轻松多了。弗洛伊德与布鲁尔合作了
一段时间。布鲁尔退出之后，弗洛伊德在没有催眠帮助的
情况下继续开展研究，因为他看到，只有病人完全意识到
自身问题的真正原因，才能被治愈。从一开始，弗洛伊德
就清楚两个事实：

其一，人心中的某些领域在意识可以企及的范围之
外，但在那些领域里，记忆可以存在，并对意识产生作
用。因此，心理不仅包括显意识过程，而且包括无意识过
程。这引导他假设无意识作为独立的心理领域而存在。

其二，弗洛伊德明白，将记忆排除在显意识之外并不

是一个简单的遗忘过程，被排除的记忆必定受制于某种力量，正是这种力量主动地阻止它们在显意识中出现，因为它们无法被任何常见的方式召回。弗洛伊德把这种主动的力量称为抗拒（resistance）或审查（censor），然而，他无法理解其确切性质或运作模式。他把排除记忆的过程称为压抑作用（repression），这是个完全无意识的过程。换言之，对记忆的无意识抑制（suppression）称为压抑作用。

我们也许需要在此提及，沙可的另一名学生皮埃尔·让内（PierreJanet）也认为，有可能通过催眠来发现神经症的无意识成因。但他将病人无力回忆过去归因于精神力量不足。他把神经症视为一种精神紧张，阻止主体获得充足的意志力和行动力来克服生活中的困难。让内的观点仍可在一些畅销书和流行观念中见到。与此相反的是弗洛伊德能动的压抑概念，弗洛伊德认为，精神力量的缺乏本身是由压抑作用导致的。

弗洛伊德接下来的研究是确定压抑作用出现的方式，以及压抑作用为什么被保持。他的研究引导他得出如下结论：压抑作用的出现是因为心中同时存在着两种不兼容的斗争，由此导致了一种难以忍受的冲突。压抑作用就是心理努力消除冲突的张力，将其中一方从意识中排除出去。

于是，被排除的记忆进入心理的无意识领域，在无意识中保持活跃，但由于审查活动，它无法直接出现在显

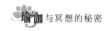

意识的舞台上。然而，它会以一种间接而扭曲的方式通过歇斯底里症状间或出现。所以，歇斯底里症状代表着某种原初冲动的扭曲或变形。后来，弗洛伊德发现这种扭曲还可能以其他方式出现，比如白日梦、投射、强辩、心身疾病、神经衰弱症等。他把做梦本身视为被压抑的欲望以扭曲的方式出现。这些过程全都被他归入了"机制"（mechanism）名下。

对于歇斯底里症的性质和成因有了充分的理解之后，弗洛伊德发展出一种合适的技术，并运用于实际治疗，这让我们更加深刻地理解这种技术的力量。催眠因为无法胜任而被抛弃。随后，他发展出了一种新的方法，称为"自由联想"。

需要注意的是，在现代心理学中，"潜意识"一词未被使用；就是说，一个人要么是有意识的，要么是无意识的，而不在中间状态。弗洛伊德还谈到了一种前意识（foreconscious），指的是没有被压抑的那部分无意识，因而可以被显意识触及。

到目前为止，弗洛伊德一直是一名医学从业者和实践科学家。然而，随着他获得更多的经验数据，并对人的心理（主要是精神疾病患者的心理）运作获得更多的理解，他开始越来越多地投身于理论领域。他的理论思考遵循如下路线：有没有一种"基本冲突"，人的所有冲突都是其显现？精神生活中包含的主要力量是什么？

（三）弗洛伊德的理论概念

1. 力比多与自我

根据弗洛伊德的观点，人的情感生活是由一种基本的精神能量控制的，这种能量称为力比多（libido）。他认为，这种情感能量全部源于性本能。正如我们在成年期所知的，性是一个长期发展过程的最终阶段，该过程始于婴儿早期。因此，力比多被设想为经历了一系列阶段（称为口腔期、肛门期、生殖器期、生殖期）。性本能可在其中任何一个阶段被压抑，当压抑产生，人格就部分地"固着"，导致心理障碍或神经症。

在此需要注意两点。第一，性压抑通常出现在童年期，"婴儿期被压抑的欲望"是成年期所有情绪问题的主因，此乃弗洛伊德最富争议的理论，但他顽固地拒绝放弃或修改。虽然这一理论不再流行，但所有现代心理学家都认为，童年的压抑经验可在成年生活中导致严重的问题。第二，弗洛伊德在"快乐原则"这一广义上使用"性"一词。每一种令人快乐的经验都被他归入"性"的名下。这或多或少与梵文辞"卡玛"（kama，欲乐）同义。

作为社会人，我们不能放任力比多随意表达。快乐原则必须接受"现实原则"的审查，后者源于人格本身。弗

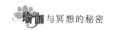

洛伊德把现实原则等同于自我①，自我的主要功能是让有机体适应现实要求和社会环境。

弗洛伊德提出如下理论：自我将力比多置于其审查之下的斗争构成基本的冲突，此种冲突是人的所有心理问题的根源。如果自我丧失了处理这种冲突的能力，力比多就失去控制，那么力比多将被压抑，而这将导致神经症。弗洛伊德将审查机制归因于自我，他认为，就是自我压抑着力比多。

在早年的研究中，弗洛伊德仅仅讨论了力比多和自我。他将力比多视为完全是无意识的，将自我视为完全是有意识的。然而，压抑是个无意识的过程。如果自我完全是有意识的，那么它又如何进行压抑？所以，在后期作品中，弗洛伊德提出了一种更加复杂的人格理论。

2．本我，自我和超我

后来，弗洛伊德不再把力比多视为能量的扩散流，而是开始认为力比多贯穿整个人格结构。力比多作为一个闭合环路而存在的人格部分开始被称为"本我"（id，拉丁词，意思是"它"）。本我是我们内部的低级自我，本我欲求、寻找快乐、提出要求。本我没有时间、正当性或语言的意识，我们通常不想认同它，但它确实是我们的一部分。

---

① 自我：英文为ego，在此处译为"自我"，在印度哲学背景下通常翻译成"私我"。——译者注

自我是我们通常认同的人格部分，它执行思考、判断和决定。它是一个人思维、感受和意愿的那个部分。自我在一生中不断地成长，经历学习的过程（本我不学习，它学会控制冲动，让自己适应环境）。

起初，弗洛伊德将自我视为一个单位。后来，他把自我理解为两层：显意识层和无意识层。正是无意识的自我充当抗拒的角色，压抑着本我的强大冲动。当显意识的自我拒绝承认本我的欲望时，无意识的自我就自动将这些欲望压到显意识之下，并把它们扣留在那里，而我们对此一无所知。显意识的自我不了解无意识的自我之运作。有时，显意识的自我本身直接抑制本我的欲望，那时，我们知道自己在抑制，这称为无意识抑制，例如，当某人对我们无礼时，我们可能会抑制愤怒，以避免发生冲突。相反，压抑完全是个无意识的过程。

甚至当我们睡着时，无意识的自我也在进行着压抑。它不允许本我自由地表达。这就是为什么梦看似如此扭曲和难以理解。甚至在睡眠中，自我也不得不防范本我的更大力量。

在此需要注意的是，弗洛伊德本人说"当自我丧失以这种或那种方式处理力比多的能力时"，就会产生一种紧张的紊乱。这是精神生活中的真正问题所在。然而，弗洛伊德没有更多地关注自我或增强自我的方法，正是这一点

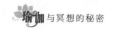

导致他的后继者阿德勒（Alfred Adler）与他分道扬镳。阿德勒奠定了"自我心理学"（ego-psychology）的基础，强调增强自我、克服自卑感。斯瓦米·维韦卡南达对力量的讨论也遵循这条思路。

弗洛伊德提出的这个人格结构包含本我和自我，在此之上，他增加了第三种存在，称为超我（super-ego）。超我大致对应我们所称的"良心"，是我们内部的道德批评家，不断地监督着自我的活动，给予自我"该做"和"不该做"的命令。当自我失败时，超我就责怪它，制造罪恶感。如果这种自我谴责走得太远，就有可能使人患上精神疾病。弗洛伊德认为，当儿童内化父母的权威和宗教训练时，这些道德经验就会变成超我。这一将外部形象与价值内化的过程称为"内投射"（introjection）。要知道在童年早期，感受远远比思考起着更加重要的作用，正是儿童的情绪而非思考塑造了他的习惯。

3. 生命本能与死亡本能

我们前面谈到，弗洛伊德起初认为力比多和自我完全相反。但在自恋和称为精神分裂症的心理障碍的病例中，力比多被发现从外部世界撤回，聚焦于人的自我。另一方面，称为虐待狂的心理障碍中，病人交替地爱和虐待另一个人。这意味着病人除了力比多，还有一种破坏性的本能。

对这些现象的思考使弗洛伊德修改了早期的观点。在后期作品中，他将力比多与自我结合起来，成为单一的生命本能（eros），并假设了一种侵略本能或死亡本能（thanatos）来反对生命本能。

弗洛伊德在其著作中仅仅谈到了对力比多的压抑，但他的一些追随者，比如弗朗茨·亚历山大（Franz Alexander）和卡尔·梅宁格（Karl Menninger）认为，侵略本能也可被压抑，从而引发心理障碍。

4. 自由联想与移情

作为一种心理治疗技术或方法，弗洛伊德的精神分析基于两个原则。我们前面谈到，根据他的观点，对童年创伤经验的压抑是成人生活中的问题之主要原因，所以，第一任务是让病人发现那些被遗忘的经验。这很困难，因为记忆深深地埋藏在无意识之中，超越显意识心理的可及范围。起初，弗洛伊德使用催眠来达至那些记忆，但后来他放弃了，取而代之，他发展出了自由联想的方法。这种方法让病人在一种放松的氛围中自由地谈论自己的问题及其可能的成因，通过谈论，精神分析师获得足够的线索来揭示病人的问题之真正成因。

弗洛伊德认识到，仅仅回忆过去的事件对于治愈疾病是不够的，要点在于唤起早先的情绪状态，并激活童年的创伤经验。在这出激活往昔的戏剧中，精神分析师不得不

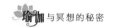 与冥想的秘密

扮演一个关键的角色——成为儿童原本的爱、恨或恐惧对象——父亲或另外某个人——的替代品。结果,病人有可能陷入对分析师的强烈情绪中——爱、恨或爱恨交加。这种现象就称为移情,它形成弗洛伊德的治疗方法的第二个关键原则。

在此需要注意,在灵性生活中,古鲁或某个引导者可能常常不得不扮演精神分析师的角色,移情现象有时可在弟子与导师的关系中见到。

弗洛伊德用梦的解析来补充自由联想技术。他认识到,梦是被压抑的欲望扭曲的象征表达。梦不是表面上的样子,而是要进行"转译",例如,梦中的火可能代表一个人的灵性渴望。弗洛伊德发现,具有相同问题的人做着相同类型的梦,他能够解析出某些固定的梦的符号及其意义,并借此解析隐藏在病人梦境背后的欲望。

5. 弗洛伊德的贡献

弗洛伊德对心理学世界的贡献主要有三点:(1)无意识的驱动:弗洛伊德虽然没有发现无意识,但正是他指出,人的大多数行为是被驱动的,真正的动机通过压抑隐藏在常规意识背后。(2)我们需要把过去整合到现在之中。(3)弗洛伊德发展出了给予他人以自我意识的方法。

正是弗洛伊德让自我意识在日常生活中的重要性广为人知。

然而，在弗洛伊德的思考中，有些严重的缺陷，他对世人功过参半。

（四）阿德勒与荣格对精神分析的修正

阿尔弗雷德·阿德勒（1870—1937）和卡尔·古斯塔夫·荣格（1875—1961）在见到弗洛伊德之前就已是精神病医师。他们无法接受弗洛伊德的如下方面：对力比多的过分强调、将力比多等同于性本能，以及其他几个观点。因而，在与弗洛伊德合作几年之后，他们便分道扬镳，沿着不同的路线发展出了自己的学派。

阿德勒把自己的学派称为"个体心理学"。根据他的观点，首先，人基本的本能冲动不是性，而是"权力意志"，也就是对优越的要求。这是最常受到环境和个体自身的敏感所阻挠的冲动。当对优越的这种基本要求受挫，就会产生自卑感，阿德勒称之为"自卑情结"，是神经症的主要成因。其次，在阿德勒那里，自我比力比多更加重要。弗洛伊德认为自我与现实原则相一致，但阿德勒认为，自我倾向于借助各种面具自欺和欺骗他人。第三，阿德勒重视每一个体的生活方式。他说的"生活方式"指的是一个人一贯的生活道路，以其举止、态度、兴趣等为特征〔几乎对应印度思想中的自性（svabhava）〕。生活方式在童年早期被接受，在此后的人生中一以贯之。生活方式决定着一个人应对如下三大人生问题的方式：社会生活、职业和爱。在这三大人生问题中，社会问题是儿童最先遇到的，儿童的社会适应性成为他处理其他问题的标准。尽管个体的基本生活方式在童年早期之后就无法改变，但可以引导，采取更加实际和社会性的形式。

在与弗洛伊德分道扬镳之后的早年职业生涯中，阿德勒一直被人忽视。然而，他逐渐赢得了人们的认可，他的一些观点为"自我心理学"奠定了基础，另一些观点在教育领域的应用富有成效。

荣格也是如此，在最初被忽视之后，赢得了伟大思想家的殊荣，尽管不是作为治疗学家。荣格把自己的学派称为"分析心理学"。他对弗洛伊德观念的修正可以根据以下论题划分为几组：

第一，力比多。我们在前面看到，弗洛伊德将力比多等同于性本能，阿德勒将力比多等同于权力意志，而荣格的力比多概念既包括这两者，也远远大于这两者。在他看来，力比多代表着整个精神能量。荣格认为，这种能量在两极之间流动。他谈到了若干极性，其中最有名的极性是"外倾"与"内倾"。荣格称之为"功能"的精神活动有四种类型：思维、情感、感觉和直觉。其中任何一种都可以是外倾的或内倾的。因此，根据荣格的观点，人有八种精神类型。关于此，荣格的一个重要观察是：在其显意识生活中属于外倾型的人，在潜意识中是内倾型的，反之亦然。荣格还承认，一个人可以是既外倾又内倾的，就是说，既非全然外倾也非全然内倾，而是折中。

第二，无意识。弗洛伊德认为无意识只是恶的活动中心，而荣格把无意识视为善的倾向与恶的倾向的仓库，也是人类高尚的宗教情操的仓库。根据荣格的观点，无意识有两层：上层称为个体无意识。它由个体压抑的材料组成，但也包括被遗忘的材料和无意识地习得的材料。更深的下层称为集体无意识，是全人类所共有的。它包括本能和原型。本能是原初的行为方式，原型是原初的思维方式。原型提供了不同文化的宗教象征与神话。

荣格认为，无意识有若干极性：（1）面具与阴影。放任的小孩显示出成年人所没有的若干坏特征。荣格认为，坏的特征没有被根除，而只是被压下（压抑），进入了个体无意识。在个体无意识中，坏的特征作为"低级自我"留存下来，荣格称之为"阴影"。成年人戴上的绅士假面构成"面具"。由于这些是无意识的过程，因而不为大多数人所知。（2）阿尼玛与阿尼姆斯。荣格的另一发现是，每个男人的无意识中都有女性要素，称为阿尼玛，而每个女人的无意识中都有男性要素，称为阿尼姆斯。

第三，自我与个性化过程。弗洛伊德认为自我部分是有意识的，部分是无意识的，而荣格认为自我构成显意识

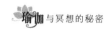

的中心，无意识没有这样的中心，而只有极性。在大多数人那里，无意识与显意识相反，其运作也相反。生活的目标在于获得整全性，而这只能通过无意识和显意识的互补与和谐才能达成。荣格相信这是可能的，这正是他所说的"人格整合"的含义。然而，为了达到人格的整合，就需要无意识和显意识共享一个统一的中心。自我无法胜任，因为它仅仅是显意识的中心。这个共享的中心被荣格称为"我"（self）。所以，不同于印度的阿特曼概念，荣格所说的"我"是在某些成熟个体那里发展出来的东西，这些个体已经达成人格的整合。荣格把"我"的发展过程称为"个性化过程"。

荣格把个性化过程看作一趟精神之旅。在旅程中，旅人首先必须正视自己的阴影，学会整合自己的这个令人不悦的、通常令人害怕的方面。然后，他必须正视集体无意识的原型，并直面屈服于原型之魔力的危险。

第四，神经症。在确定神经症的成因方面，荣格和阿德勒一样与弗洛伊德存在分歧。弗洛伊德把婴儿的性欲当作神经症的主要成因。然而，荣格指出，并非所有在童年遭遇创伤的人都会变成神经症患者，只有某些人会，那是因为他们无法在成年生活中应付某种艰难处境。这表明，人在成年生活中无法处理某种危机，这才是神经症的直接成因。因为没法解决当前的问题，所以以幼稚的方式来躲避，然而，一旦当前的问题得到解决，那么压抑就会如同魔法一般消失。换言之，弗洛伊德说成年人必须在别人帮助下面对童年期的压力，而荣格认为，成年人必须在别人帮助下面对成年期的压力。

荣格认为，神经症并不总是消极的。至少有些神经症是人为了达成新的综合或更高尚的生活而努力的一部分人。

此外，荣格认为，性和权力意志不是人唯一的基本要求。人还有文化驱力和精神驱力，在后半生中，这些驱力变得越来越重要，胜过性和权力意志。

荣格的释梦方法不同于弗洛伊德，他对这个领域的研究使他对神话的理解做出了重要贡献。

（五）弗洛伊德传统的现状

弗洛伊德有些坚定的追随者，但更多的是受到他部分影响的人，他们从弗洛伊德、阿德勒和荣格那里吸收某些观点，发展出了自己的独立思想。他们不加入这三个人的学派，但合起来形成目前心理学中的"第三股力量"，有时称为"人本主义心理学"。这个流派的一些重要成员及其值得阅读的著作如下：

卡伦·霍妮（Karen Horney）：《神经症与人的成长》（Neurosis and Human Growth）；

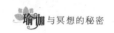

卡尔·罗杰斯（Carl Rogers）：《论人的成长》（On Becoming a Person）；

亚伯拉罕·马斯洛（Abraham Maslow）：《存在心理学探索》（Toward A Psychology of Being），《宗教价值与高峰体验》（Religious Values and Peak-Experiences）；

埃里希·弗洛姆（Eric Fromm）：《逃避自由》（Escape from Freedom），《自我的追寻》（Man for Himself），《心理分析的危机》（Crisis in Psychoanalysis），《爱的艺术》（The Art of Loving）。

上述人本主义心理学家的共同点如下：（1）对人的心灵内在的善怀有信念；（2）不把心理问题当成坏事，而是当成内部成长的一个不可或缺的部分；（3）生活的目标不再是适应一个感性社会，而是获得更高的实现；（4）他们的进路也是整合的，对宗教和神秘主义抱有善意；（5）他们全都倾向于不是责怪病人，而是责怪社会。

（六）分析传统之外的其他学派

几乎与精神分析传统并行的另外两个学派同样得到了发展，但主要是在学术圈里。它们是美国的行为主义心理学（Behaviourism）和德国的格式塔心理学（Gestalt）。

行为主义心理学的主要代表人物是约翰·华生（John B. Watson）、斯金纳（B. F. Skinner）和沃尔特·亨特

（Walter S. Hunter）。他们否认心灵的存在，把意识还原为"刺激与反应"（S-R）的纯粹神经现象。大量生物学家和科学家似乎持有这样的观点。

格式塔心理学随着韦特海默（Wertheimer）、考夫卡（Koffka）和科勒（Kohler）的研究在德国发展起来。根据他们的观点，知觉和其他精神活动不是作为一系列分析过程的协调而产生的，而是作为一个完整的整体而产生的。德语"格式塔"指的是结构或整体。在"场"这一概念的帮助下，库尔特·勒温（Kurt Lewin）将格式塔的原则扩展到了人类行为心理学之中。根据他的观点，人以及动物的所有行为背后的基本动机是缓解紧张。

心理学的另一流派称为策动心理学（Hormic Psychology），由威廉·麦克杜格尔（William McDougall）在1908年左右创建于英国。他指出，人的所有行为总是由目的策动的，这种策动受到意志的影响。因此，麦克杜格尔对意志的引入不同于精神分析学派，但他或多或少把意志作为一种本能。各种本能冲动可以合作，产生不同的目的策动行为。

在存在主义哲学的影响下，一些心理学家创立了另一个学派，称为存在主义心理学。该学派的主要代表人物之一是罗洛·梅（Rollo May），其著有《心理学与人的困境》。

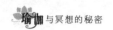

人的基本关切是"探索意义",而非满足生物需求,这一观点由维克多·弗兰克尔(Viktor Frankl)普及。虽然他的思想并不构成一个独立的流派,但对一些思想家,包括心理学家,产生了重要影响。

(七)其他一些心理学观点

1. 冲突可以是有意识的,也可以是无意识的

有如下三种类型的冲突。

第一,接近-接近型冲突(情境1)。例如:出家生活(S1)和俗家生活(S2)之间的选择。

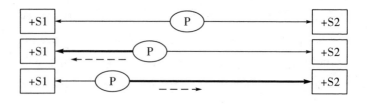

当一个人(P)发现自己离两种处境(S1和S2)等距时,冲突便开始产生;两种处境看似具有同等吸引力。

行为的变化,如与僧侣接触引领他接近S1,于是,朝向S1的矢量增强。这有可能消除冲突,此人有可能走向S1的方向。

然而,对S1动机的满足可能削弱其矢量,于是,S2变

得更有吸引力，此人可能以加倍的强度走向S2。

在上图中，细线代表动机力，粗线表示实际动向。

第二，逃避–逃避型冲突（情境2）。例如，学生想要逃避学习和导师的责备。

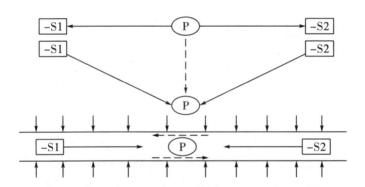

对于这种冲突（见情境1）的常规反应是离开（见情境2）。在上述例子中，学生假装留下（见情境3）。然而，如果条件障碍或心理阻碍（良心）如在情境3中那样阻止他假装，那么他（P）就会出现摇摆行为。他可能会增强其中一个矢量，或者，如果没法增强某个矢量，他就会出现紧张，并诉诸各种"防御机制"，比如白日梦。

第三，接近—逃避型冲突（情境3）。这种冲突可用下图表示，它兼具接近倾向和逃避倾向。对抗效价可能取

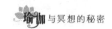

决于当事人与情境的关系，例如，一名儿童想去踢足球，但又怕受伤，或者一个人不喜欢自己的工作，但又因为利益而无法放弃（见情境1）。

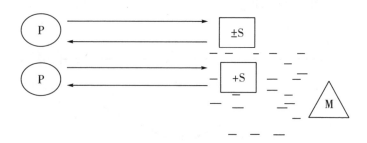

在有些情境中，某种效价可能被另一个人或某个文化群体建立的心理场域"诱发"。例如，一名儿童想要吃颗糖，但他的母亲用谨慎的双眼（M）盯着糖果，引发了负效价；或者，一个人可能喜欢自己的工作，但他坏脾气的老板让这份工作变得不愉快。

接近–逃避型冲突无法通过离开来解决，因为接近的冲动（正效价）使得当事人不会后退太多。当事人倾向于停留在一个调和性的平衡点上而不行动，因而途中没有粗线。这导致张力。这种类型的冲突比其他两种更多地构成社会失调和焦虑的基础。

2. 情结

"情结是一个观念，或者被一个强烈的情感纽带牢牢地绑在一起的一组观念。当我们非常强烈地感受到什么时，我们通常就在应付一个情结。"

根据麦克杜格尔的观点，情结指的是一些习气（由记忆制造的潜在印迹），它们和一个单一的业种（karma-bija，由冲动制造的潜在印迹）相连。

一个情结就像一个旋涡，不让念头自由地流动。一个摄影迷往往只喜欢谈论摄影，而不管场景是否合适。他的念头不会自由地流向其他话题。于是，我们就说他有"摄影情结"。同样，据说时常怀有自卑感的劳工具有阿德勒所称的"自卑情结"。有些情结相当有害，而没有被压抑，当事人自己知道，但却自由地表达它们。然而，如果形成情结之核心的本能驱力不被社会认可，那么情结就会被压抑，当事人就不知道自己具有这样的情结。

有些心理学家在更加广泛的意义上使用"情结"一词，他们谈论性情结和群居情结来取代弗洛伊德的本我、自我和超我。

二、瑜伽-吠檀多心理学与西方心理学之比较

（一）真我（Self）、普鲁沙或阿特曼

真我的概念不同于心意，是全部意识的源头，它是瑜伽-吠檀多对世界思想的独特贡献。这一概念在西方心理

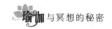

学中是缺失的。荣格的"我"作为对"精神"（psyche）的一种后来的补充，无非是已经成熟的自我。在西方心理学中，意识要么等同于感觉，要么被视为一种精神活动。但是，西方心理学已经积累了大量关于人格结构与动力的理论，例如经验的我或自我。

（二）无意识

弗洛伊德的心理学认为，心灵只有大部分是无意识的。然而，印度心理学认为，整个心灵，实际上，除了普鲁沙之外的一切都是无意识的。

（三）感知

在感知中，"内支"（antahkarana）①向外趋向客体——这一印度观点不被西方思想接受，西方思想把感知看作一种被动接收外部刺激的作用。然而，按照印度心理学理论的解释，在感知中，作为一个"整体"（西方思想中的"格式塔"）的客体事实上是内支采取了客体的形式。

---

① 根据维基百科的解释，"内支"在吠檀多文献中指我慢、菩提、末那和心。在不同的印度哲学流派中，对"内支"的解释有所不同。——译者注

（四）认知

在印度，认知是一系列称为波动的心意之波，这一概念优于西方的认知概念——认知是感知与观念的一种"结合"。

（五）情绪

印度的心理学仅仅发展了精神生活的认知面，而忽略了情感面。〔各种讲述象征故事的经典（Alamkara sastra）和孟加拉毗湿奴派对情绪有所认识，但缺乏深度〕。在冲突、防御机制、自我心理学、社会心理学等领域，印度的心理学必须向西方的精神分析好好学习。

（六）潜在印迹

印度的心理学对世界思想的另一重要贡献是如下认识：每一经验都会留下一种活跃的残余，称为潜在印迹。这一概念在西方心理学中是缺失的。毫无疑问，西方心理学发展出了本能、情结、精神状态、原型（后两者归于荣格）等概念，但它们并不对应潜在印迹，因为它们没有对波动与潜在印迹进行区分。

弗洛伊德无法正确解释压抑的过程。瑜伽心理学把压抑视为一个潜在印迹被另一个潜在印迹制服。

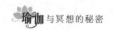

弗洛伊德试图通过追溯童年期的起因来解释成年人心里的所有怪异念头，这导致了一些荒谬而扭曲的假设。印度心理学接受再生信条，因而把成年人的心意倾向追溯至前世留下的潜在印迹。

（七）对过去的态度

西方心理学试图把过去整合进现在，从而中和过去。印度心理学试图借助止息消除过去，以便它不会成为未来麻烦的根源。

（八）意识层次

西方心理学只承认两个层次的精神生活：无意识（包括前意识）和显意识。印度心理学承认若干层次，也包括超验层次。此外，印度心理学包含意识演化的观念。

（九）精神能量

西方心理学没有明确的精神能量概念。印度心理学把精神能量视为普拉那，其休眠形式称为昆达里尼，普拉那的活动由一些称为脉轮的精神中心控制。

（十）目标

尽管有些西方心理学家谈到了升华、自我实现和创造性，但他们的目标指向适应社会生活。印度心理学的目标在于超越，它认识到，很多生活问题没有世俗解决办法而只能被超越。瑜伽—吠檀多许诺让人摆脱一切痛苦，实现永恒的圆满。

（十一）专注力

西方心理学尚未完全认识或利用专注力。瑜伽–吠檀多认为，借助强烈的专注力，整个人格可以得到转变。经过训练的专注远比任何精神分析技巧更加强大和有效。

（十二）引导者

精神病医师与古鲁的角色具有某种相似性。然而，前者是暂时的，基于利己的考虑，而后者是完全无私的、永久的。

诸瑜伽及其综合

（原载《印度觉醒》，1979年11月）

从词源上说，瑜伽一词有两种含义：专注和联结（或合一）。在《瑜伽经》里，帕坦伽利是在专注的意义上使用瑜伽一词的。然而，在吠檀多文献中，瑜伽一词是在联结的意义上通用的。斯瓦米·维韦卡南达说："整个人类的终极目标，所有宗教的目标，只有一个——与神重新联结，换言之，与作为每一个人的真实本性的神性重新联结……这个目标和为了达成目标而使用的方法，称为瑜伽。瑜伽一词和英文中的'yoke'（轭）源于同一个梵文词根，意思是结合，即把我们与我们的实相神结合起来。"①

古代的吠檀多导师只承认三种主要的瑜伽：行动瑜伽、虔信瑜伽和智慧瑜伽，它们常被称为道路（margas）。帕坦伽利的冥想瑜伽从未被正统吠檀多导师接受，作为觉悟的有效道路，它的一些原则和技巧被整合进了吠檀多里。正是斯瓦米·维韦卡南达复兴了冥想瑜伽，把它作为一条独立的道路，并冠以"胜王瑜伽"之名，由此给了吠檀多一个新的维度。在传统的印度教中，胜王瑜伽是密教四大分支之一，其余三大分支为真言瑜伽、哈达瑜伽和拉亚瑜伽，也称为昆达里尼瑜伽。然而，斯瓦米·维韦卡南达的胜王瑜伽乃是他的综合才能之独创。

一、瑜伽作为征服时间的方法

吠檀多的所有流派都认为，灵魂是称为"梵"的无限实相的一部分。由于初始的无明，灵魂与梵分离，陷入了称为"羯磨"（业或行动）的时间之轮。在闪米特人的宗教中，亚当因罪而堕落的神话或多或少表达了同样的观点，堕落就是从无限的永恒进入有限的时间。

在印度思想中，时间仅仅是永恒之中的一个间隙、一

① The Complete Works of Swami Vivekananda, in 8 vols. (Calcutta: Advaita Ashrama, 1972-76), vol. 5, p. 292.

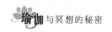

个裂口，可以像一秒钟那样短暂，也可以像一个世代或一个劫那样漫长。通过消弭意识中的时间间隙，人可以再度进入永恒。

然而，理解以下这一点很重要：时间并不仅仅意味着当前诸时刻的接续。每一时刻都会在心意中留下一个印迹、一粒种子，也就是一个潜在印迹。人的生命不仅面临着新的时刻的无穷接续，而且承受着过去的重担。只做过去的见证者是不够的，我们还必须学会摧毁过去的潜在印迹之重担。这些过去的种子只能通过瑜伽来烧尽。瑜伽让人获得不二论者所称的智慧、瑜伽士所称的般若、虔信者所称的恩典，唯独它才能烧尽过去的种子或羯磨。

当过去的种子被烧尽，就没有什么可以打破意识的连续性，灵魂认识到自身无限而永恒的维度。正是在这一意义上，瑜伽应被理解为一种征服时间的方法（或技巧）。

二、瑜伽作为演化的催化剂

室利·阿罗频多（Sri Aurobindo）对现代思想的巨大贡献之一在于他确立了原质的演化和瑜伽之间的相似性。他说："当我们回顾整个生命的样貌，我们发现，生命是原质的一场浩大瑜伽：原质试图在其潜能的不断表达中实现圆满，并与其实相合一。在原质的思想者——人那里，原质第一次在世上衍生出自觉的方法和受到意志支配的活动，借此，原质的伟大目标可以更快速、更有力地实现。"①

人和其他造物共同分享三大生命器具：身体、心意和灵魂。任何灵性实践都需要利用这三大生命器具。瑜伽士并非独特的造物，他们和其他人一样，具有生命的必要特征。然而，他们和其他人的区别在于，在他们那里，演化已经抵达一个自觉的维度，并以极快的速度进行着。瑜伽士已经远离生存斗争，并积极参与为了获得更高意识而进行的斗争。瑜伽只是一种受到规训的生活方式，依此，瑜伽士自觉或热切地生活，为的是更高意识的出现和扩展。室利·阿罗频多指出，原质经过数亿年的缓慢演化才达成，瑜伽借助内部革命在数年内就可迅速达成。因而，瑜伽是一种催化生命演化进程的技巧。

三、瑜伽作为双向过程

植物向着太阳生长，太阳也把阳光洒在植物上。同样，追求者努力觉悟，觉悟的光芒与力量也注入追求者的

---

① Sri Aurobindo, Synthesis of Yoga (Pondicherry: Sri Aurobindo Ashrama, 1971), p. 2.（中文版《综合瑜伽》，徐梵澄译，华东师范大学出版社，2005年。——译者注）

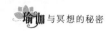

灵魂，并在静默中秘密地转变灵魂。人格在身、心、灵三
个层面上分别与物质世界、宇宙心意、至上大灵处于能动
的交流之中。正如身体所需的食物来自物质世界，知识来
自宇宙心意或其他心意，同样，意识转变与扩展的力量来
自至上大灵。

　　根据商羯罗的观点，不二的知识作为梵的自我显现
而产生。在虔信派中，唯独神的恩典让灵魂脱离束缚。在
罗摩奴阇的流派中，个人的努力，包括所有瑜伽，都仅仅
是"可能法"（sadhyopaya），而神的恩典是"成就法"
（siddhopaya）。人的努力是不完美的，依赖于各种不稳
定的条件，而神的恩典是绝对可靠、完全独立的。

　　神不是生活戏剧的袖手旁观者。神内在于一切造物之
中，并从内部塑造他们的命运。一切活动，无论是内在的
还是外在的，都源于那不动的最初推动者。"阿周那啊！
神居于一切众生心中，他用幻力转动登上业轮的一切众
生"，主克里希那说。[1]室利·罗摩克里希那告诉我们，
神寻求虔信者，如同母牛追着小牛。他曾说："正如虔信
者无法离开神而活，神也无法离开虔信者而活。于是，虔
信者成为糖果，而神是品尝者。虔信者成为莲花，而神是
蜜蜂。正是神性化作了虔信者和神，为的是享受自身的极

---

　　[1]　《薄伽梵歌》，18.61。

乐。这便是拉达与克里希那的故事之意义。"[1]

所以，瑜伽既是神圣的过程，也是属人的过程。我们只在移除障碍、向神敞开心灵方面需要自我努力，瑜伽的其余部分掌握在神的手里。

四、诸瑜伽的和谐

中世纪的正统导师们面临的重要问题之一，是不同瑜伽之间的相互关系。在这个问题上，他们的观点基于两个解经学原则。其一，经典是所有超感真理的唯一证明，因而，所有教导都落在经典的范围内。没有任何阿阇梨，无论多么伟大，可以宣称自己的经验和观点是全新的，不同于经典。其二，经典只传授唯一的教导，商羯罗说这个教导是智慧，罗摩奴阇说这个教导是虔信，库玛瑞拉（Kumarila）说这个教导是羯磨。对上述两个原则的严格遵循让阿阇梨们得出了如下结论：觉悟真理只有一条直接道路，那就是他们自己的道路。

然而，当室利·罗摩克里希那带着伟大的宇宙和谐福音出世，整个印度教突然发生了转向。根据他的观点，只

---

[1] M., The Gospel of Sri Ramakrishna, trans. Swami Nikhilananda (Madras: Sri Ramakrishna Math, 1974), p. 248.（中文版《室利·罗摩克里希那言行录》，王志成、梁燕敏译，宗教文化出版社，2008年——译者注）

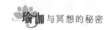

要怀着强烈的渴望真诚地践行，那么所有的灵性道路——不仅包括瑜伽，而且包括其他灵性道路——都将通往终极生活目标。只有当我们对终极实相之本质的看法是和谐的，不同的道路才有可能是和谐的。室利·罗摩克里希那认为，正是同一实相或神在不同的教派和宗教中以人格的形式和非人格的形式出现，具有不同的名字。这便是他的灵性道路和谐论（dharma samanvaya）。

五、诸瑜伽的综合

斯瓦米·维韦卡南达把他师父的"灵性道路和谐论"作为自己的"普世宗教"观念之基础，不过，他更进一步，提倡"综合瑜伽"（yoga samuccaya）的独特学说。

吠檀多的传统导师，除了一两个像婆什迦罗（Bhaskara）这样的导师，都明确拒绝"综合"的观点。[①]根据阇弥尼（Jaimini）的看法，羯磨（他指的是对吠陀仪式的履行）是实现终极生活目标的唯一道路。根据商羯罗的看法，对梵的不二知识是一种直接的自我启示，因而根本不需要羯磨和冥想，这里的冥想也包括虔信。室利·罗摩奴阇虽然承认羯磨和智慧是虔信的辅助，但是，因为神只能通过虔信来觉悟，所以他也反对诸瑜伽的综合。另一方面，

---

① 见诸位阿阇梨对《梵经》3.4.26的注释。

孟加拉的毗湿奴派断然拒绝如下观点：羯磨和智慧对于完全独立自足的虔信是必要的。

那么，斯瓦米·维韦卡南达有没有违背诸阿阇梨的古老传统呢？正确理解斯瓦米·维韦卡南达的述作就会明白，他没有违背传统。他的综合瑜伽观基于不同的假设，而这些假设并不反对传统的观念。

首先，斯瓦米吉的综合瑜伽指的是诸瑜伽之下层的综合。每一种瑜伽都有下层和上层，在智慧之道中，上层和下层分别称为上智（para vidya）和下智（apara vidya）；在虔信之道中，对应的是至上虔信（para bhakti）和预备虔信（gauni bhakti）；帕坦伽利则使用瑜伽内支（antaranga yoga）和瑜伽外支（bahirange yoga）①的术语来做出同样的区分。阿阇梨们并不反对诸瑜伽之下层的结合，事实上，他们坚持这种结合。商羯罗对综合的非难仅仅适用于上层的上智，他并不反对综合羯磨和下智，然而他非常谨慎地指出，羯磨和下智综合的结果将不是领悟梵的不二知识，而是抵达诸神的世界。

根据斯瓦米·维韦卡南达的观点，综合只在下层才是必要的，因为在上层，每种瑜伽都以高级经验告终。如果我们适切地遵循，那么每种瑜伽都通向意识的彻底转变。

---

① 瑜伽内支指瑜伽八支的后三支；瑜伽外支指瑜伽八支的前五支。

随着意识得到转变，意识扩展开来，在对真我的无限经验中，所有的分别消失。那时，诸瑜伽就不再是瑜伽，它们转变成灵魂朝向终极实相（存在–意识–喜乐）的不同定向：遵循行动之道的灵魂更多地朝向存在方面，遵循智慧之道的灵魂更多地朝向意识方面，而遵循虔信之道的灵魂更多地朝向喜乐方面。[①]一个修习所有瑜伽的人将自然而然朝向梵的所有方面。

因而，诸瑜伽之下层的综合以及上层经验的和谐，乃是斯瓦米·维韦卡南达给我们提出的理想。

其次，斯瓦米吉对综合的解释更多地出自心理学的立场，而非哲学立场。他把每一种瑜伽视为训练与发展心意三大官能之一的技巧，这三大官能是：理性、意志、情感。在印度思想中，这些官能被称为"力量或能量"（萨克缇），它们分别是：智慧力（jnana sakti）、意志力（iccha sakti）、行动力（kriya sakti）。智慧瑜伽发展智慧力，虔信瑜伽和胜王瑜伽发展意志力，行动瑜伽发展行动力。斯瓦米吉的综合瑜伽意味着心意的三种天然力量的均衡发展。他理想中的圆满之人是三种力量得到充分发展的人。他谈到过这一理想："愿神让所有人的心中充满哲学、玄学和情感的力量，以及行动的力量！这就是我理想中的圆满之人。仅仅拥有这些力量中的一种或两种的人，

①　Complete Works, vol. 5, p. 385.

在我看来是不均衡的……"①

　　最后，更重要的是，斯瓦米吉说的诸瑜伽的综合，并不意味着把一些灵性技巧不和谐地捆绑在一起。他的真正想法是诸瑜伽的一种融合——重新整合心意的诸功能，以使心意成为不二意识的合宜容器。在他看来，生活的目标是在身、心、灵三个层面获得统一的知识，并在整个生活中彰显这种知识。整合的生活需要整合的心意，斯瓦米吉把综合瑜伽视为造就整合心意的方法。

六、综合的必要性

　　你们可能会问，诸瑜伽的综合有何必要？为何不根据自己的倾向修习某种瑜伽呢？支持综合的一个主要理由是，每一种瑜伽都有自己的缺点，当我们排斥其他瑜伽，唯独修习一种时，比较容易在前进的路上遇到障碍。斯瓦米·维韦卡南达指出了这一点，他说："智慧本身很好，但有变成干巴巴的理智主义的危险。爱是高尚伟大的，但有可能被毫无意义的感情用事耗尽。我们需要的是它们的和谐。"同样，如果离开智慧或虔信去遵循行动之道，那么行动之道有可能仅仅是一种灵性训练。把诸瑜伽结合起来，有助于抵消它们彼此的缺点，让人更快地进步。

---

　　① Complete Works, vol. 2, p. 388.

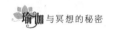

仅仅修习一种瑜伽，忽略其他道路，可能会滋生狂热与社会不和谐。

另一个支持综合的理由是，如下旧观念不再适用：只在心意净化之后才能修习冥想，等等。这种观念仅仅适用于过去，现代人很晚才开始灵性生活，而且无法用多年时间来净化心意。在此情况下，冥想、经由服务来净化心意、自我知识——这些必须共同推进。

最后，现代社会体力劳动不可避免，人人不得不为了自立或社会服务而工作。这有两层重要含义：其一，行动瑜伽已经成为各种形式的灵性生活必不可少的辅助；其二，每一个人都有不可避免的社会义务。现代社会已经变得如此复杂，要求如此多样化，以致唯有整合全部的瑜伽，才能让灵性生活对大多数人具有意义，甚至变得可能。每一个体都处于一张网络的中心，而灵性帮助应该经由各种途径抵达他那里。

七、如何修习综合瑜伽

我们需要承认，关于如何修习综合瑜伽，斯瓦米·维韦卡南达没有留下详细的指导。有一次，有人问起，于是，他给了一个间接却重要的回答："与性格全面发展的人为伍。"①这的确是最佳解答。斯瓦米吉从他伟大的师父——室利·罗摩克里希那的生活中看到了和谐与综合之理想的完美体现。谈到师父，斯瓦米吉说："换言之，昔日的导师们相当片面，而这位导师的教导则是：我们现在必须把瑜伽、虔信、知识与行动的最优特点结合起来，造就一个新社会。"②在另一处，他说："罗摩克里希那达到了如此完美的和谐，这样的人凤毛麟角，很久才出一个。然而，我们能够以他本人及其教导为理想，不断前进。"接受这种理想，把它作为生命中的北极星的人有福了！更加幸运的人则直接师从于活出这种理想的人。

　　然而，灵性整合之人的陪伴难以获得，所以，我们应该学会以可能的最佳方法修习综合瑜伽。修习综合瑜伽的方法之一是传统导师们教导的传统方式：一种接着一种地修习，只在精通前一种瑜伽之后才开始修习后一种瑜伽。我们可以称之为"垂直综合"。关于修习的次第，商羯罗认为是行动、冥想、智慧，罗摩奴阇认为是行动、智慧、虔信。施瑞达拉（Sridhara）在其《薄伽梵歌》注释中称之为综合次第（krama samuccaya）③，然而，没有其他阿阇梨愿意把这一次第称为综合瑜伽。正如我们前面谈到的，

<hr>

① Complete Works, vol. 5, p. 315.

② Complete Works, vol. 7, p. 496.

③ Sridhara, gloss on the Gita, 5.2.4.

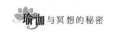

此种综合方法不适合现代人，尽管它是可能的。

第二种方法是所有的瑜伽一起修习，但放到每天不同的时间段里。你可以工作一会儿，然后稍作冥想，之后祷告和唱诵，随后进行某种自我分析（vicara），接着再开始工作。我们可以称之为"水平综合"。这是人们通常理解的综合瑜伽，也是现代大多数人的状况。这种方法的缺点是，它缺乏一个统一的框架。追求者常常发现，他的工作朝向一个方向，他的冥想朝向另一个方向，他的情感另有其过程，而他的学习与思考可能与前三者无关。对于许多人，灵性生活是个大杂烩，由令人迷惑的不同要素组成！

不过，还有第三种方法，我们可以称之为"自我整合"（self-synthesis）。按照这种方法，自我被视为一架梯子，不同的梯级代表不同的意识层次，每一种瑜伽都与某个特定的层次相连；或者说，我们可以把自我看作包裹着五鞘（kosas），把每一种瑜伽看作某个特定的鞘之作用。从而，行动瑜伽与身体层面相连，对应粗身鞘和能量鞘；冥想瑜伽与精神层面相连，对应心意鞘；虔信瑜伽和智慧瑜伽与智慧鞘和喜乐鞘相连，对应人的性情。由于五鞘始终是活跃的，因而修习者始终在修习所有的瑜伽。在灵性生活之初，追求者可能更多地专注于行动，以及较低的鞘之作用，然而，随着他继续修习，并学会越来越多地认同于自我的较高层面，他可能更多地专注于其他瑜伽。由此，他可以同时修习四种瑜伽，而不间断。他始终在修习瑜伽。如果修习得当，那么这种整合意识甚至可在睡眠中得以保持。因此，同时修习四种瑜伽或许是修习综合瑜伽的最佳方法。

斯瓦米·维韦卡南达还谈到了另一种综合方法，我们可以称之为"集体综合"（collective synthesis）。在一个家庭或修道院里，不同的成员可能性情不同、能力不同。有的成员可能活跃而外向，有的成员可能内向并喜欢沉思，有的成员可能情感丰富而虔诚，还有的成员可能聪明而理性。强迫所有成员遵循同一种方法是有害的。情况可能是，有人觉得只修习一种瑜伽比较轻松，几乎不可能修习其他瑜伽。在此情况下，我们应该怎么做呢？

如果家庭或修道院成员之间有适切的理解与合作，那么他们可以作为一个团队共同达成综合瑜伽。关于这种可能性，斯瓦米·维韦卡南达说："在我们中间，单个的人也许无法实现那种圆满，但我们仍然可以通过相互作用、相互平衡、相互调整和相互满足来共同实现圆满。这将是依靠众人达到的和谐，是对其他所有形式和教条的明确发展。"这种综合可以在家庭内部实行。在修道院或类似的机构里，不同性情和文化背景的人生活在一起，综合是必要的。兄弟关系或姊妹关系，无论是修道院里的还是世俗的，其力量与效用很大程度上在于发展成员的创造性才能

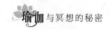

与能力，引导他们全体迈向共同的目标。这便是集体综合的含义。

八、综合的标志

没有人参观罗摩克里希那修道院或浏览其出版物而不注意到该修道院的显著徽章，这个徽章描绘的是海上泛起的浪花上盛开着一朵莲花，旭日东升，有只优雅的天鹅——这一切都被一条眼镜蛇环绕。关于这个徽章的含义，斯瓦米·维韦卡南达解释说："图中的波浪代表行动，莲花代表虔信，旭日代表智慧，环绕的蛇代表瑜伽和觉醒的昆达里尼能量，而天鹅代表至上真我。因而，整幅图的意思是，通过行动、智慧、虔信和瑜伽的合一来视见至上真我。"多么高尚的理念！它让印度文化长久以来珍视的所有美妙意象达成紧密的和谐。

一个徽章是一个象征，它和别的象征一样，指向一个意义的世界。因而，它比人们通常认为的远远更有价值。戴上一个徽章就是携带一书架的书，理解一个徽章就是精通一门哲学。然而，它的全部意义也许不是立刻彰显的，徽章就像口中的糖，需要时间来融化，显示其真义与力量。罗摩克里希那修道院的徽章，其主要的象征意义是诸瑜伽的综合，然而，其深层含义在未来的子宫里。

这个徽章的设计者，其地位不低于斯瓦米·维韦卡南达本人，它微缩了维韦卡南达对未来的宏伟愿景。这是一种新的意识范式，在人类的共同心意中演化。罗摩克里希那修道院的修士们不仅为了自己的物质利益生活在一起，而且正在参与一个划时代的综合实验，为的是创造一种新的意识，该意识整合过去和现在的所有理想与成就，从而接纳存在的各个层面。正如我们在前面谈到的，斯瓦米·维韦卡南达的综合瑜伽不是意味着捆绑，而是意味着融合。当氢原子化合，就会产生一种新元素，并释放大量核能量。当诸瑜伽融合，就会产生一种新意识，并释放大量精神能量，用来服务于人类之善。

诸瑜伽的融合只能通过扩展它们来实现。每一种瑜伽都必须得到扩展，并整合存在的广大领域。我们应当扩展行动瑜伽，使之包括所有形式的世俗行动。我们应当扩展胜王瑜伽，使之包括西方心理学的洞见和教育过程。我们应当扩展智慧瑜伽，使之包括现代科学的全部发现。我们应当扩展虔信瑜伽，使之变成对全人类的爱。诸瑜伽扩展与融合的结果将是把追求者的整个生活转变成瑜伽。

纳薇迪塔修女（Sister Nivedita）以一段名言描述了这种理想意识的本质："它不只是一切崇拜形式，也是一切行动形式、一切奋斗形式、一切创造形式，它们都是觉悟之路。因而，没有神圣与世俗之分。劳动就是祷告，征服

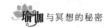

就是弃绝。生活本身就是宗教。"[1]

这样一种新的整合意识起初只能在弃绝者的小群体里产生。然而,这颗意识的原子核将会壮大、扩展,辐射四方,渗入所有社会阶层,转变和启示越来越多的人,引导他们朝着至上圆满前进。正是怀着这种未来愿景,斯瓦米·维韦卡南达说:"旧宗教无疑很好,但这个时代的新瑜伽、知识、虔信与行动的综合是:向包括社会底层在内的所有人传扬知识与虔信,而不分年龄与性别。"[2]罗摩克里希那修道院的徽章正是代表了这一愿景。

---

① Sister Nivedita's Introduction to The Complete Works of Swami Vivekananda, vol. 1, p. xv.

② Complete Works, vol. 7, p. 496.

《薄伽梵歌》关于和谐与综合的启示

——基于室利·罗摩克里希那和
斯瓦米·维韦卡南达的观点

　　室利·罗摩克里希那和斯瓦米·维韦卡南达都十分重视《薄伽梵歌》。虽然室利·罗摩克里希那几乎没有受过正规教育，但他常常聆听许多梵学家和僧侣的谈话，对《薄伽梵歌》的精华有充分的理解。据他的谈话录《甘露集》（Kathamrta）的记载，室利·罗摩克里希那不止30次谈到《薄伽梵歌》。他经常建议弟子们研习《薄伽梵歌》，他说："《薄伽梵歌》包含了全部经典的精华。"

　　斯瓦米·维韦卡南达在西方做过有关《薄伽梵歌》的几次讲座。由于他生命太短，而且游历四方，唤醒人们的

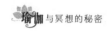

心灵，还要进行组织工作，因而他没有足够的时间来撰写《薄伽梵歌》的详细注释。但从他的演讲和信件中，我们可以很好地了解他对《薄伽梵歌》的看法。斯瓦米吉的主要看法是《薄伽梵歌》的信息包含如下要点：直面人生问题的力量与勇气，行动中的无私与不执，心意的纯净，诸灵性道路的和谐。由于本文的主要论题是"《薄伽梵歌》关于和谐与综合的启示"，因而我们有必要先来了解室利·罗摩克里希那和斯瓦米·维韦卡南达关于和谐与综合的观点。

一、罗摩克里希那与维韦卡南达的和谐观

室利·罗摩克里希那以宣扬诸宗教和谐的先知而著称。在人类历史上，他是唯一遵循不同宗教的道路，并表明它们全都通向同一终极目标的宗教领袖。他也教导其他类型的和谐，我们在此只需提及其中一种，即印度教内部的和谐。

印度教是个巨大的混合体，包括不同的宗派、教派、神话、哲学、灵性道路、习俗等，它们全都被一种集体的、不可思议的团结意识凝聚在一起。这种团结意识部分地源于古代吠陀圣人们的发现：在表面的多样性背后，是超验的大一——终极实相。印度教的团结也部分地源于印

度教徒普遍接受《吠陀》作为灵性问题上的最高权威；源于他们分享共同的神话、史诗，比如《罗摩衍那》和《摩诃婆罗多》；源于他们具备一种基于种姓的共同精神特质。除此之外，对生活抱有的一种接受与和谐的态度自远古以来就是印度心灵的特征。

在中世纪，这种团结意识在很大程度上丢失了，这归因于不同宗派和哲学体系的兴起。商羯罗、罗摩奴阇、摩陀婆和其他阿阇梨或导师建立了不同的吠檀多学派，他们以不同的方式诠释经典，用来支持自己的观点。他们每一个人都宣称，唯独自己的学派拥有对终极实相的正确理解，唯独自己的诠释是正确的诠释。这便是室利·罗摩克里希那登上历史舞台的19世纪——印度的普遍理智局面在这一时期形成。他接受不二论、制限不二论、二元论等观点是正确的，他认为，这些观点不是相互矛盾，而是相互补充。

室利·罗摩克里希那的基本观点是，梵超越通常的粗糙思想和言语。梵的真实本性要靠直接的超越经验来领悟，而无法诉诸言语。他曾以简朴的方式说："梵不可言喻。世上的一切——《吠陀》《往世书》《坦陀罗》、六派哲学——都被玷污了，就像被舌头碰触过的食物，因为它们全都被舌头读过或说出。只有一样东西没有被玷污

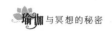

过，那就是梵。没有人说出过梵是什么。"[1]

室利·罗摩克里希那的这一观点符合《奥义书》的陈述："（梵是）言语和思想无法触及之物。"[2]不二论传统也认为：关于梵的所有描述，比如存在-意识-喜乐，仅仅是对梵的标示（laksanam），而梵本身超越它们。室利·罗摩克里希那的观点之独创性在于如下事实：他接受商羯罗、罗摩奴阇和其他导师对梵的观点，在他看来，这些观点中的每一个都标示着梵的一个方面或维度，而为了理解梵的真实本性，有必要考虑梵的所有方面或维度。这意味着，商羯罗、罗摩奴阇等人的观点彼此互补，它们合起来给予我们有关终极实相的整全观点。在此，下面这一点很重要：室利·罗摩克里希那的此种观点源于他自己的直接经验，而非源于理智沉思或经典研习。

（一）单义论

让我们回到《薄伽梵歌》上来，可以找到此书若干出自伟大导师的注释本，每一个注释本都基于不同的实相观。我们需要的是一个和谐原则，可以调和所有这些注释。室利·罗摩克里希那通过"诸宗教和谐"（dharma-

---

[1] The Gospel of Sri Ramakrishna, tr. Swami Nikhilananda (Chennai: Sri Ramakrishna Math, 2000) p. 102.

[2] 《泰帝利耶奥义书》2.4。

samanvaya）的教导给出的，正是这一和谐原则。为什么没有导师遵循这样一个和谐原则呢？为什么每位导师都宣称，唯独自己提出的观点是正确的？原因在于一个传统观念：全部经典只有一个共同目的或意图。这一传统观念被称为单义论（aikarthya-vada）[1]。尽管罗摩奴阇是这一观念的主要拥护者，但其他导师也都赞同。

《吠陀》不是一个先知的作品，而是印度诸多古代见者和圣人洞见实相之本质的记录。因而，《吠陀》甚至《奥义书》中出现持有不同观点和原则的段落，其中有些段落明显彼此矛盾，这是自然而然的。然而，根据单义论，经典不能有彼此矛盾或相互排斥的论点，所以，不同的段落要被解释成可以得出一种单一、融贯、令人信服的教导。导师们认为，这个过程，即以一种语义上、句法上融贯和逻辑的方式进行诠释的过程就是和谐的含义，和谐的字面意思是"正确的语法顺序"（samyak anvaya）。导师们正是以这种方式诠释《梵经》第四句经文，"现在讨论建立所有哲学体系的和谐"（Tat tu samanvayat）。每一位导师都以让经典支持自己的学说的方式来诠释经典。由此，商羯罗对《奥义书》《薄伽梵歌》等做了注释，用来表明它们共同支持不二论，罗摩奴阇诠释了同样的经典，

---

[1] 关于单义论的论述，见J.A.B. Van Buitenen, Ramanuja on the Bhagavad Gita (Delhi: Motilal Banarasidass, 1968) pp: 32-38.

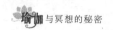

用来表明它们单单支持制限不二论，其他导师也试图以同样的方式确立各自的学说。

室利·罗摩克里希那和斯瓦米·维韦卡南达接受所有导师对经典的不同诠释，他们用和谐一词来指导师们的所有观点之和谐。这表明，印度教的经典乃是关于实相的本质、灵性道路和生活终极目标的多元观点之权威来源。

（二）印度教的经典具有多重含义

经典的单义论在其他宗教，比如佛教、基督教等的经典那里可能完全成立，那些宗教支持关于实相的单线观点，但在印度教的经典那里则不然。《吠陀》不是一部经典，而是多部经典的集合。《奥义书》《薄伽梵歌》《梵经》等，实际上是灵性百科全书，经得起各种诠释。它们是如此开阔和复杂，以致可以充当诸多哲学观点和灵性道路的来源。商羯罗在对《梵经》第三句经文的注释中说，称为"吠陀"的伟大经典是无数知识的源头，它好比探照灯，揭示出种种含义。

《薄伽梵歌》也是一部伟大的经典，内容精深，涉猎广泛。它是一部多维度的经典，讨论实相的不同层次或维度，针对属于各个行业、种姓、阶级、年龄的人：士兵、警察、工匠、医生、教师、学生、家庭主妇、桑耶辛、遁世者——人人都能从《薄伽梵歌》里得到针对自己生活方式的必要指导。因而，坚持《薄伽梵歌》仅仅教导了不二论、制限不二论或者某一哲学流派、某一实相观则是不切实际的。

（三）共同的经典

近年来，我们见证了自由世界里每一个角落的人们对于灵性本身和灵性生活的蓬勃兴趣。由富有进取心的古鲁们领导的大量灵性组织正把许许多多的人吸入灵性生活。不间断的信息与通信技术革命正在前所未有地让全世界的人缩短彼此之间的距离。借助因特网，世界各种文明的灵性财富如今人人可得。《奥义书》和《薄伽梵歌》不再是印度教独有的经典，而是已经变成全人类的共同经典。

（四）我们需要更加广泛的和谐与综合

随着《薄伽梵歌》在印度和其他国家的普及，如今它已成为一部人类共同的经典。在今日的社会文化和全球化形势下，《薄伽梵歌》需要一条新的进路。为了满足今日世界的灵性需求、社会需求和世俗需求，我们需要从更加广泛的和谐与综合的角度来诠释《薄伽梵歌》。对此，室利·阿罗频多说："在接下来的时日里，我们站在一个新时代的起点之上，这个新时代必定会走向一种全新的、更大的综合……基于我们的所得而实现一种全新的、广泛的

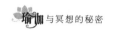

和谐，这是未来的智性需要和灵性需要。"①以前，争论的焦点在于如何协调智慧与虔信，或者智慧与行动，但在今天，人们需要的是远远更加广泛的和谐，比如诸宗教的和谐、宗教与科学的和谐、古代与现代的和谐、东方与西方的和谐。室利·罗摩克里希那和斯瓦米·维韦卡南达普及的正是这种更加广泛的和谐，而正是从这一更加广泛的和谐与综合的角度来看，《薄伽梵歌》如今需要重新诠释。

（五）和谐与综合的区别

在此背景下，有必要指出和谐与综合的区别。和谐仅仅指没有冲突，而综合指合一。当室利·罗摩克里希那谈论诸宗教的和谐时，他指的是诸宗教彼此没有冲突；当斯瓦米·维韦卡南达谈论综合瑜伽时，他指的是所有瑜伽合起来构成一种单一的瑜伽。由此可见，室利·罗摩克里希那主要提倡和谐，而斯瓦米吉既提倡和谐又提倡综合。

二、《薄伽梵歌》关于和谐与综合的三个层面

西方哲学常被分为三个部分：

---

① Sri Aurobindo, *Essays on the Gita* (Pondicherry: Sri Aurobindo Ashram, 2010) p. 10.（中文版《薄伽梵歌论》，徐梵澄译，商务印书馆，2003年。——译者注）

第一，本体论或形而上学，讨论实相或实在的本性或本质；

第二，认识论或知识理论，讨论知识的本质；

第三，价值论，讨论价值观念及其标准，包括伦理学、逻辑学和美学。

在印度哲学中，罗摩奴阇的吠檀多学派分为三个部分：Tattva, Hita, Purusartha, 大致对应西方哲学的上述划分。在当前的讨论中，我们遵循类似的划分。在此，我们从以下三个层面来研究《薄伽梵歌》关于和谐与综合的启示：（1）形而上学层面；（2）修习层面；（3）经验层面。

（一）形而上学层面的和谐

形而上学或本体论讨论实相之本质。"实相"指三大存在——世界、灵魂、神（jagat, jiva, Isvara）及其相互关系。在这三大存在中，商羯罗认为前两者非真，神（在吠檀多中称为梵）是唯一的实相。罗摩奴阇的观点是，世界、灵魂、神这三大范畴为真，但它们合起来构成一个单一的实相。摩陀婆的观点是，三大范畴为真，而且彼此不同。这三位导师及其他导师对《薄伽梵歌》的诠释以他们各自的实相观为基础。

然而，如果我们公正地研究《薄伽梵歌》，就能看到，它的实相观采纳的是一条综合进路。它的基本观点似

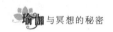

乎是，三大范畴为真，并合起来构成一个单一的实相。我们还可以看到，《薄伽梵歌》综合了数论和吠檀多的形而上学，用来创造自己的体系，这个独特的体系包括三个范式。

在讨论这三个范式之前，有必要指出，《薄伽梵歌》常被分为三个部分，每一部分包括六章。

1. 数论哲学及其短处

前六章的讨论以数论哲学为基础。根据数论哲学体系，终极实相包括两个最终范畴：普鲁沙和原质。普鲁沙具有纯意识的本性，它不变，超越身体和心意。有许许多多的普鲁沙，它们不行动，而是充当原质中的所有变化与行动的目击者。原质是单一的，它完全无意识，包括三德，而三德不断地变化着。所有行动都由三德的运作引起。《薄伽梵歌》在前六章里反复提及普鲁沙和原质的这些属性（3.27，3.28；5.8）。

然而，数论的上述实相观在修习领域有着明显严重的短处。如果我们的生活完全由原质无意识的力量所决定，那么我们的所有行动都将是机械的，人类将比不过机器人。生活将缺乏意义和目的。如果我们把数论哲学严格地应用于俱庐之野的形势，那么这场大战将是个机械的事件，由三德的活动引起，而不是阿周那的生存危机问题。如果那样的话，阿周那的拒绝参战将是正当的，而克里希那的规劝——"起来战斗"将毫无意义。

那么，《薄伽梵歌》为何在前五章遵循数论的实相观呢？这里似乎有着双重目的。第一个目的是教导灵性追求者，他的真实本性乃是普鲁沙或大灵，从而使他摆脱自私和自我本位。第二个目的是教导灵性追求者，他的行动仅仅是称为"原质"的广阔力量之洋的一部分，他的行动过程由普遍的规律决定。这种知识对于行动而不要求结果，对于从更大的视角来看生活是必要的。

关于普鲁沙和原质的知识乃是行动瑜伽的第一步。然而，只有这种知识是不够的，因为如前所述，如果一切行动都由原质所决定，那么一个人将比不过一台机器，人的生活将失去全部的意义和目标。《薄伽梵歌》通过综合数论与吠檀多来克服这个短处。

2.《薄伽梵歌》的祭祀概念

数论与吠檀多综合的第一产物是祭祀的概念，在第三章和第四章谈论。在古老的吠陀时代，祭祀（也称为yoga和homa）是一种火仪式，旨在取悦吠陀诸神。后来，比如在《百道梵书》（Satapatha-brahmana）中，如下观念发展起来：整个生命就是一场浩大的宇宙祭祀，众生的所有行动与活动都是祭品。《薄伽梵歌》从《吠陀》那里接管了这一观念——生命就是祭祀，并将它发展成行动瑜伽或无私行动的基础。《薄伽梵歌》认为，实相包括若干存在层

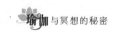

面，这些层面是相互依赖的，就是说，每一层面的存在都有赖于另一层面。所有层面合起来构成一个循环，《薄伽梵歌》称之为祭祀之轮。

《薄伽梵歌》这样描述祭祀之轮："众生来自食物，食物来自雨水，雨水来自祭祀，祭祀来自行动，行动来自创造者——梵天，梵天来自非人格的绝对者。"（3.14，3.15）这些存在层面构成的整个链条就是祭祀之轮。

在此，轮或循环指的是自我更新的过程。现代科学谈论了外部世界存在的若干循环，比如水循环，由此地球上的水不断得到补充；氧气循环，由此氧气不断得到补充；氮气循环等。众生皆有死，但宇宙生命持续着，因为整体的生命通过出生不断得到补充。众生自觉或不自觉地为这一宇宙的祭祀之轮贡献什么。我们可以从生命中得到很多，但我们也必须还给生命什么。只享受生命而不为它贡献什么的人，《薄伽梵歌》称之为"一个罪人，一个迷恋感官者，徒然活在世上"（3.16）。

《薄伽梵歌》第三章谈到，这一祭祀之轮源于非人格的绝对者（无德之梵）。但在第四章，所有行动都被描述成梵，这一点由一个著名的偈颂表明，该偈颂的开头是"梵即祭供"（Brahmarpanam）（4.24）。

在此背景中，我们需要注意两点。第一，通过这种祭祀概念，《薄伽梵歌》把原质转换成了梵，在数论哲学与吠檀多之间搭建了一座桥梁。第二，通过这种祭祀概念，《薄伽梵歌》表明了另一种履行行动瑜伽或无私行动的方式：所有行动都能当作献给宇宙祭祀的祭品来履行。克里希那指出："正是因为人们不把行动当作祭祀，行动才导致了束缚。你应以不执的心意圆满地行动，并把所有行动当作祭祀。"（3.9）这一行动瑜伽的新方法——以行动为祭祀，属于智慧之道。以虔信之道履行行动瑜伽的方法则在《薄伽梵歌》的中间六章（第七至十五章）得到教导。

3. 《薄伽梵歌》综合的实相观

我们已在前六章（主要是第3—5章）看到，《薄伽梵歌》遵循数论的思想体系，把它作为理解生活与实相的初级步骤。根据这种观点，所有行动都由原质无意识的力量履行。在接下来的一步，原质被转换成了梵，所有现象被视为构成一个相互依赖、相互作用的力量循环——祭祀之轮。根据这种观点，所有行动都是献给梵的祭品，《薄伽梵歌》把这个过程称为祭祀之轮，在别处则称之为"知识祭祀"。然而，这不是《薄伽梵歌》的最终说法。

室利·克里希那的最终说法，也就是数论、瑜伽和吠檀多的完全综合，在中间六章以三个范式的形式得到发展，这三个范式有两个共同的观念。

三个范式共有的第一个观念是：梵构成整个实相，但个体灵魂和宇宙并不是虚幻的。"梵""个体灵魂""宇

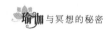

宙"这三大范畴合起来成为一个不可分割的整体。

三个范式共有的第二个观念是：梵既是人格的，也是非人格的。不仅如此，梵既是神，也是化身。在《薄伽梵歌》里，室利·克里希那强大而荣耀的位格高于一切，有限者和无限者在他那里交会。他是宇宙的创造者、维系者和毁灭者，宇宙中的一切都是他的荣耀之显现。人的行动不是原质的盲目力量所导致的，而是受制于至上意志。克里希那说："神居于众生心中，让众生循环，仿佛众生嵌入了一架机器。"（18.61）前面提到，《薄伽梵歌》综合的实相观是以三大范式的形式表达的，现在，我们转向这三大范式。

在第一个范式中，数论的整个原质（包括五大粗糙元素、五大精微元素、末那、菩提、我慢）被当作至上神性的低级性质（apara-prakrti）。所有的个体自我（吉瓦或普鲁沙）被当作至上神性的高级性质（para-prakrti）。这一观点在第七章详细阐述（7.4，7.7）。至上神性维系着宇宙中的一切，宇宙源于至上者，最终消融于至上者。如果我们把整个实相看作一条项链，那么至上者本身便是那根不可摧毁的金线，所有客体可被视为穿在金线上的珍珠（7.7）。宇宙中所有非凡或卓越之物，都是至上者固有的荣耀之显现。①

---

① 《薄伽梵歌》第七章、第十章和第十一章列举了主的荣耀。

第二个范式在《薄伽梵歌》第八章得到详细阐述。根据这一范式，实相具有以下六个维度或方面。

（1）梵，在此指无德之梵，也就是非人格的绝对者，它乃是实相超越的、不变的方面。

（2）Adhyatmam，在此指吉瓦，它乃是实相的个体方面，每一吉瓦都有自己的特征或自性（svabhava）。

（3）Adhidaivam，字面意思是"凡人之上"，在此指宇宙普鲁沙或金胎，也就是宇宙灵魂，它是内在的控制者（antaryamin）。

（4）Adhiyajnah（宇宙祭祀），在此指克里希那本人，作为至上者毗湿奴，他是所有祭祀的主导之神和享用者。

（5）Adhibhutam，字面意思是"五大之上"，在此指维拉特，也就是无常的物质宇宙，代表实相的物质方面。

（6）羯磨，在此指宇宙不间断的活动，与神创造宇宙（visargah①）有关；代表实相的能动方面。

这也许是印度教经典中可以找到的最综合的实相观。人格的与非人格的、神与灵魂、世界与行动——实相的所有方面都在这个体系中各就其位。

---

① 《薄伽梵歌》8.1—8.4。摩陀婆将"生成"（Visargah）更准确地解释为"创造"，其他注释者都认为它指"祭品"。

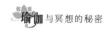

第三个范式在《薄伽梵歌》第十五章得到讨论。在这个范式中，无意识的原质这一概念被取消，意识被设想为独一的实相。意识将自身显现为三个普鲁沙。

（1）第一个普鲁沙是可朽之自我（ksarapurusa），对应第一个范式中的低级性质。可朽之自我指宇宙中的所有客体，包括有生命的和无生命的，它们不断经历着变化，因而是无常的（15.16）。客体无常这一事实并不意味着世界非真，在《薄伽梵歌》里，"无常"不等于"非真"。宇宙万物都充满神圣意识。每一客体都有自己的本性和功能。整个宇宙都是神圣意识的显现，因而代表着至上存在者的一个维度或方面，所以，宇宙被看作一个独特的格位或普鲁沙，即可朽之自我。

（2）第二个普鲁沙是不朽之自我，对应第一个范式中的高级性质。《薄伽梵歌》以"目击者"一词来表明这个普鲁沙，该词的字面意思是铁匠的铁砧，尽管被反复敲打，却仍保持不变、不移、不受影响；在当前的语境中，它指的是普鲁沙或阿特曼，也就是真我，它不变、不移、不受影响，尽管身体和心意在不断地变化和运作。不朽之自我显然指全体普鲁沙，这也是第一个范式中的高级性质之含义。[1]

（3）第三个普鲁沙是至上之自我，即至上真我，它作为内在控制者居于所有灵魂之中，是三界之主（15.17）。至上者的概念是《薄伽梵歌》最独特的教导之一，它调和了本体论上的区分，比如人格的和非人格的，个体的和集体的，内在的和超越的，变化的和不变的，等等。每一位导师都从自身哲学流派的角度来诠释至上者的概念。从室利·罗摩克里希那的角度来看，所有导师的诠释在他们各自的经验层面上都是正确的，他们并非彼此冲突，而是彼此互补。为了理解终极实相的真实本性，我们必须考虑所有的观点。

4. 《薄伽梵歌》的至上者概念

关于至上者的概念，从整全的视角对《薄伽梵歌》进行的公正研究引导我们得出如下推论。

（1）吉瓦阿特曼和至上阿特曼的同一性。在商羯罗的不二论中，最基本的观点之一是：个体性或吉瓦的概念是虚幻的，个体自我与至上真我是不二关系。《薄伽梵歌》持有相同的观点，在第十三章，讨论了"田"和"知

---

[1]《薄伽梵歌》15.16。我们在此采用的是史云达斯瓦敏（Sridharaswamin）的解释，那似乎是最合理的。商羯罗把可朽之自我解释为宇宙万物，把不朽之自我解释为摩耶。罗摩奴阇把可朽之自我解释为所有受缚的灵魂，把不朽之自我解释为所有自由的灵魂。根据摩陀婆的解释，可朽指所有具有形体的灵魂，而不朽指原质。

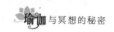

田者"的区别之后,室利·克里希那说:"要知道我是知田者。"① 在此,"我"指的是至上者,这里的观点是,同一至上真我在众生中显现为个体自我。

虽然商羯罗的不二之梵的概念看上去类似于《薄伽梵歌》的观点——所有个体自我在至上真我或自在天里面同一,但是,二者有所不同。至上者不是非人格的梵,而是至上宇宙人格。个体自我虽然在他里面同一,但他们不是他。二者之间的关系似乎是"差异中的同一"(bheda-abheda),即多中之一。关于这种关系,室利·阿罗频多说:"《薄伽梵歌》……似乎确实承认自我永恒的'多'受制于自我永恒的'一',并由永恒的'一'来维系,因为宇宙持续着,而显现以无穷的循环继续着;《薄伽梵歌》没有在任何地方肯定或使用任何表述来表达一种绝对的消失——拉亚(laya,消融),即个体灵魂消失在无限者之中。同时,《薄伽梵歌》坚持肯定,不朽之自我是所有灵魂的唯一真我,因而,显然,这里涉及的是同一永恒而普遍的存在的双重格局。"②

(2)世界的真实性。《薄伽梵歌》不像不二论吠檀多那样,认为世界非真。世界有时被说成是无常的,但

---

① 《薄伽梵歌》13.2。商羯罗对这一颂的解释是他的注释本中最长的解释之一。

② Essays on the Gita, p. 438.

不是非真的或虚幻的。在《薄伽梵歌》的某些语境中，世界被说成由原质演化而来，而原质是神的一个方面或维度（7.4；8.18，8.21）；在某些语境中，世界被说成直接源于神（9.18；7.6，7.7）。《薄伽梵歌》的目标不把世界作为虚幻的或充满苦难的东西加以拒绝，而在通过知识与神圣恩典，把世界转变为人实现全面发展和灵性圆满的神圣居所。

（3）瑜伽-摩耶（yogamaya）。另一个与至上者有关的概念是摩耶或瑜伽-摩耶。在很多方面，《薄伽梵歌》的摩耶概念不同于不二论的摩耶概念。首先，摩耶在《薄伽梵歌》里不是宇宙出现的原因，而在不二论吠檀多里，摩耶被认为是这个宇宙出现的原因。在《薄伽梵歌》里，世界被认为是真实的，而不是由摩耶导致的表象。其次，在不二论学派中，摩耶被等同于原质。但在《薄伽梵歌》里，尽管摩耶被说成包含三德，并充当遮蔽真实本性的面纱，但摩耶并不等同于原质。摩耶乃是神圣力量，因而被描述为瑜伽-摩耶。史云达斯瓦敏把"瑜伽"解释为"某种不可思议的神圣知识之游戏"，把"摩耶"解释为"让不可能成为可能的技巧"。

在不二论吠檀多中，当摩耶被消除，世界要么消失，要么看似虚幻。然而在《薄伽梵歌》里，当摩耶被消除，世界变得焕然一新，展现出至上者的光辉。对此，室

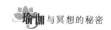

利·阿罗频多说："《薄伽梵歌》谈到了摩耶，但仅仅把它当作一种迷惑性的局部意识，使人丧失了对整个实相的把握，活在流变的原质的现象当中，看不见大灵，而摩耶是大灵的能动力量。当我们超越摩耶，世界不会消失，而只是焕然一新。在灵性视野中，我们发现……一切都是婆薮提婆（Vasudeva）。"①

（4）主人、导师和朋友——对人类福祉的关切。《薄伽梵歌》的至上者不仅是个超越的神——所有行动的超然目击者，只把行动结果公正地分配给众生，而且积极地、全面地卷入人类生活、人类社会和所有尘世事务当中。他是众生的主人、保护者、导师和朋友（9.18）。他保护有德者，惩罚邪恶者。正是凭借他的意志，世上的一切才得以发生。他是世界的创造者和毁灭者，没有什么高于他（7.6，7.7）。阿周那不得不仅仅充当至上者的意志之工具（11.33）。只有当人忘记这一事实，才会陷入束缚。

室利·克里希那教导阿周那如何成为至上者的神圣行动者。对神圣行动者的训练需要经历两个阶段。在第一阶段（见前六章），行动者必须首先根除淫欲、愤怒、贪婪等，并且不执着地履行无私的行动，从而净化心意。此外，他还必须通过修习冥想来让心意专注。在第二阶段（见中间六章），行动者被要求完全顺从至上者，把所有

---

① Essays on the Gita, p. 439-440.

行动作为献给主的祭品（9.26，9.27）。

至上者全然关心人类的福祉。克里希那反复规劝阿周那为了所有人的福祉而行动（3.20，3.25），他还称赞有识之士始终致力于为他人行善（12.4，"爱护一切众生利益"）。克里希那反对逃避态度——逃离人生问题，他不断要求阿周那去作战，并勇于面对结果。

（5）至上者作为救主。生活的终极目标是获得解脱，或者彻底脱离束缚、无明、苦难和其他消极方面，并获得至上知识、无限的爱和永恒的喜乐、平静、圆满。《薄伽梵歌》谈到了两种达成终极目标（解脱）的方法：一是知识与自助之道，二是虔信与神圣恩典之道。并且，《薄伽梵歌》补充说，第一条道路更难，因为它需要巨大的努力。

《薄伽梵歌》昭示的主要道路是虔信之道，或热爱至上者并依靠其全能的恩典的道路。《薄伽梵歌》的虔信之道具有一些独有特征。

第一，虔信之道基于对真我的认识，换言之，克里希那教导的是所谓的"智慧与虔信的结合"（jnana-misrita-bhakti）。

第二，虔信不单单是情感或感受，甚至在人们的日常生活中，爱也通过专注的服务得到表达。在《薄伽梵歌》里，虔信通过行动瑜伽——献给神的行动得到表达。

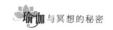

克里希那也是第一个做出如下保证的伟大导师：甚至连忙于履行生活职责的人也能借着至上者的恩典达成生活的最高目标。

第三，室利·克里希那现身为人类历史上第一个伟大的救主。通常，所有宗教传统认为，一个犯下恶行或罪行的人必须承受恶果，比如下地狱，没有凡人可以救他。然而，克里希那指出，如果作恶者以坚定的虔信崇拜主，那么甚至连他也能很快成为有德之人，并得到永久的平静（9.30，9.31）。克里希那告诉阿周那："哦，阿周那，要向世人宣告：'我的虔信者将永不毁灭。'"（9.31）在《薄伽梵歌》里，由至上者许下的拯救承诺就像一道光，从古至今照亮了整个印度文化和社会生活。

最后我要指出，至上者的概念虽然只出现在第十五章，却从头至尾主导着整本书。室利·阿罗频多道出了这一点："至上者的概念甚至在一开始就有预备、暗示、预示、假定，但只有到了第十五章，才被言明。"①

从上述关于实相的三大范式的讨论中，我们明显可以看出，《薄伽梵歌》的本体论或形而上学立场不能被限定为不二论、制限不二论等。真相似乎是，《薄伽梵歌》创造了自己独特的形而上学框架，它是综合的、多维的、整全的。这种综合观点与室利·罗摩克里希那和斯瓦米·维

---

① Essays on the Gita, p. 442.

韦卡南达的和谐与综合原则相一致。

5. 罗摩克里希那与维韦卡南达在形而上学层面的和谐与综合原则

室利·罗摩克里希那和斯瓦米·维韦卡南达教导的"形而上学和谐"的主要原则可以简单陈述如下。

（1）终极实相唯一，但在不同的宗教传统中以不同的名字为人所知。

（2）终极实相具有不同的维度或方面，比如人格神（无论有没有形式）和非人格的绝对者；内在性和超越性；绝对者和相对者。为了真正理解终极实相，有必要考虑所有这些维度。

（3）终极实相的真实本性无法被寻常心意认识，也无法诉诸言语。

（4）不同的导师和经典对终极实相的描述，仅仅是对终极实相的某些方面的"意见"。

（5）然而，这些"意见"并非错误，因为它们给出了对实相的间接知识。这些意见也并非彼此冲突，因为它们合起来给予我们有关终极实相的更多信息。

（6）关于觉悟——觉悟终极实相乃是一切宗教最终的真正目的；虽然终极实相唯一，但有不同的觉悟方法；每一宗教都代表着觉悟终极实相的一条道路。

斯瓦米·维韦卡南达生命短暂，没有基于和谐与综合

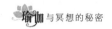

原则注释《薄伽梵歌》。所以，我们现在所能做的就是，基于上述的和谐与综合原则，研究商羯罗和其他人的现存注释，而这正是本文的意图。

（二）修习层面的和谐与综合

1. 简述

在《薄伽梵歌》里，一系列修习是以"瑜伽"之名提出的。《薄伽梵歌》的每一章都用一种瑜伽来命名，因为每一章都开启了一条觉悟终极实相的新道路。

古印度发展起来的两个伟大灵性传统是吠檀多传统和瑜伽传统。薄伽梵室利·克里希那在《薄伽梵歌》里统一了这两个传统。后来，吠檀多成为学者与灵性追求者的主要关切，而瑜伽开始被忽视。19世纪，室利·罗摩克里希那和斯瓦米·维韦卡南达再次统一了吠檀多和瑜伽，并恢复了二者之间的平衡。室利·罗摩克里希那精通所有瑜伽，而斯瓦米吉是个天生的瑜伽师，因而，他们对瑜伽的阐述是权威的。事实上，室利·罗摩克里希那和斯瓦米·维韦卡南达开启了印度和世界灵性史的一个新时代，以及对世界宗教传统的一种新理解。

室利·罗摩克里希那和斯瓦米·维韦卡南达对我们理解总体而言的灵性、具体而言的瑜伽做出了许多独创性的贡献。

2. 斯瓦米吉对瑜伽的独特看法

（1）灵魂的潜在神性。从词源上说，"瑜伽"一词源于两个词根，其一是"yuj samadhau"，意味着瑜伽是三摩地或专注，帕坦伽利的《瑜伽经》是在这个意义上使用瑜伽一词的；其二是"yujir yoge"，意味着瑜伽是联结/合一，吠檀多文献是在这个意义上使用瑜伽一词的，这里的合一指的是个体自我与至上真我的合一。《薄伽梵歌》主要在后一种意义上使用瑜伽一词。《薄伽梵歌》的每一章都讨论与至上真我合一的方法。更明确地说，《薄伽梵歌》分别把菩提瑜伽（Buddhi-yoga）和弃绝瑜伽（Sannyasa-yoga）作为实现个体自我与至上真我合一的积极方法和消极方法。

在许多谈话中，斯瓦米·维韦卡南达在合一的意义上使用瑜伽一词，尤其是在谈论虔信和人格神的时候。他曾说："所有人的终极目标、全部宗教的目标只有一个——与神重新合一，换言之，与作为每一个人的真实本性的神性合一……这一目标本身及为了实现目标而使用的方法称为瑜伽，这个词和英文中的'yoke'（轭）源于同一词根，意思是'联结'。""对于行动者，瑜伽是个人和整个人类的联结；对于玄学家，瑜伽是低级自我和高级自我的联结；对于虔信者，瑜伽是自我和神的联结；对于哲学

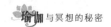

家，瑜伽是整个存在的联结。"①

　　除了上面谈到的两种基本含义，斯瓦米·维韦卡南达还把瑜伽定义为"瑜伽是灵魂的潜在神性之显现"，从而赋予了瑜伽一种新的含义。这个定义意味着：人的真实本性既非身体也非心意，而是阿特曼；个体的阿特曼（praty agatman）是至上阿特曼或梵的反射或不可分离的部分，但由于无始之无明（ajnana或avidya），灵魂神圣的真实本性不为人所知，因而，人内在的神圣本性处于潜在形式，而瑜伽是这种潜在神性的显现。这个定义暗示，瑜伽不是从外部强加的外在规训，而是人的灵魂内部的神圣意识之展开。"展开"一词可能给人这样的印象——一个自然或自动的过程，而瑜伽是个完全自觉、自我引导的过程，这有可能是斯瓦米吉使用"显现"一词的原因。斯瓦米吉对如下四种瑜伽的定义表明了上述要点：

　　行动瑜伽——通过行动与责任实现自身神性的方法；

　　虔信瑜伽——通过虔信并热爱人格神来实现神性；

　　胜王瑜伽——通过控制心意实现神性；

　　智慧瑜伽——通过知识实现神性。②

　　（2）生活就是瑜伽。斯瓦米·维韦卡南达把瑜伽等

---

　　① The Complete Works of Swami Vivekananda (Kolkata: Advaita Ashrama, 2001), Vol 5, p. 292; 2.388.

　　② The Complete Works, 5.292.

同于生活。虽然他著有四本讨论这四种瑜伽的书，但对他而言，智慧瑜伽、行动瑜伽等不是理论上的观念或过程，也不仅仅是某些时候进行的"修习"，只对小部分的生活产生影响。在斯瓦米吉看来，瑜伽涉及人的整个生活，是整个生命的转变。瑜伽是一个人对终极目标之召唤的总体回应。

这意味着，不存在神圣与世俗之分。正如纳薇迪塔修女所言："没有神圣与世俗之分。劳动就是祷告，征服就是弃绝。生活本身就是宗教。"[①]纳薇迪塔的"生活本身就是宗教"可以更好地改述为"生活本身就是瑜伽"。事实上，这便是室利·阿罗频多的做法，也是他的修习哲学之基础。

瑜伽并不仅仅指唱诵、冥想、调息和此类灵性训练。每一项工作都能当作瑜伽来履行，无论是木匠、厨师、医生、工程师的工作，还是艺术家的工作。如果带着自我觉知，以自制的方式朝着生活的终极目标行动，如果此种行动带来意识从低级到高级的转变，并有助于显现灵魂的潜在神性，那么它就变成了瑜伽。在此意义上，不仅人的职责，而且人的日常生活行为，比如吃饭、学习、游戏等，都能当作瑜伽来履行。把日常生活行为转变成瑜伽，斯瓦米·维韦卡南达称之为"圣化"，他写道："更确切

---

① The Complete Works, Introduction XV.

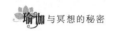

地说，我的理想可用寥寥数语来表达，那就是：向人们传扬他们的神性，以及如何让神性在生活的每一项活动中显现。"①《薄伽梵歌》还教导我们，如果把世俗活动当作瑜伽来履行，就能导向灵性觉悟（18.46）。

（3）瑜伽作为革命。虽然瑜伽是一种自然的生活方式，但它在一个基本的方面不同于日常生活过程。诚如达尔文所指出，所有生命都在经历着演化，人类也不例外。然而，这种自然演化十分缓慢，而瑜伽加速自然演化，换言之，如果日常生活即为演化，那么瑜伽就是革命。关于这个加速过程，斯瓦米·维韦卡南达说："需要花费很长时间才能自然而然达成，可以通过强烈的行动来缩短时间——瑜伽士如是说……如果一个引擎烧一定数量的煤能在一个小时跑两英里，那么供应的煤越多，它就能以越少的时间跑相同的路程。同样，灵魂为什么不能通过强化其行动而在此世获得圆满？我们知道，众生最终都会达成圆满的目标，但有谁愿意等待如此漫长的时间呢？……瑜伽士的理想，整个瑜伽科学的理想，就是教导人们如何通过强化吸收力来缩短达成圆满的时间，而不是等待整个人类变得圆满。世上所有伟大的先知、圣人、见者都是怎么做的呢？他们用一世生活过完了人类的整个生活，穿越普通

---

① The Complete Works, 7.501.

人达成圆满所需的时间。"①

（4）胜王瑜伽的纳入。诸阿阇梨创立的吠檀多传统只承认三种瑜伽：行动瑜伽、虔信瑜伽和智慧瑜伽。斯瓦米·维韦卡南达把胜王瑜伽作为第四种瑜伽纳入了吠檀多传统。

胜王瑜伽常与帕坦伽利的瑜伽相混淆，然而实际上，两者属于两个完全不同的印度哲学体系。帕坦伽利的瑜伽本身是个独立的体系，而胜王瑜伽是密教所描述的四种瑜伽之一，其余三种为拉亚瑜伽、真言瑜伽和智慧瑜伽。由于萨克缇传统（Shakta tradition）被视为吠檀多体系的分支，因而我们可以说，胜王瑜伽属于吠檀多。在帕坦伽利的瑜伽中，解脱称为独存，是普鲁沙与原质的分离，相反，在胜王瑜伽中，解脱是实现个体自我与至上真我的合一。在帕坦伽利的瑜伽中，神（自在天）仅仅是个特殊的普鲁沙，其角色只是所有导师的导师，而在胜王瑜伽中，神是全部。在帕坦伽利的瑜伽中，原质是整个宇宙的质料因，而在传统的胜王瑜伽中，宇宙的终极因乃是意识力（cit-śaktī）。然而，在斯瓦米·维韦卡南达发展起来的胜王瑜伽中，普拉那是原因谛。在《奥义书》中，普拉那起到重要的作用，被视为生命原则。吠陀时代之后，吠檀多的导师们在数论哲学的影响下，将普拉那从形而上学中排

---

① The Complete Works, 1.157.

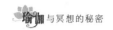

除，代之以原质或摩耶。斯瓦米吉把胜王瑜伽作为第四种瑜伽引入，恢复了普拉那在吠檀多传统中的某种重要性。

有的人天生具有瑜伽的、沉思的或冥想的性情，他们发现智慧瑜伽、虔信瑜伽和行动瑜伽不适合自己的性情。斯瓦米吉的胜王瑜伽能够大大帮助这类人过上灵性生活。

《薄伽梵歌》第九章名为"胜王知识和胜王密瑜伽"（Raja-vidya Raja-guhya Yoga），那里讨论的"胜王瑜伽"是一种完全不同的瑜伽。接近斯瓦米吉的胜王瑜伽的是《薄伽梵歌》第六章，通常被命名为"冥想瑜伽"（Dhyana-yoga）。

（5）瑜伽作为独立的道路。室利·罗摩克里希那和斯瓦米·维韦卡南达确立的另一瑜伽原则是每一种瑜伽都是通向解脱的独立道路。旅居西方期间，斯瓦米·维韦卡南达做了有关四种瑜伽的一系列讲座，随后出版四本书。在这四本书中，斯瓦米吉指出，每一种瑜伽本身都是自足的，可以引领追求者实现生活的终极目标。

这与中世纪所有阿阇梨的观点相反。他们全都认为，自己的道路是通向解脱的唯一道路，其他道路则从属于自己的道路。因为这个话题十分重要，所以我们在下一部分详细讨论。

在此，我们要指出，斯瓦米·维韦卡南达没有把每一种瑜伽皆为独立道路的教导局限于四种瑜伽——智慧瑜伽、虔信瑜伽、胜王瑜伽和行动瑜伽。这四种瑜伽只是对灵性道路的分类，而真正的灵性道路在人的灵魂之中。如同我们前面谈到的，瑜伽不是某种理论观念，也不是某种需要从外部获取的东西，而是人的内心生活的转变。

这是构成斯瓦米·维韦卡南达的"普世宗教"理论的基本原则之一。斯瓦米吉说："没有任何一种形式的宗教能够满足所有人……没有人天生属于任何宗教。有一种宗教，就在人的灵魂之中……有一种倾向，贯穿每一个生命，这种倾向最终引领生命抵达神。"①"再者，方法必定是多样的。瞧，我们的天性就是如此多样化，同样的方法几乎不能以相同的方式适用于我们当中的任何两个人……选择你喜欢的道路，追随你喜欢的先知，只遵循适合你的天性的道路，如此，你必能进步。"②

诸瑜伽的综合，这是斯瓦米·维韦卡南达提出的另一个原创概念。鉴于它对当前的讨论十分重要，我们稍后另起论题。

（6）诸瑜伽的和谐。前面谈到，在《薄伽梵歌》里，所有种类的修习或灵性实践都被称为"瑜伽"，因而，在《薄伽梵歌》的语境中，修习层面上的和谐意味着"诸瑜伽的和谐"。在现代，诸瑜伽的和谐这一观念源于

---

① The Complete Works, 6.82.

② The Complete Works, 6.16-17.

室利·罗摩克里希那和斯瓦米·维韦卡南达的生活与教导。但在理解这一点之前，我们必须先来了解诸阿阇梨的传统观点。

诸阿阇梨的传统观点是，只有一条通向解脱的直接道路。这条道路在商羯罗那里是智慧，在毗湿奴派导师们那里是虔信。那么，其他瑜伽的角色又是什么？根据大多数阿阇梨的看法，诸瑜伽要按照次第来逐一修习。商羯罗的观点是，行动瑜伽仅仅是用来净化心意的初级步骤，接下来是优婆散那——虔诚的冥想，以便达到心意的专注，只有纯净而专注的心意才适合走智慧道路。罗摩奴阇的观点是，行动与智慧双修导向阿特曼的觉醒，那时，便要开始修习虔信瑜伽，唯有它才能通向解脱。

室利·罗摩克里希那和斯瓦米·维韦卡南达发展出来的诸瑜伽和谐的原则如下：（1）虽然终极实相是唯一的，但觉悟道路不同，这些道路称为瑜伽；（2）每一种瑜伽如果真诚地修习，都能直接而独立地导向最终的觉悟；（3）这些瑜伽并非彼此矛盾，而是彼此互补；（4）诸瑜伽的综合是修习瑜伽的最佳方式。此为罗摩克里希那运动之理想。

这四条原则构成室利·罗摩克里希那和斯瓦米·维韦卡南达的"综合瑜伽"学说。室利·罗摩克里希那的名言"所思即道路"（yato mat tato path）暗示了上述四条原则，它们似乎也暗含在《薄伽梵歌》中室利·克里希那的话里："无论是谁以何种方式向我寻求庇护，我都以那种方式庇护他。人们以各种方式遵循我的道。"（4.11）在复注商羯罗对这一偈颂的注释时，阿南达吉瑞（Anandagiri）解释道，无论是出于自私的目的，还是为了解脱，人人都在遵循主之道——行动之道或智慧之道。

在此需要注意的另一个要点是，室利·罗摩克里希那和斯瓦米·维韦卡南达扩展了综合瑜伽的原则，使之包括其他宗教的灵性道路。在罗摩克里希那运动中，佛教的禅修和内观，基督教的玄学和伊斯兰教的苏菲主义所遵循的灵性方法也被认为是有效的灵性道路。这一开放的综合瑜伽概念囊括世上所有宗教的灵性道路，它源于100多年前的罗摩克里希那运动。如果我们看看今日的世界思想，就能看到，人们对灵性的兴趣乃是一种显著趋势。

这一新的灵性运动的主要特征是：把灵性与母体宗教分离。为这种分离奠定基础的，正是斯瓦米·维韦卡南达。灵性如今已经成为一种独立的全球趋势，被称为"世俗灵性"或"全球灵性"，并被拥立为人类文化的"灵性革命"。如今，人们广泛承认灵性观以及修习某些灵性技巧（比如冥想）对于消除压力、面对生活问题、获取事业成功、保持健康等的重要性。由神经科学家、心理学家和其他科学家指导的意识研究已经证实了灵性的有效性。尤其是正在开展的信息与通信技术方面的革命前所未有地让全世界的人关系更加紧密，通过因特网，《奥义书》和《薄伽梵歌》不再是印度所独有的经典，而是已经成为全人类的经典。

（7）诸瑜伽的综合。综合瑜伽一词是由斯瓦米·维韦卡南达发明的，由室利·阿罗频多传播开来。罗摩克里希那修道院和传道会的徽章——一条警醒的蛇环绕着波浪、旭日和盛开的莲花，象征着诸瑜伽和谐与综合的观念。

阿阇梨们反对所谓的综合论（samuccaya-vada），即诸瑜伽的结合，尤其是行动瑜伽和其他瑜伽的结合是通向解脱之路。正是在此背景下，我们必须理解斯瓦米吉的综合瑜伽概念。流行的综合瑜伽观是：我们每天都需要修习一点行动瑜伽、一点虔信瑜伽、一点胜王瑜伽和一点智慧瑜伽。然而，正如室利·阿罗频多所言，这样的修习将只是诸瑜伽的组合，而非综合。

综合一词表示融合、合一。因而，综合瑜伽意味着所有瑜伽融合，成为一种单一的整体瑜伽。毫无疑问，整体瑜伽（Integral Yoga，也译成综合瑜伽）一词是由室利·阿罗频多发展起来的，然而，这里的观念原本是由斯瓦米·维韦卡南达提出的。

斯瓦米吉的综合瑜伽概念基于如下事实：人格是个整

体结构。我们具有三大官能：认知、情感、意志。我们所做的每一件事都涉及这三大官能的运用。首先，我们了解某事；接着，我们决定或愿意去做；总的来说，我们的行动由某种情感引起或伴随。每一种瑜伽也都需要运用这三大官能。

那么，四种瑜伽的区分又是怎么来的呢？这一区分是由人的性情差异所导致的。三大官能并非在所有人那里都是均衡发展的，有些人比较情绪化，有些人比较理智，有些人更喜欢沉思，还有些人比较活跃。根据斯瓦米·维韦卡南达的观点，四种瑜伽均适合上述四种不同性情。在每一种瑜伽中，某种特定的官能起着主导作用，例如，行动瑜伽需要三大官能，但行动起着主导作用，虔信瑜伽也需要三大官能，但称为"巴瓦"（bhava，情味）的高级情感起着主导作用，在智慧瑜伽中，认知或理性起着主导作用，而在胜王瑜伽中，意志起着主导作用。

斯瓦米·维韦卡南达的综合瑜伽指的不是在不同的时间修习不同的瑜伽，而是让三大官能和行动致力于最高目标，从而把人的整个生活转变成瑜伽。在日常生活中，人的所有官能都被用来达成世俗目标、满足世俗享乐。在灵性生活中，所有官能都被净化、发展，并奉献给神，所有行动也被转变成对神的服务。传统瑜伽允许以忽略别的官能为代价来发展某种官能，但在综合瑜伽中，所有官能以平衡的方式均衡发展。对此，斯瓦米吉说："愿神让所有人的心中充满哲学、玄学和情感的力量，以及行动的力量！这就是我理想中的圆满之人。仅仅拥这些力量中的一种或两种的人，在我看来是不均衡的……"[①]。

瑜伽是把属人意识转变为神圣意识，或者套用斯瓦米吉的话，瑜伽是人的潜在神性的显现。在瑜伽中，每一官能都变成了神性显现的工具。在综合瑜伽中，所有官能——认知、情感、意志和动机得到净化、发展，变得适合神性的显现，结果，人的整个生活得到圣化。这样一个完成了转化的人成为神的恩典、力量和爱抵达众人的"通道"。每一个宗教都造就了这种圣化的先知，他们具有全面发展、光明、丰富、整全的人格。斯瓦米·维韦卡南达把室利·罗摩克里希那作为现代综合瑜伽最圆满的例子，他说："如此独一无二的人格，如此最大可能地综合了智慧、瑜伽、虔信和行动，真是前无古人！"[②]斯瓦米·维韦卡南达本人是综合瑜伽的另一个闪光的例子。在《薄伽梵歌》中，我们可以说，室利·克里希那是诸瑜伽和谐与综合的完美范例。

斯瓦米吉认为，随着人的灵性发展加速，将会产生越来越多这样全面发展、光明、圣化的个体。事实上，斯瓦

---

① The Complete Works, 2.388.

② The Complete Works, 7.412.

米吉设想了未来世界的一个场景：先知们行走在各个城市的大街小巷。

我们必须根据室利·罗摩克里希那和斯瓦米·维韦卡南达教导的和谐与综合观念来理解《薄伽梵歌》里的修习。前面已经简单讨论过"《薄伽梵歌》里诸瑜伽的和谐"，接下来转向"《薄伽梵歌》里诸瑜伽的综合"。

（8）《薄伽梵歌》里诸瑜伽的综合。《薄伽梵歌》主要针对的是从事各种活动，履行生活职责，为了人类的福祉、进步和快乐而行动的人，帮助普通人达成生活的最高目标，即便他们忙于履行生活职责。它不是一本哲学书，而是一本讨论现实生活的书，所以，行动（指人类劳动）是《薄伽梵歌》的主要内容。《薄伽梵歌》把行动视为生活本身具有的特征。我们通常把行动视为由我们的内心产生的活动，并认为自己拥有自由意志，可以任意选择行动、不行动，或修改行动。然而，《薄伽梵歌》的观点有所不同，它认为，所有行动都由原质三德履行，但是，人们受到自我本位的迷惑，认为自己是行动者（3.27）。原质本身的行动受制于至上真我的意志，我们只能改变行动过程。这符合牛顿的第一运动定律：运动是任何物体的自然状态，直到外力迫使它停止。换言之，行动是生活的自然状态，不行动才是不自然的状态。

所以，《薄伽梵歌》并不提倡弃绝行动。因为甚至连

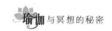

没有行动职责的觉悟之人，也在继续为了人们的福祉而行动。因而，在《薄伽梵歌》里，综合瑜伽就是综合智慧、虔信和行动。《薄伽梵歌》通过两个阶段来实现这种综合，第一阶段，智慧与行动综合；第二阶段，虔信、智慧与行动综合。

第一阶段：行动与智慧的综合。在第一阶段，主要目标在于结合行动与智慧。在此，智慧（Jnana）指自我知识（Self-knowledge），即对内部真我的认识。自我知识在第二章得到说明，接着，在第三、四、五章，《薄伽梵歌》表明如何以这种自我知识来行动。

在此，我们应当注意，行动或者说羯磨①或业不是指单纯的机械工作，而是指人类劳动，涉及动机、道德义务和结果（果报和潜在印迹）的产生。纯粹的生理活动，比如呼吸、消化等，不涉及道德义务，不能视为行动。通常的行动由自私的欲望驱动，指向财富和欲乐，属于称为"入世法"（pravrtti Dharma）的生活方式，把人束缚在世俗之中。《薄伽梵歌》教导的是无私的行动，称为行动瑜伽，是通向解脱的直接或间接方法。行动瑜伽属于称为"出世法"（Nivrtti Dharma）的生活方式。

① "羯磨"一词翻译成"劳动"比翻译成"工作"更加合适。

——单单行动不成为行动瑜伽，如果行动要成为行动瑜伽，成为直接或间接的解脱方法，就必须满足三大条件。

第一个条件是弃绝意图（samkalpa-tyagah）。"Samkalpa"指意图，而意愿的运作称为意志力（icchashakti）或意志（dhrti）。意图有不同的种类，在行动瑜伽中，最重要的是弃绝对行动结果的意图。所以，弃绝意图指"karmaphala samkalpa-tyaga"，即放弃获取行动结果的意图。《薄伽梵歌》多次谈到弃绝意图的必要性，因为人只有行动的权利，而没有享受行动结果的权利（2.47）。

第二个条件是认同于真我。真我的真实本性——内在的阿特曼（pratyagatman）是独立的、不依附的，因而，追求者需要做的全部就是，在行动时保持目击者的态度。为此，有必要认识真我的真实本性，这就是为什么《薄伽梵歌》在第二章开篇用了一些偈颂来说明真我。如何保持目击者的态度，这在第三、四、五章里有详细说明。

《薄伽梵歌》将真我知识称为数论（samkhya）。它本身可以构成一条独立的解脱之路即智慧之道，这条道路的遵循者在《薄伽梵歌》里被称为数论行者。然而，这条独立的道路不是《薄伽梵歌》提倡的道路，而在《薄伽梵歌》提倡的道路上，真我知识为无私行动提供支持和动

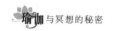

力。真我知识是无欲之业或弃绝行动（nivrtti karma）的主要条件之一。

在此，我们需要注意，这里说的"真我知识"不是从书本或常规思考中得来的一种间接知识，而是称为菩提的高级直觉官能真正觉醒的结果。在菩提支配下的行动被《薄伽梵歌》称为菩提瑜伽。第十章说，菩提的觉醒借着神的恩典而来（10.10）。菩提瑜伽是打开《薄伽梵歌》核心主题的钥匙。

行动成为行动瑜伽的第三个条件是让个人行动和宇宙行动相联结，有多种方法，《薄伽梵歌》选择的方法是，将宇宙生命视为一场浩大的祭祀或宇宙祭祀，将个人行动视为对宇宙祭祀的参与。个体生命仅仅是宇宙生命的一小部分，个人行动仅仅是至上者持续不断的创造性活动的一种表达。每一创造必有某种毁灭在先，它们合起来构成一个无限的循环——祭祀之轮。当我们以参与宇宙祭祀的方式行动时，这种行动就不会导致束缚；当我们忘记这个原则（3.9），当我们为了自私的目的而行动时，这种行动就会导致束缚。祭祀的概念在第三章和第四章得到讨论。

——《薄伽梵歌》的行动瑜伽独特特征。在当前的背景中，我们有必要注意《薄伽梵歌》引入传统的行动概念的四个重要转变，它们构成《薄伽梵歌》的行动瑜伽之独特特征。

第一，把祭祀的概念从献祭仪式转变为灵性训练。在《薄伽梵歌》之前，行动一词主要指吠陀仪式，行动被当作升入天界的方法。《薄伽梵歌》把行动转变为一种灵性训练，使行动成为高级灵性觉悟之必需（3.4）。把生活本身视为一场浩大的宇宙祭祀，把每一行动视为祭品，从而将吠陀的火祭转变为一种灵性训练，乃是《薄伽梵歌》第一部分描述的行动瑜伽的一个显著特征。这种转变在早先的《百道梵书》和一些《森论书》（Aranyakas）中已有描述，然而，在它们那里，祭祀仅仅被还原为象征主义的冥想，而《薄伽梵歌》的祭祀概念是一个能动的、鲜活的、社会性的过程，起到灵性训练的作用。

第二，把世俗行动转变为灵性训练。室利·克里希那将阿特曼的概念引入世俗生活的具体事务，比如福祉，这具有深刻的意义。克里希那教导阿周那在战斗时把自己认同为阿特曼，这种自我认同把世俗行动转变为一种灵性训练，并把世俗生活圣化了。在后来的世纪里，阿特曼的概念被局限于深奥的哲学讨论，以及弃绝一切的桑耶辛的修习生活。由于不二论吠檀多的影响，阿特曼的概念与摩耶联系在一起，于是，阿特曼的概念不再对世俗生活的实际事务起任何作用。在现代，斯瓦米·维韦卡南达恢复了阿特曼的概念在处理日常生活问题中的重要性，斯瓦米吉指出，阿特曼不仅是被动的目击者，而且是无限的内在力量、喜乐与平静之源头，是道德之基础。这是斯瓦米·维韦卡南达对现代思想的重要贡献。《薄伽梵歌》教导我们，甚至把世俗行动转变为行动瑜伽，也有可能实现终极目标——至福（18.45—18.56），这意味着世俗行动的灵性化或圣化。此种观念在现代的恢复和发展归功于斯瓦米·维韦卡南达，我们前面谈到过斯瓦米·维韦卡南达圣化生活的观念。

第三，把无私行动等同于弃绝。弃绝（sannyasa）的本意是弃绝所有世俗财富和社会责任，实际上，这意味着放弃所有对社会有用的工作。《薄伽梵歌》指出，弃绝最重要的方面是放弃对行动结果的意图或有意依附。如果这种意图被放弃，那么由此而来的无欲行动就相当于外在弃绝。事实上，《薄伽梵歌》常把行动瑜伽称为弃绝瑜伽。"所谓弃绝也就是瑜伽"（6.2），"无怨恨，无渴望，称作永远的弃绝者"（5.3），"被弃绝瑜伽净化之人将抵达我"（9.28），这些表述连同其他表述说明，《薄伽梵歌》赋予了弃绝新的含义：弃绝指放弃对外部对象、行动结果和行动本身的执着。商羯罗称之为内在弃绝（gouna sannyasa），以区别于外在弃绝（他称为paramartha sannyasa）[1]。

第四，世界福祉的理想。《薄伽梵歌》的行动瑜伽概

---

[1] 参见商羯罗对《薄伽梵歌》6.1，6.2，18.3，18.12的注释。

念的另一独特特征，是为了世界福祉（Lokasamgraha）而无私行动的理想。无私行动不仅指向解脱，而且指向为受苦之人服务。这个崇高理想早在2500多年前就已提出，但在后来的世纪里被印度人所忽略。在现代，室利·罗摩克里希那和斯瓦米·维韦卡南达恢复了世界福祉的古老理想，斯瓦米吉给了罗摩克里希那修会的修士们一个双重理想——"为自己得解脱，为世人谋福祉"（atmano mokshartham jagat hitaya cha），这与《薄伽梵歌》无私行动的理想完全一致。

然而，《薄伽梵歌》的理想"世界福祉"，不仅仅是对世人行善，也是服务于宇宙普鲁沙。觉悟的瑜伽士也是智者和虔信者，他把服务于人当作服务于神，这一观念在《薄伽梵歌》的若干偈颂中都有表达，比如"为众生谋福祉，因此也能抵达我"（12.4），"觉悟者意识到所有一切确为我的显现"（7.19）。把服务于人当作服务于神，这一理想也在许多世纪里为印度人所忽略，直到现代，室利·罗摩克里希那和斯瓦米·维韦卡南达将它重新确立。室利·罗摩克里希那的教导"服务于人即崇拜湿婆"（Sivajnane jivaseva）成为斯瓦米·维韦卡南达的服务福音，以及罗摩克里希那传道会的所有服务活动之基础。

可见，在前五章，《薄伽梵歌》描绘了综合瑜伽的第一阶段，在这个阶段，追求者在觉醒的菩提的全面支配下，将自己的整个生活转变成了对宇宙祭祀的参与，而追求者的真我作为目击者并不卷入。这一阶段的综合瑜伽被描述为智慧–行动瑜伽（Jnanakarmayoga），重点在于自我努力。这对应斯瓦米·维韦卡南达所说的"为了行动而行动"的那种行动瑜伽。

——两种行动瑜伽士。综合瑜伽的第一阶段综合了行动与智慧，这个阶段本身包括两个层次：追求者的层次（yogam aruruksuh）和成就者的层次（yogarudhah）。

第一，追求者的层次。在此，根据史云达斯瓦敏的解释，瑜伽指智慧瑜伽，追求者指"追求真我（阿特曼）知识的人"。

在这个层次，追求者（aruruksuh）对阿特曼只有从经典上获取的理论知识。带着这种知识，他试图把所有行动作为献祭，尽可能地修习不执。这里的不执指意志的不执，意志对某物的执着或依附称为意图。在行动瑜伽中，我们必须放弃三种执着：其一，对感官对象的执着；其二，对行动结果的执着；其三，对行动本身的执着。放弃这三种意图是行动瑜伽的主要任务。通过不断修习不执即放弃意图，追求者的心意逐渐净化，并逐渐成为成就者。关于成就者的状态，《薄伽梵歌》描述如下：不执着感官对象，不执着任何行动，弃绝一切欲望，这称作登上瑜伽（6.4）。

第二，成就者的层次。当心意足够纯净，修习者就变得适合于修习对内在真我的强烈冥想。他现在可以暂时退出外部活动，修习对内在真我的强烈冥想，如同《薄伽梵歌》第六章描述的那样。通过这种冥想，他直接觉悟他的真我——内在阿特曼或知田者（kshetrajna）。他不再把自己等同于身体或心意，而是安住于他的真我之荣光里，唯独喜悦真我。达到这种状态的人称为成就者。

这种状态的主要特征是直接认识内部真我，即内在阿特曼。此种经验是菩提真正觉醒的结果。当成就者行动时，他是通过觉醒的菩提而行动的，因而，他的行动称为菩提瑜伽。

第二阶段：虔信、智慧与行动的综合。综合瑜伽的第一阶段针对的是追求者，第二阶段针对的是成就者。

成就者并不仅仅满足于以不执的方式行动。既然他已经觉悟了内在真我（内在阿特曼），他的整个存在就会渴求至上真我（至上阿特曼），内在真我只是至上真我的一部分或一朵火花。第一阶段（第六章之后），《薄伽梵歌》以大量篇幅介绍虔信，中间六章（第七至十二章）充斥着虔信的内容。这代表综合瑜伽的第二阶段，该阶段的主题为虔信、智慧与行动的综合。

《薄伽梵歌》似乎是在如下两种意义上使用虔信一词的。

第一，把虔信作为达到更高圆满的方法。这是受苦者、求知者、求财者（7.16）的态度，我们可以认为这是《薄伽梵歌》和"预备虔信"的相同之处，拿拉达在《虔信经》7.56中确认了这一点。

第二，《薄伽梵歌》使用的虔信一词的第二种含义是，对于个体自我和至上真我的永恒关系的一种直接经验，至上真我乃是宇宙和众生命运的至上掌控者。在此，虔信已经转变成了至上智慧。关于这种状态，斯瓦米·维韦卡南达说："人本身在爱之光面前得到转变，他最终觉悟到一个美妙的真理：爱、爱者与被爱者本是一。"[1]这种状态由称为"智者"（jnanin）的第四类善人（sukrtins）的态度表现出来，《薄伽梵歌》说，智者是主最爱的，不仅如此，智者与主不可分离（7.17，7.18）。我们可以认为这是《薄伽梵歌》和"至上虔信"（para bhakti）的相同之处。这意味着，虔信与智慧不是两种不同的修习，而是共同构成一种综合的实相观。如同真我知识是行动不可或缺的方面，对至上真我的知识是虔信不可或

---

[1]　The Complete Works, 3.100.

缺的方面。①

诚然，《薄伽梵歌》承认智慧是一条独立的道路，可引导人觉悟非人格的绝对者，而无须人格神的恩典，这一点由阿周那在第十二章开头提出的问题和其他语境显明。然而，这条道路仅仅被当作额外的道路，《薄伽梵歌》的导师自己的观点是，至上虔信和至上智慧不二。《薄伽梵歌》反复说（比如8.22，11.54，18.55），神的真实本性只能通过虔信来认识。

长久以来，虔信与情感、某些想象中的态度（比如甜蜜之情）、歌唱、唱诵等联系在一起，它们与智慧之道涉及的非人格态度、逻辑分析、经典研习明显相反。然而在《薄伽梵歌》里，此种矛盾在综合的实相观面前消失。《薄伽梵歌》呈现的终极实相不仅仅是意识，而且是力量；它所呈现的虔信是对这一终极实相的所有维度的一种开明而整全的回应，是对人类灵魂之局限性的一种欣然接受。

在综合瑜伽的第一阶段（见《薄伽梵歌》前六章），重点在于个体自我及其与世界的关系。这个阶段以觉悟内在阿特曼告终，经由觉知真我而履行的行动称为菩提瑜伽。

在第二阶段，重点在于神的至上实在与全能。在《薄伽梵歌》中间六章里，神支配着整个论述，这种变化自然

①　在对《薄伽梵歌》18.54和18.55的注释中，商羯罗将称为"立足智慧"（jnananistha）的最高状态的知识等同于最高类型的虔信。

要求瑜伽士对行动的态度发生转变。追求者的行动不可能无异于成就者的行动，因而，我们可以在《薄伽梵歌》中间六章找到行动概念的显著变化。在综合瑜伽的第一阶段，行动虽然基于对个体真我的认识，但受到宇宙祭祀之道德律的支配。然而在综合瑜伽的第二阶段，行动基于对神的全在全能的认识；行动失去了强制性，成为个体自我与至上真我的联结之表达，以及前者对后者的永恒依靠之表达。《薄伽梵歌》用"唱诵""布施""奉献""无条件的爱"等词语来描述第二阶段的行动，这些词语全都意味着爱的服务与敬拜。早先的献祭或祭祀态度如今被自我臣服的态度取代了（7.19"智者最终到达我这里"，15.4"我到达原初的原人"，18.62"凭他的恩惠"，18.66"以我为唯一庇护"）。菩提瑜伽起初指无私行动，后来指心意不断地专注于神的方法（18.57"努力修习智慧瑜伽，你就永远思念我吧"）。

在第二阶段，行动也是喜悦地参与神维系世界的活动，《薄伽梵歌》称之为"神圣瑜伽"（yogamaisvaram）。对神圣瑜伽的参与见"为我而行动"（11.55）、"成为神的工具"（11.33）等。

《薄伽梵歌》呈现的终极理想是圣化的行动者，他们不是屈服于内部冲动的力量（3.33,18.60）和原质的外部压力的行动者，而是自由人，深深地根植于至上神不可分割的实相和不可穷尽的力量，并充当恩典、爱和知识流向众生的通道。这样的行动者符合室利·罗摩克里希那的理想——知晓原质的性质（Vijnani），正是这一理想被斯瓦米·维韦卡南达普及为"作为崇拜的行动"或"服务于人即崇拜湿婆"。

（三）经验层面的和谐与综合

我们可以把《薄伽梵歌》视为一部整全的经典，因为它给予我们整全的指导，让我们过上一种富有意义、完全整合的生活，处理好灵性生活的三个方面或层面：知、情、意。这场对话的第一部分（前六章）表明和谐与综合的原则如何应用于形而上学层面，第二部分（中间六章）讨论修习层面的和谐与综合，第三部分（末六章）表明如何在经验层面同样遵循和谐与综合的原则。

在灵性领域，经验指对终极实相的直观，发生在超验层面。真正的灵性经验超越常规心意和语言的企及范围，因而无法诉诸言语。在超验层面，诸如二元论、制限不二论、不二论等区分是没有意义的，这些区分只有在从超验层面回落到日常思维层面之后才能被构想。

在《薄伽梵歌》里，灵性经验是以三种方式来描述的。

（1）精彩地描述瑜伽士对自己的真我或阿特曼的直接经验。在那种状态中，瑜伽士的心意变得稳定，犹如无

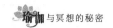

风之处的火焰。他借着自己的内在真我享受至上真我，那是至上喜乐和永无痛苦的经验（6.19—6.23）。

真我知识有三个维度或方面：①认识阿特曼，就是认识自己的真我；②认识至上阿特曼，就是认识至上真我；③认识众生的自我（Sarva-bhutatma-jnana），就是认识居于众生心中的宇宙真我（Cosmic Self）。《薄伽梵歌》认为，这三种自我知识构成一种综合经验（6.29—6.32）。一个彻底觉悟之人是具有这三个知识维度的人。

（2）《薄伽梵歌》谈论灵性经验的第二种方式参见第十一章描述的视见——对主的宇宙形式之毁灭相的视见，称为视见神的宇宙形式（visvarupa-darsana）。这一恐怖而又势不可当的经验在世界灵性文献中并不常见，它的意义在于如下事实：让我们能够接受毁灭是创造的一个必要方面。两次世界大战、越南战争，以及人类生活中各种形式的肆意破坏，在全世界不同的地方上演着，让我们想起创造的毁灭这一赤裸裸的现实。

（3）《薄伽梵歌》谈论灵性经验的第三种方式是给出灵性觉悟之人的特征。三类觉悟之人得到描述：智慧坚定者（Sthita-prajna, 2.55—2.72），最高虔信者（Uttama-bhakta, 12.13—12.20），超越三德者（Gunatita, 14.22—14.26）。我们可以认为，这三类觉悟者代表了分别经由三条瑜伽道路——行动瑜伽、虔信瑜伽和智慧瑜伽达到高度圆满之人。我们研究这三类觉悟者的特征，就可以看到，他们的特征在很大的程度上是相同的。换言之，根据《薄伽梵歌》的描述，无论一个人遵循哪条道路，终极经验或多或少是相同的。这表明，《薄伽梵歌》在超验的灵性经验这一层面上，同样遵循通往实相的综合进路。《薄伽梵歌》对灵性经验的描述被传统的阿阇梨们解释为二元论的、制限二元论的、不二论的，等等，以便与他们自己的哲学流派相一致。然而，从室利·罗摩克里希那和斯瓦米·维韦卡南达的角度来看，《薄伽梵歌》的灵性经验展现了一种综合的样式，无论人们遵循的道路是什么。

上述三个部分的讨论已经试图揭示：《薄伽梵歌》在形而上学、修习与灵性经验三个层面上，自始至终遵循对于生活和实相的综合进路，而且这条综合进路与室利·罗摩克里希那和斯瓦米·维韦卡南达在现代所讲授并活出的原则——和谐与综合原则相一致。我们还想在此说明，《薄伽梵歌》并不只是一本针对学者的哲学书，它也是一本实际生活手册，一个以目标为导向的行动宣言，以及一个指导，为的是让所有人过上和谐、整全、富有意义和成功的生活，而不分阶级、信条和种族。简而言之，《薄伽梵歌》是对斯瓦米·维韦卡南达赋予罗摩克里希那运动的双重理想，也是该运动的格言——"为自己得解脱，为世人谋福祉"的一份无比开阔而富有启发性的评注。

下篇／冥想篇

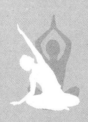

冥想的条件与达成（1）

（原载《印度觉醒》，1980年12月）

如果冥想要成为体验至上者的直接手段，就必须满足某些条件。没有必要长时间冥想，但有必要完善冥想的方法。如果随意冥想，或者缺乏适切的准备和训练，冥想就不会揭示追求者所要寻求的光明，甚至有可能让追求者误入歧途。古鲁诚然会传授某种冥想技巧，但追求者必须在自身内部创造某些条件，以使古鲁的教导富有成效。

换言之，冥想必须结合生活进程，即日常生活的基本态度和努力。灵性生活涉及人的整个生活，如果冥想要成为灵性生活的核心，就必须得到整个生活的支撑。由于普通人的常规生活充满了缺陷与困难，因而必须首先摆正生活

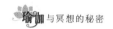

态度。

　　当然，所有的努力都是如此。我们的整个生活影响着我们的所有行动，如果我们在生活中没有取得成功，那么失败的原因可以追溯到我们的生活方式、思维方式和反应模式。成功者不一定是最优秀、最能干的人，却一定是拥有正确的态度，并用整个生活来支撑工作的人。为了在某个领域取得成功，一个人必须用整个人格来接受和支撑该领域，并适应该领域的需要。

　　如果日常生活中的成功是这样，那么灵性生活中的成功更是如此。不同于世俗的成功，灵性的成功并不依赖于外部环境。股票交易的失败、市场的过度供应或税收政策的改变会破坏生意，但灵性生活不可能以这种方式遭到破坏。相反，不幸是许多人转向灵性生活的主要动机。灵性生活的成功几乎完全取决于我们如何生活，如何让自己适应灵性理想的需要。阅读并更多地了解冥想是不够的，更多地去冥想也是不够的，冥想只是辅助手段，不会让追求者走多远，除非他的整个生活发生转变。

　　灵性生活中没有竞争之忧。即便一个人在世俗生活中没有取得成功，也仍能在灵性生活中获得成功，他只需这样想："好吧，我是世俗生活的失败者，但我不会成为灵性生活的失败者。"然而，灵性生活并不容易，没有任何成功捷径。那么，为了在冥想道路上取得成功，追求者必

216

须满足什么条件呢？

一、富有追求精神

第一个条件是，冥想者必须持追求的态度。冥想就是在未知的意识深处追求看不见的至上者。当我们祷告时，我们等待至上者的来临，在灵性生活的开端，这种等待是必要的，可以让我们准备好接近至上者。然而，那样的时刻将会到来：我们发现自己再也不能等待，而是想要追求神。到那时，我们才能明白冥想的真义——灵魂朝向至上者的运动。冥想不仅仅是让心意平静，平静只是内在追求的一个预备。内在的追求不是时空中的运动，而是意识中的运动，意味着把心意专注于意识中心，灵性世界的大门就隐藏在我们的意识中心。让心意的力量不断地聚焦这扇隐秘的大门，最终它会开启。因而，冥想就是敲击灵性世界的大门。

灵性追求需要三样东西：

第一，强烈的渴望。正是渴望不断地激励着追求者不达目的不罢休。渴望越是强烈，灵性的进步就越快。如果没有这种对灵性的饥渴，冥想无非是又一种例行公事或精神练习。仅仅因为有人说冥想很好或很有必要就去冥想，这不太可能让追求者在灵性道路上走得更远。

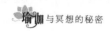

　　每一个转向灵性生活的人都对更高的生活有着某种渴望。每一位灵性追求者都认为他想要觉悟，并且这样说。谁不想拥有灵性喜乐、平静和光明，如果可以得到的话。真正的问题在于强度。单单拥有渴望是不够的，还必须把渴望提升至某种强度，否则，冥想只能让追求者获得某种心意平衡与纯净。只有对至上者的强烈渴望才能让冥想成为获得高级灵性经验的手段。强化努力可以让我们减少时间，节省精力。

　　那么，是什么阻止了我们强化努力呢？一个原因是我们无法抛开琐事，无法为了最高目标而牺牲直接需求。另一个原因是非理性的恐惧，例如，有人认为太多的冥想会使人发疯。在精神病院里有成千上万的疯子，在精神病院外更多，有多少人是因为冥想而发疯的？相反，荣格医生写道，在60多年的行医经历中，他从未遇上拥有灵性信仰与力量，却需要精神病治疗的人。缺乏强度还有一个原因是选择了错误的理想。斯瓦米·维韦卡南达说："要为一个理想，一个唯一的理想而活；要让它变得伟大、强大，以至心意中别无他物，没有时间和空间去装下别的东西。"①

　　第二，对更高自我的觉知或理解。我们只求与这样的

_____

　　① The Complete Works of Swami Vivekananda (Calcutta: Advaita Ashrama, 1973), vol. 5, p. 251.

人为伴：我们和他们有着紧密的人际关系；只有当两个人之间存在着一种本质上的相似性或平等性时，他们才能建立充满爱的快乐关系；只有当追求者在自己的灵魂中认出些许神圣的圆满、爱、美和光时，才能真正开始真诚地追求至上者。这就是为什么斯瓦米·维韦卡南达把宗教定义为内在神性的显现的原因。在吠檀多典籍中，有个故事说明了这种追求：一个被绑架的王子在森林中长大，最后，他得知了自己的真实身份，回到了国王身边。基督关于浪子的寓言说的是同样的道理。通过净化，追求者逐渐意识到灵魂之尊贵，分辨和圣人的陪伴增加这种意识。

把自己看作毫无价值的罪人，这是冥想道路上的巨大障碍。这种态度对于某些追求者可能有所帮助，他们处在灵性生活的早期阶段，正在修习祷告，"罪的态度"可以帮助他们减少自我本位，增加对至上者的依靠。套用室利·罗摩奴阇的说法，忏悔的泪水洗净世俗心的泥浆。然而，越过某个点之后，罪人的态度非但毫无帮助，而且有可能成为真正的追求之障碍。再者，我们有可能把自己视为纯粹的阿特曼，同时培养对至上者的全然依靠。这实际上是室利·罗摩奴阇的依靠（sedatva）信条所教导我们的。

第三，自由意志。灵魂必须拥有某种程度的自由，才会追求神，这意味着意志必须要自由。意志必须摆脱

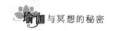

坏情绪和好情绪的控制。如果要让冥想或冥想式觉知（meditative awareness）变成习惯，就必须让意志永久地摆脱善恶冲动的控制。这不是一蹴而就的，只有通过长期修习无私的行动、祷告及类似的规训，意志才能逐渐超脱。

二、人格整合

只有用整个人格去支撑，对至上者的追求才能成功。有时，只有显意识的心意接受了灵性理想，无意识还在继续以原先的方式运作。发生这种状况时，追求者就无法将整个心意交给冥想。于是，冥想只会影响人格的表面，冥想的效果被无意识中的无数驱力和冲突所抵消。

室利·罗摩克里希那指出，哪怕只有一根纤维突出，线也无法穿过针眼。诸如理性、意志、情感等显意识官能相对比较容易整合起来，真正的问题在于控制无意识深处运作的欲望。只有当无意识与显意识统一并合作时，才能让心意专一，这称为人格的整合（integration）。

如果说无意识是问题的来源，那么它也是巨大精神力量的仓库。只有当显意识与这一力量源泉连接时，冥想才能成为强大的手段。没有得到无意识支撑的冥想缺乏力量，并且需要花费多年才能获得实际成果。

再者，无意识保存了文化之根——一个民族的象征、神话、态度和经验原型。当你冥想择神时，如果只是把他当作一幅画像，那将仅仅有助于专注。这样一种冥想不会有任何转变生命的效果。然而，如果你把择神的圣像与你的文化之根连接起来，那么，该圣像就能转变你的生命。从前，在印度，人们通常接受自己的教派或社群的神为择神，但在现代，属于不同教派和宗教的追求者常常接受一个共同的圣像，例如，许多毗湿奴崇拜者、湿婆崇拜者、萨克缇崇拜者、基督徒、穆斯林、佛教徒、犹太教徒、神道教徒和其他信徒接受室利·罗摩克里希那为他们的冥想形象。追求者更容易与冥想形象建立一种鲜活而持久的关系，如果该冥想形象被整合进了他的文化框架之中。由于一个人的文化之根在无意识深处，因而对择神的真正接受必然需要人格的整合。室利·罗摩克里希那的形象之优势在于，它代表了现代人的灵性渴望之汇聚点，这使它成为一个高度灵活的理想，能被轻易地整合进许多文化框架之中。

由此，我们看到，无意识在冥想生活中扮演着重要的角色。用来构筑灵性生活的石头就在无意识当中，我们需要将它们挖出，并适切地安放。我们的精神能量源泉也在无意识当中，只需清除垃圾，把能量适切地导入显意识之中。无意识也是信仰的温床，足以移山填海的信仰之源头

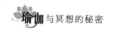

就在无意识当中。在不知不觉中，无意识的力量默默地塑造着我们的未来。凡是富有创造力的人物都贴近无意识。其无意识积极地支撑其显意识的灵性追求者，无须他人的鼓舞、有利的环境或良好的情绪来修习冥想，在富有创造力的人那里，冥想是自发自给的。

其无意识不支撑其显意识的灵性追求者感受不到冥想的能量或热情。尽管他阅读经典、聆听长者的建议，但他不断地受到怀疑的困扰。首要的是，他丧失了对自己的信仰。他害怕藏在无意识密室中的各种形象，他害怕自己会在什么时候听任无意识黑暗力量的摆布。诚然，在灵性生活的开端，追求者不能过分信任自己的心意，因为他尚未充分了解心意的运作或掌控整个心意。但他不应该允许这种状况长期持续下去，他必须明智地解决自己的心理问题，并获得无意识的支撑。这必然需要付诸努力，我们越努力，就能越快地脱离这种状况。当无意识变成我们的朋友，道德就会变得自然而然。为了让正直、非暴力和其他美德变得自然而然，我们必须整合无意识和显意识。

当斯瓦米·维韦卡南达谈论力量（他非常喜欢的一个话题）时，他指的不仅是阿特曼的力量与荣耀，而且是无意识的隐藏力量。在有关智慧瑜伽的一次著名演说中，他说："你想要的一切力量和救济都在你自身内部，所以，创造你自己的未来吧。'让死者埋葬死者。'无限的未来摆在你的面前。你必须始终记住，每一个词、每一个念头和每一项行动都会被储存起来，正如恶念与恶行的猛虎将欲扑向你，善念与善行也已带着无数个天使的力量准备好永远保护你。"[1]要净化无意识，然后用力推动它——这是在冥想生活中取得成功的秘密，也是健全生活的智慧。

这里自然而然产生了一个问题：如何改变无意识，让它与显意识协调？这实在困难，因为无意识的运作主要是未知的，在显意识可及范围之外。在有些人那里，无意识突然发生改变，而他们自己并未付诸行动，这种现象称为突然转变或悔改，在诸如圣保罗、圣奥古斯丁、圣方济、图尔西达斯（Tulsidas）、普兰达尔达斯（Purandaradas）等伟大圣人的生活中十分常见，但在较小的范围内也发生在普通人的生活中。当这种突然转变发生时，内部的障碍消失，原先的价值观念与态度彻底改变，新的生活开始了。这样的人脱离世俗，再也不可能回到原先的生活方式。这种转变何以发生，是个谜。然而，虔信者认为，这种突然转变是神的礼物。

许多追求者觉得灵性生活艰难或无趣的主要原因在于，他们尚未经历这样一种激烈的转变。在他们那里，无意识的转变是个旷日持久的过程。他们可以通过热切祷告、不断分辨、把强有力的暗示压入无意识来加速这个过

---

① The Complete Works, (1976), vol. 2, p. 225.

程。独处十分有益，可以清空心意。室利·罗摩奴阇曾经建议在家弟子不时独处，他说："独处时，心意会逐渐枯萎。我们以一罐水为例，如果把罐子搁置一边，水就会一点一点地蒸发掉，但如果把罐子沉入恒河中，罐子里的水就不会蒸发掉。"①不断念诵曼陀罗对无意识具有深刻的影响，能够逐渐带来无意识中的巨大改变。

然而，改变无意识并整合人格的最佳方式是行动瑜伽。行动直接影响无意识，当行动得到适切履行时，可以从根本上改变一个人的心理。事实上，对于绝大多数灵性追求者，冥想生活的最佳预备就是以专注、不执和服务精神来践行。

三、和谐生活

个人的生命只是宇宙生命之流的一部分，所以，为了获得稳定、安全与平静，个人必须与周围世界和谐相处。冥想是意识的专注，需要复杂的心意控制技巧，而当人格与生活不和谐时，控制心意就会变得困难。我们的成长所必需的全部有益力量——从身体健康到精神圆满，都在宇宙生命之中，但为了利用它们，我们必须学会与无限者合

---

① The Gospel of Sri Ramakrishna (Madras: Sri. Ramakrishna Math, 1974), p. 1018.

拍。套用常规说法，就是与邻人和睦相处。

普通人把一半精力花在影响别人、与没法控制的力量做斗争上。结果，只剩下很少的能量用来集中修习冥想。灵性追求者不是试图革新世界，而是试图理解生活（生命）的神秘运作，并依据生活规律来度日。生活包括善恶、苦乐等二元性，如果我们只选择其中一方，就不可能和谐地生活。如果我们想要和谐地生活，唯一的办法就是接受生活的矛盾性，不受各种极性的影响。虔信者将这种接受态度称为顺从。真正的顺从不是逃避现实，而是基于一种成熟的生活哲学。

和谐的秘密就在我们自身内部，而不在外部世界。外部环境变化无常，难以控制，我们可以掌控的是内部环境，也就是我们的心意。在冥想生活中，内部环境远比外部环境来得重要。杰拉尔丁·寇斯特（Geralding Coster）在她十分有趣的著作《瑜伽与西方心理学》（Yoga and Western Psychology）中说："对环境十分不满的人很有可能创造新的环境，而对自己十分不满的人很有可能创造新的自我。"正是通过改变自己，人才能和谐地生活。改变意味着成长、成熟。只有成熟的自我才能和谐生活。

和谐的最大障碍是自我本位。根据印度思想，私我只是假我，也就是真我或阿特曼的影子。室利·罗摩克里希那把私我称为"不成熟的我"。这一假我或不成熟的自

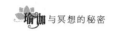

我假装维系着身体、感官、心意等，但实际上，它们全都是宇宙普拉那或宇宙生命之流的一部分，宇宙普拉那用能量支撑着它们，并维系着它们。自我本位非但不会帮助我们，反而只会将我们从那个普遍的供养源头切下，让我们一无所有。憎恨、嫉妒、竞争和类似的错误态度由私我产生，阻碍灵性成长。艾利克斯·卡莱尔（Alexis Carrel）在其名著《反思生活》（*Reflections on Life*）中说："在所有坏习惯中，对灵性进步最有害的是说谎、耍诡计、背叛邻人，以及把一切变成自己的直接利益。在堕落和错误的氛围中，精神绝不能成长。"

没有必要与邻人竞争。生活如此开阔，每一个人都是如此独特，以至人人都能找到自己的独特位置，而无须破坏他人的壁龛。大多数人可能需要很长的时间才能理解这一点，但是灵性追求者不需要也不应该盲目从众，尽管他们始终是少数。他们已经选择了不同的道路。"我们为什么要如此汲汲营营于成功，汲汲营营于事业？"亨利·大卫·梭罗（Henry David Thoreau）问道："如果一个人不和同伴们亦步亦趋，可能是因为他听到了不同的鼓声。就让他跟随他听到的音乐吧，无论多么缓慢或遥远。"灵性追求者必须做的首要事情之一，就是不再依据世俗的成功标准来判断生活。

我们不是非得始终在世俗意义上成功和快乐，悲伤与失败在生活中不可避免，但它们既不永恒，也不能摧毁我们。如果生活没有带给我们快乐，至少它给别人带去了快乐。乐他人之乐，忧他人之忧——这便是智者的和谐生活之道。对于这样一个人，冥想本身会适时地揭示一种更高的和谐——居于众生心中的阿特曼之统一性。

冥想的条件与达成（2）

（原载《印度觉醒》，1981年1月）

一、冥想的障碍

每一条生活道路都有困难。没有人可以在任何领域达到任何成就，而无须克服障碍。

伟人达到和保持的高度，

并非一蹴而就，

当同伴沉入梦乡，

他们在夜里艰难行路。

朗费罗（Longfellow）的诗句每一位小学生都能背诵，其意义在灵性生活中再真实不过了。

对于那些厌倦世俗生活的争斗与混乱，由此过上灵性生活，并希望快捷地实现灵性圆满的人，灵性道路上如此之多的障碍可能是最令人沮丧的。凡是在灵性生活中取得成功的人，都克服了重重障碍。每一位伟大的先知，比如基督和佛陀，都不得不面对"试探"，室利·罗摩克里希那对密教戒律的修习也许具有同样的意味。

在印度宗教传统中，苦分为三种。不利的环境或不满意的工作、意料之外的灾难、超自然的搅扰或不明原因导致的类似麻烦，称为依天苦。他人或别的存在者导致的麻烦属于依外苦。自己制造的障碍称为依内苦。其中，前两种苦或多或少超出追求者的控制范围，被视为宿业的结果，只有那些由自己的错误态度或行为制造的内部障碍属于追求者的控制范围。在灵性生活中，唯一要紧的是内部障碍。一旦克服内部障碍，外部障碍将失去力量，不再阻碍灵性进步。

那么，内部障碍是什么？在印度，每一个宗教传统都有自己的内部障碍清单。《数论颂》列举了大约100种内部障碍！它将内部障碍分为三类：谬误（viparyaya）、无能（asakti）和满足（tusti）。[①]谬误有五种：无明、自我本

---

① 自在黑的《数论颂》46—51。

位、执着、厌恶、贪生。根据数论的计算，谬误可进一步细分为62种。

据说，人天生的无能有28种。虽然我们无须讨论细节，但每一位灵性追求者必须意识到自己的局限性和弱点，尽管不应为此担忧。身体力量不一定意味着精神力量，而灵性力量有时截然不同于精神力量。一个人需要灵性力量来获得真正的灵性经验，如果没有灵性力量，就应该首先意识到自己没有，然后向神——力量之洋祷告。

第三类内部障碍是满足。这个范畴不是指普通追求者需要克服的粗糙的感官享乐，而是指精微的快乐与慰藉，它们阻碍追求者全心全意地前进。《数论颂》谈到了九种满足，第一种是早期灵性进步或次要灵性经验带来的满足。这是最普遍的障碍之一，许多追求者花费多年时间努力修习冥想和唱诵，但在达到某种程度的心意净化和平静之后，他们对灵性修习的兴趣就淡化了。还有人满足于来自书本的理论知识。第二种满足可能来自某些外在变化，比如提着水罐、穿着赭袍、拥有美丽的神龛、收藏灵性书籍物等。事实上，许多追求者仅仅满足于这些。第三种满足来自对时间和命运的错误信仰。毫无疑问，灵性进步需要时间，而灵性经验的获得具有不确定性，但是，认为一切都会随着时间的推移慢慢发生①，或者认为凡事都要运气，这是一种逃避态度，是灵性进步的巨大障碍。《数论颂》还告诫我们远离对行动的误解和草率放弃而带来的错误满足。外在的弃绝和苦行可产生一种成就感，以及灵性生活到此为止的感觉，这些低级满足和短暂成就消解灵魂对至上喜乐和最高圆满的真正渴望。室利·罗摩克里希那用一个简单的寓言说明了这一点：商人在仓库里储存一堆堆的谷物，每一堆周围都撒上一些爆米花，老鼠整晚吃着爆米花，心满意足地离开，忘了一粒米抵得上十粒爆米花。

西班牙基督教思想家——十字架上的圣约翰在《登上加尔墨罗山》（*The Ascent of Mount Carmel*）中罗列了一份明显相似的灵性进步障碍清单。在另一部著作中，当讨论高级神秘经验的本质时，他追问道："问题在于，为什么臻达这种状态的人可谓凤毛麟角？原因在于，在由上帝本身发起的这一非凡行动中，如此之多的人软弱无力，在困难面前退缩，不愿忍受哪怕最小的困苦或屈辱，不愿以持久的耐心去努力……如果你不愿向尘世的平静愉悦、向你自己的感官享乐宣战，而宁愿寻求安宁和慰藉，那你要如

---

① 这不是《薄伽梵歌》的著名段落"Kalenatmani vindati"（4.38）的真正含义。

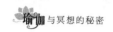

何承受内在的精神试炼呢？"①

帕坦伽利在《瑜伽经》里提到冥想之路上的九大主要障碍。②

第一个障碍是疾病。瑜伽士认为，疾病由普拉那或生命能量的不均衡流动所导致。

第二个障碍是缺乏热情或不愿强化冥想，可由心意深处的冲突或缺乏适切的分辨导致。许多灵性追求者没有严肃对待冥想生活，因为他们对时间的价值和生命的短暂无知。圣奥古斯丁（St. Augustine）说："虽然上帝承诺接受你的忏悔，但上帝没有承诺给你时间来耽搁。"③

第三个障碍是怀疑。怀疑有两种，一种是对宗教所谓永恒真理缺乏信仰，或怀疑每一个人。正是针对持这种怀疑态度的人，《薄伽梵歌》说："无知者、不信者、怀疑者已经败坏，他没有快乐，他的世界或来生没有希望。"④第二种怀疑是一种追问或分析的态度，基于对某些基本真理的信仰。灵性生活是一种追寻，如果没有追问

---

① St. John of the Cross, The Living Flame of Love, trans. Lewis (London: Thomas Baker, 1910).

② 帕坦伽利的《瑜伽经》1.30。

③ 也见：耽搁是时间之贼／年复一年地偷窃，直至一切消失／对永恒之景的无比关切／竟听任一个瞬间的摆布——爱德华·杨（1683—1765）。

④ 《薄伽梵歌》4.40。

和调查，人就很有可能走弯路。针对冥想生活中的第二种怀疑，斯瓦米·维韦卡南达说："无论一个人在理智上的信念有多强，心中都会生起对这门学问之真实性的怀疑，直到某种独特的内心经验发生，比如顺风耳或千里眼等。"①

第四个障碍是草率。在灵性生活中，草率有不同的类型。草率地守护感官、草率地研读、草率地说话或草率地选择同伴都会玷污纯净的心意。心意的大多数不净都是因为草率引起的。对定期冥想的草率导致"灵性的双足积满灰尘"，就像阿西西的圣方济说的那样。对于稍有进步的追求者，草率意味着忘记真我，没有保持觉知。真正的追求者不断保持警醒，甚至在睡眠中，他也保持局部的觉知。毗湿奴派流行的一个美妙偈颂说："财富不是财富，灾难不是灾难。真正的灾难是忘记毗湿奴，真正的财富是记住拿拉央那。"

第五个障碍是昏沉。昏沉意味着身心迟钝滞重，是因过多的睡眠、食物或疲劳造成了答磨占据主导地位。

第六个障碍是依恋感官享乐。一个人可以放弃感官对象，但内心仍然执着于它们。为了专注于冥想，有必要达到意志的不执，也就是放弃所有意图。

---

①　The Complete Works of Swami Vivekananda (Calcutta: Advaita Ashrama, 1977), vol. 1, p. 221.

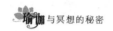

第七个障碍是错误的灵性经验，比如错觉、幻觉、病态想象等，它们是试图欺骗自己的结果。作为真理的寻求者，灵性追求者必须诚实，无论在为人处世方面，还是在冥想方面，建立在错误经验基础上的灵性生活好比纸牌屋。

对于那些已经在灵性生活中取得某种进步的追求者，帕坦伽利方案中的第八和第九个障碍十分重要，它们是：无法达到更高的意识境界，以及无法在达到之后保持该经验或境界。在努力遵循冥想之路的真诚追求者那里，这两个障碍有可能造成严重的困难。帕坦伽利说，当追求者发现自己的进步之路被阻碍时，有可能会被悲伤、消沉、心悸、四肢颤抖和呼吸不匀压倒。[①]在灵性生活的早期阶段，大多数追求者不得不面对上述反应中的某一些。

二、障碍的根本原因

我们的所有麻烦和障碍的根本原因在于无明。正是因为无明，我们看不见阿特曼之光，不认识自己的真实本性。这是印度思想中为人们普遍接受的一个重要信条。当然，关于无明的本质，不同的流派持有不同的看法。二元论流派认为，无明仅仅是知识的缺乏。根据罗摩奴阇的观点，自我和至上真我的真实本性只能通过灵性力量

---

① 《瑜伽经》1.31。

的扩展来认识，他把灵性力量的扩展称为"整全知识"（dharmabhuta-jnana）。在普通人那里，这种知识以收缩的状态存在，这便是无明的原因。另一方面，不二论流派认为，无明不仅是知识的缺乏，而且是"某种更多的东西"，尽管无法确定这种东西究竟是什么。无明不仅像幕障一样遮蔽了阿特曼，而且产生了这个虚幻的现象世界。

　　不管无明的本质是什么，它都是人的生存经验的一部分。《奥义书》《薄伽梵歌》和其他印度经典一致明确地宣称，人的真实本性是永恒、不变、自明的阿特曼。然而，由于无明，绝大多数人无法认识到这一点。无明让"我"（私我）与阿特曼分离，这种自我异化、自我放逐，乃是所有问题的根本原因。被异化的私我将自身认同于身体、心意、世界和客体，这种认同导致苦乐经验，而经验导致三种主要态度或反应——爱、厌恶和恐惧，它们在内心深处留下潜在印迹。过去的潜在印迹决定现在和未来的思想与行动。我们所称的"障碍"全部由潜在印迹导致。

　　如果我们试图通过逐个消除潜在印迹来逐个移除障碍，那将花费很长时间，而且有可能根本不会成功，因为等到我们消除一个潜在印迹，有可能已经通过无明积累了十个潜在印迹。所以，我们应该试图消除所有潜在印迹和障碍的根本原因——无明。无明就像幕障，遮蔽了阿特曼。只要消除部分幕障，阿特曼之光就能散发出来。当灵

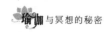

魂认识其真实本性，就不再认同于心意、身体和外部世界，我们的全部悲伤就会终结。这是人生问题的灵性解决办法，没有其他持久的解决办法。[①]

所以，灵性生活的根本问题在于如何消除无明。灵性追求者不应担心自己的局限性和障碍，而应全心全意地关注无明问题，那样就能节省大量的时间和精力。认识真知（阿特曼之光）与无明的差异，珍视真知胜于一切，这是灵性生活的第一课。

三、克服障碍

无明是所有障碍的最终来源。冥想的唯一目的在于消除无明，移除遮蔽阿特曼的幕障。然而，这不是一蹴而就的，而是需要长年累月的持续斗争。在这种斗争中，心意的任何特质都不如坚定不移的信仰来得重要。这里说的信仰不仅指一种信念，而且指坚忍的意志。信仰就是坚定地相信终极目标。让身体、感官、情感、欲望、理性和心意本身以它们喜欢的方式运作，只要意志坚定地朝向目标，追求者就能前进、克服所有障碍。让意志始终坚定地朝向未知的实相，这是不可能的，除非得到信仰的启迪和引导。得到启迪、朝向目标的意志之产生乃是克服障碍的

---

① 见毗耶娑对《瑜伽经》4.11的注释。

第一步。当帕坦伽利说"为了克服障碍，应当修习心注一处"时，他指的就是这个意思。

冥想的目的在于让意志对准内部空间的大门，这个空间就是心灵或菩提，阿特曼之光从那里发出。通向这个空间的大门在多数人那里是关闭的，冥想只是不断地敲门，开门的是神圣者——这便是启示的含义。除了佛教和耆那教，其他宗教都认为，真正的灵性经验是启示，它不是由人的努力创造出来的东西，而是某种新的、自发的东西。室利·克里希那解释了菩提瑜伽一词："出于对他们纯粹的仁慈，我居于他们的自我之中，用知识的明灯驱散无明的黑暗。"①

对于那些无法让自己的心意不断朝向神，无法与神建立直接关系的人，唯一的方法就是寻求圣人的陪伴，圣人充当恩典的通道。具有高级灵性的人好比经验丰富的旅行者，十分了解看不见的世界。这样一个人的少许引导就能给予追求者理解力和进步，否则，追求者要花费多年时间通过试错法才能获得这些。

四、冥想的效果

在很多人看来，冥想无非是和心意作战。不少人把冥

① 《薄伽梵歌》10.11。

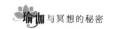

想当作徒劳无益的修习而全然放弃，这是因为他们过早地尝试冥想。正如我们前面指出的，冥想是一种程度很高的专注，当然是在初级灵性修习——诸如祷告、崇拜、自我研习或无私行动——之后才能达到的状态。这些初级训练让意志超脱感官对象，然后冥想就变得轻而易举、毫不费力。真正的冥想是不间断的思想之流寂静地流向高级意识中心的客体。

真正的冥想会在追求者身上逐渐产生巨大的变化。第一个可见的标志是，他的心意更多地朝内。这种状况与心理学家所称的内倾截然不同，内倾是心意病态地退缩，由白日梦或持守过去所导致。真正的朝内或谦卑是这样的能力：将意识集中于比日常经验层面的心意更深的层面。这是可能的，因为追求者开始感受到一种全新的喜乐，它从内部上涌，比感官享乐更为高级。这种冥想的喜乐大大地更新和鼓舞心意。

第二个变化是内部高级意识中心的发展，好比狂暴的海面上出现了一座岛屿。追求者的心意可能并不完全平静，念头、形象、情感和欲望可能在心意中穿梭，但它们不会影响他在内部发现的寂静中心。通常，当你独自坐着倾听时，你会在内部的某处听到各种声音，因为这些声音进入了你的内心深处。然而，当你发现了那个静默的中心，你就会听到声音在你的外部。汽车喇叭声、婴儿哭闹声、人们的叫喊声、鸟儿的清脆鸣叫——它们全都在各自的地方被你听到，这些声音不会渗入你的灵魂。《薄伽梵歌》在某个值得注意的段落中把这描述为"将外部经验外在化"[①]的过程。这种警醒状态或觉知状态有时会突如其来、自然而然、自发自动地出现在某些人身上，尤其是青少年，然而，他们无法长久地保持这种状态。冥想使你能够获得和保持这种状态，把它变成永久的财富。

人具有一种倾向，就是把所见、所闻、事件、人群、问题、忧虑等一切内在化。冥想使你能够把这些全部排除在外，从而给你一个内部的平静中心。室利·罗摩克里希那说："冥想就像关上自家院子的大门"，"刚开始冥想时，感官对象会出现在追求者面前。然而，当冥想变得深沉，感官对象就不再干扰他，而是被排除在外"。[②]

冥想在追求者身上产生的第三个变化，是给予追求者更大的自我知识。追求者开始更清晰地理解心意的运作：形象如何出现，欲望如何生起，意识如何被本能动摇，自我本位如何导致悲伤，等等。他也开始觉知真我，尽管十分模糊。水晶在红花旁边就会变成红色，在蓝花旁边就会变成蓝色。在深度冥想中，心意就像水晶，追求者清晰地

---

① 《薄伽梵歌》5.27。

② The Gospel of Sri Ramakrishna (Madras: Sri Ramakrishna Math, 1975), p. 722.

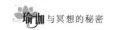

看到自我、心意和对象是如何彼此关联的。[1]

自我知识带来更大的自我控制。随着意志超脱欲望，追求者的意志力增强，激情得到遏制。那时，追求者过着不易冲动的生活，他获得一种内在的平衡，即便一时心烦意乱，也会比别人更快地恢复平静。他变得更少自私，对他人更多同情。

自我控制带来身体和心意之间、心意和感官之间、理性和情感之间的更大协调。结果，追求者的生命获得一种方向感和目的感。他能以更大的信心处理日常问题。他对工作一心一意，他的效率、专注和记忆力得到巨大改善。他需要的闲暇更少，并学会如何利用闲暇来得到更大的成长。

冥想最重要的效果和真正的目的在于灵性觉悟。只有当冥想以觉悟告终，它才得到了成全。所以，我们接下来简单地讨论这个重要的主题。

五、般若或冥想的觉悟

根据帕坦伽利的观点，适切的冥想（瑜伽八支的第七支）导向三摩地。然而，三摩地一词在吠檀多文献中被用来指一种高度的灵性觉悟，在罗摩克里希那和维韦卡南达的文献中，三摩地一词就是这样使用的。三摩地的高级状

---

[1] 见《瑜伽经》1.41。

态在普通灵性追求者的可及范围之外，大多数追求者真正可及的是一种启示或视见，而冥想直接导向这种启示。为了避免与高级三摩地混淆，我们称这种低级经验为般若或"冥想的觉悟"（meditative illumination）。

为了理解这种经验的本质，我们首先必须根据瑜伽来理解冥想和三摩地的区别。三摩地不仅仅是冥想的延伸，二者之间有着质的不同。冥想或禅那有三个要素：主体、客体和冥想的努力。主体是私我，客体通常是某种形象，冥想的努力则是意志的运作，以便能像小提琴的琴弦一样将主体和客体连接起来。只要意志保持稳定，任何分心的念头都不能进入心意，精神能量朝着一个方向均匀地流动。

当追求者怀着纯净的心意尤其是守贞长期修习这种冥想，他的意识就会开始发生某种转变。首先，一种全新的光芒开始出现在私我背后，这是经由菩提反射出来的阿特曼之光，这种光芒照亮追求者冥想的那个形象。其次，冥想的努力（意志的运作）变得多余，因为被照亮的形象如今填满了整个心意。帕坦伽利对此种经验的描述是："那时，客体独自发光"[①]。追求者的"我"被铆定在这个形象上，他全神贯注于他的经验；他直接遇到这个形象，就像突然遇到一种神秘现象，变得目瞪口呆、大脑空白。

通常的冥想就像盯着看一张电影胶片上又小又暗的画

---

① ·《瑜伽经》3.3。

面。然而，当我们把电影胶片放在一台放映机上，并用强光照射时，影像就会突然变得明亮，而且似乎是活动的。观众专注于电影，忘了一切。冥想的觉悟与此相似，室利·罗摩克里希那以典型的简明方式对这种经验做了如下描述："难道你没有看过戏吗？人们在讲话，这时幕布突然拉开。接着，观众的整个心意朝向这出戏，不再盯着别的东西。三摩地就是这样进入的。当幕布合上，人们又开始左顾右盼。就是这样，当摩耶之幕合上，心意就会游离出去。"[1]

斯瓦米·婆罗门南达（Swami Brahmananda）非常清晰地描述了这种经验："当心意变得专注，首先会在一种视见中看到明光。随着这种视见而来的是一种更高的喜乐，心意勉强放弃这种喜乐，继续向前。"[2]

每一位灵性追求者必须对自己有望得到的首次真正的灵性经验有所了解。他被一种内在的光芒照亮，这种光芒就是阿特曼之光。所以，首次灵性经验实际上是对真我的经验，它是心灵或菩提的点亮。正是这种经验被称为"冥想的觉悟"或般若。

这便是冥想的目标，当目标达成，冥想本身就得到了

---

[1] Gospel, p. 383.

[2] The Eternal Companion (Madras: Sri Ramakrishna Math, 1971), p. 365.

成全。然而，这并不意味着灵性努力的结束，相反，真正的灵性生活只能始于对真我的直接经验。冥想只是引领心灵抵达吉瓦阿特曼的门口，并停在那里，再往上则是至上阿特曼的无限王国。

　　冥想要变得有效，就必须满足某些条件。在冥想之路上，某些障碍可以通过专注的努力来克服。适切地修习冥想能让学生成为更好的学生，让商人成为更好的商人，让工程师成为更好的工程师，让真诚的灵性追求者见到内在之光。

冥想的三条主道

　　每一个人的生活不知不觉中都是由他对实相
（reality）的观点或理解来决定的。理解源于经验，童年
早期的经验给予我们对实相的最初观点或理解，这塑造了
我们后来的思想与行为；随着我们长大，获得更多的经
验，我们对实相的观点变了，而这种变化会改变我们的思
想与行为过程。所以，经验决定着我们对实相的观点，而
我们对实相的观点决定着我们的思想与行为，思想与行为
又反过来导向进一步的经验。

　　在通常的世俗生活中，大多数人没有意识到这个循
环，以及这个循环如何受制于他们对实相的观点。但在灵
性生活中，一个人对实相的观点与理解非常重要。只有
当人在生活中的某些关键时刻突然清醒地面对实相，灵

性生活本身才能开启。灵性生活寻求终极实相（Ultimate Reality），而追求者的整个生活不断地朝向最终目标。

目标决定方法。每一条灵性道路或每一种灵性技巧都基于对终极实相的特定观点。世界诸宗教开启了一些不同的灵性道路。今天，有关瑜伽、禅修、昆达里尼、如实察觉（choiceless awareness）等的书籍到处都是，存在着一种广泛的倾向——让修习成为各种技巧的大杂烩。当然，把不同道路的最佳要点吸收到自己的生活中，这没什么不对。然而，我们应当记住，修习是个面向目标的过程，在我们尝试遵循一条特定的道路之前，必须认清这条道路所朝向的目标之本质（tattva）。

在印度思想中，关于终极实相的本质，主要有三种观点。第一种是数论-瑜伽的观点，它认为原质是整个宇宙（包括个体心意）最终的、无常的原因，诸自我（普鲁沙）形成一个独立的、不变的实相，不受原质的演化和变化的影响。第二种观点为吠檀多所持有，梵被认为是宇宙最终的、不变的原因，个体自我（阿特曼）是梵的一部分或反射。第三种为佛教持有的观点，即万物都在流变状态，看似终极实相或原因的东西无非是空（sunya）。基于这三种实相观，印度宗教发展出的不同冥想技巧或许可以分为三个范畴：面向原质的冥想（prakrtyasraya），面向梵的冥想（brahmasraya），面向空的冥想（sunyasraya）。

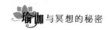

所有的冥想道路无非是这三条主干道的小路、小径或旁道。

一、面向原质的冥想

面向原质的冥想技巧在帕坦伽利的《瑜伽经》里得到了充分发展。按照这一方法，终极目标是觉悟真我，真我与原质完全不同并且分离；然而，这种自我觉悟是间接地实现的，需要经由一系列冥想阶段直接认识原质的不同层面。在帕坦伽利的瑜伽中，冥想一开始不需要对自我有任何先入之见，注意力起初仅仅放在心意及其功能上，对自我的真实本性的觉悟被放在最后。帕坦伽利的面向原质的冥想之基本观点是：人的痛苦的主要原因在于对原质的真实本性无知。正是这种无知束缚着灵魂，一旦原质的真实本性被发现，原质本身就会自行离开普鲁沙。

此种冥想的第一阶段是专注（Dharana），意味着将心意固定在体内或体外的某个点上。下一阶段是禅那（Dhyana），意味着心意中保持单一的客体经验（pratyaya）或思想。心意以三个部分或三个方面来运作：客体，称为grahya，即"被抓牢者"；自我或主体，称为grahitr，即"抓牢者"；冥想过程，称为grahana，即"抓牢"，实际上是将主体与客体相连的意志。①冥想者以心意的这三个方面修习禅那。随着禅那得到强化，三者——主体、客体和意志——彼此越来越近，直到最后，它们完全融合。在这种融合经验中，客体独自自发地闪耀，而无须意志力的运行，主体或自我似乎（实际上并非如此）丧失了独立的身份。②这种经验标志着冥想的第三阶段，称为三摩地。

专注、禅那和三摩地这三个阶段合起来构成帕坦伽利瑜伽中的冥想，他称之为专念（samyama），字面意思是"彻底控制"；他还有一个从佛教借鉴的术语，就是三摩钵底（samapatti），即"全神贯注"③。关于专念，需要注意几个要点。

首先，专念是种完全客观的技巧。每一范畴，从粗糙物体直到自我，都可被客体化，就是被当作用来聚焦意识的客体。

其次，专念是在心意中保持单一的客体经验或思想之波。当心意被净化，专注变得深沉，客体经验就会变得水晶般通透，并开始反射普鲁沙之光。纯意识（普鲁沙）的这种反光称为般若，它是瑜伽士的直觉力，向瑜伽士揭示原

---

① 参见帕坦伽利的《瑜伽经》1.41。

② 这三个特征把三摩地和禅那区别开来，参见《瑜伽经》1.43和3.3。

③ 参见《瑜伽经》3.4和1.42。

质的秘密；它也是一种内在的瑜伽之火，将潜在印迹化为"焦种"状态，从而撤销潜在印迹，这样，潜在印迹就不会再度萌发成思想和情绪。

第三，可在任何地方或任何客体上修习专念。虽然帕坦伽利提到了顺从神，并把它作为一种可供选择的方法，但修习专念不一定需要对神的信仰或虔信态度。不过，有四个意识层次或水平可供修习专念。[①]第一个层次称为寻（vitarka），涉及外部世界，在此，专注是睁开双眼对着粗糙的物体修习的。[②]第二个层次是伺（vicara），涉及精神世界，在此，专注的对象是精神形象、概念或感觉。第三个层次是喜乐（ananda）[③]，在此，意志即作为"抓牢"之工具的心意本身成为专注对象。在称为有我（asmita）的第四个层次，主体本身被客体化，就是说，意识的聚焦

① 《瑜伽经》1.17。

② 外在的专注有不同的类型，包括南亚佛教的遍处冥想。后来的瑜伽著作描述了一种称为一点凝视法（trataka）的外在专注，修习方法是目不转睛地凝视一个物体或一个点。斯瓦米·维韦卡南达在谈论他的这种专注经验时说："我曾将心意专注于某个黑点。最终，在那些天，我再也看不见这个点，也注意不到这个点就在我眼前，心意中没有生起波动，犹如一个无风之洋。在那种状态中，我得以窥见超感真理。所以，我认为，甚至连对微不足道的外物的冥想修习也能导向精神专注。"The Complete Works of Swami Vivekananda (Calcutta: Advaita Ashrama, 1976) vol. 6, p. 486.

③ 在吠檀多中，喜乐的层次（称为喜乐鞘）被认为是最高的，但在瑜伽派中，有我对应吠檀多中的智性鞘，被认为是最高的。

转回到普鲁沙在菩提或智性上的反光，在此，专注的对象是对"我"的经验，这个"我"与其他所有精神客体或物质客体分离。①

般若可出现在上面提到的四个层次中，但其性质和强度层次而异。在最高的有我层次，般若变成了如下经验：普鲁沙完全脱离原质。瑜伽士称之为分辨智（viveka-khyati或prasamkhyana）。根据帕坦伽利的观点，分辨智本身包含七级（七个次第）②自由，它对应吠檀多所称的"在世解脱"（jivan-mukti）。

到目前为止，我们一直在讨论这种冥想：心意中保持以单一客体经验的形式呈现的客体。这种有客体的冥想属于瑜伽的两个部分之一——有想（samprajnata）瑜伽。帕坦伽利还谈到了一种没有客体的冥想，此中，甚至连单一的客体经验也被抑制，心意完全关闭。这实际上不是一种冥想形式，而是一种没有客体的心意状态，被称为无想（asamprajnata）瑜伽。这种状态的确切性质、达成和作用在瑜伽派的不同注释者和作者那里是有争议的。根据有些人的观点，无想瑜伽是瑜伽的最终状态，只有在获得有想瑜伽的最高经验——分辨智之后才能尝试修习；另一些人认为，在前面谈到的四个专念层次的任何一层那里，都能

---

① 关于这种技巧，见毗耶娑对《瑜伽经》（1.36）的注释。

② 《瑜伽经》2.27。

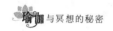

修习无想瑜伽。在某个层次修习专注并获得般若之后，瑜伽士有可能被困住，发现自己无法走向更高的层次。为了克服障碍，他就要抑制自己在现阶段获得的经验，于是，他的心意会暂时关闭，脱离一切思想和经验，此为无想状态。当他走出这种状态，会发现自己身在更高的层次，这就像深深地潜入河流的某处，让河水带着你漂流一会儿，然后在另一处浮出水面。

根据第二种观点，无想瑜伽有两种："有种"（sabija）和"无种"（nirbija）。在某个低级阶段获得某种有想瑜伽的经验之后，受过训练的瑜伽士可以通过意志力让自己的心意彻底摆脱思想，然而，这并不意味着他的心意在那时停止了运作，因为在无意识深处，还有潜在业力的"种子"经历着未知的变化。这种无想瑜伽称为有种无想瑜伽。它不会持续多久，因为被抑制的潜在印迹会再度变成思想波动。然而，当瑜伽士通过不断修习和经验摧毁所有的"种子"，当他穿越了七级分辨智，使得心意完全没有念头，他的心意就会永久地关闭。所有的活动，无论是有意识的还是无意识的，都将止息，心意将分解成元素，并融入原质。这便是无种无想瑜伽。室利·罗摩克里希那曾说，一旦达到这种最高状态，普通瑜伽士的身体不会撑过21天，他将达到最终的解脱——独存（kaivalya）。无论是有种还是无种，真正的无想不像有些人想的那样，是一种惰性状态，缺乏生气，而是一种高度觉知的状态。在此状态中，心意只是脱离了客观经验，但却充满意识力。

这把我们引向一个重要的概念——止息，它形成我们所讨论的瑜伽专念的第四点。瑜伽的止息有三种：客体经验的止息（pratyaya-nirodha），波动的止息（vrtti-nirodha），潜在印迹的止息（samskara-nirodha）。客体经验指一个完整的念头或观念，它是意识在任何给定的时间所呈现的形式。在通常的思考中，许多念头和情绪不断地涌入心意；在禅那期间，只有单一的念头被保持，其他念头则被止息。所以，禅那是客体经验止息的状态，尽管这里的止息不是彻底的。波动指客体经验的实际表达或显现，一个客体经验通常包含三个部分或波动：语词、语词的客体或指示物（artha）、知识（jnana）。这三者当中，前两者与客体有关，第三者与主体或自我有关。[①]在通常的思考中，这三个波动混在一起，但在禅那中，它们分离开来。在三摩地中，语词的波动和知识的波动融入客体的波动，唯有客体的波动在心意中闪耀。由此可见，三摩地是一种波动止息的状态。只要心意深处留有潜在印迹，止息就不可能是彻底的或永久的。彻底地止息潜在印迹导致对所有客体经验和波动的完全止息，并导向称为无种无想

_____
① 情感也是波动，然而，它们在冥想之前就被消除了。

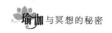

瑜伽的最高超意识状态。止息是瑜伽的基础，对这三种止息的清晰认识是正确理解瑜伽专念所必需的。

二、面向梵的冥想

我们前面谈到，帕坦伽利瑜伽中教导的冥想技巧称为专念。吠檀多的冥想称为优婆散那，有两个维度。宏观维度（samasti-upasana）是崇拜遍及万物的存在，这种冥想有两个阶段：第一个阶段是宽广冥想（viradhpasana）或崇拜维拉特（Virat，宇宙），方法是以行动瑜伽服务众生；第二个阶段是内在冥想（antaryami-upasana）或崇拜至上真我，方法要么是通过直观，要么是借助某些称为启明（vidyas）的吠陀观念框架。吠檀多冥想的微观维度（vyasti-upasana）是借助物质或精神象征来崇拜一个有限的方面，它有以下三种类型，取决于所使用之象征的性质：借助形象或形式的冥想（pratikopasana），借助曼陀罗或圣名的冥想（namopasana），借助自我认同的冥想（ahamgrahopasana）。我们在此的讨论仅限于比较优婆散那和专念。

首先，我们应该记住，专念主要聚焦于原质——一个无意识之谛（principle），而且比较重视的是心意的结构与功能而非意识之谛。但在优婆散那中，意识自始至终都是一个根本之谛。吠檀多认为，意识并不局限于个体灵魂，而是基质或整个宇宙的真我。一切有生命和无生命的存在仅仅是称为"梵"的至上真我之显现，梵支撑、控制和照亮一切。优婆散那朝向并聚焦于梵。

其次，专念是种完全客观的技巧，在专念中，不同的阶段代表心意聚焦于不同种类的客体。瑜伽的三摩地仅被定义为"客体独自闪耀"的状态。自我知识只在高级阶段才进入专念领域。但优婆散那始于对自我之本性的研究，并直接进入意识的中心。在优婆散那中，主要的关切在于自我的转变，而非各种精神过程。吠檀多接受自我的不同维度，比如世界（visva，也译成周遍）、灵性能量（taijasa，也译成炎光）和灵性之光（prajna，也译成有慧），它们没有在帕坦伽利的瑜伽中被提及。优婆散那的不同阶段代表自我转变的不同程度。在优婆散那三摩地中，重要的不是客体，而是真我或阿特曼，客体是借着阿特曼之光显露的。我们应该注意，尽管帕坦伽利描述了不同的冥想和经验，但他没有描述对真我的直接经验之性质，但在吠檀多专著中，对阿特曼的经验得到了清晰的描述。例如，《薄伽梵歌》说："当被瑜伽约束的心意变得平静，当自我看见真我，你就会满足于你的真我。"①简而言之，优婆散那是一种既主观又客观的技巧。

①　《薄伽梵歌》6.20。

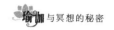

专念的最终目标是让自我与原质彻底分离，这被认为是一种直接经验，只能在三摩地的最高阶段获得。优婆散那的最终目标是让个体自我与至上真我合一；脱离原质或摩耶的掌控仅仅是这种合一的早期步骤，而且可以通过分辨的精神过程来达到，这里的"分辨"指分辨我与非我，或分辨常与无常。令人吃惊的是，帕坦伽利没有像吠檀多导师那样，把分辨纳入任何初步训练当中。

另一个不同之处是，专念仅仅涵盖人类生活的一个有限领域——个体自身的专注经验。它实质上是一种撤退行为，在某些无知之人那里，它有可能堕落成一种灵性自恋的形式。相反，优婆散那是一个扩展意识的过程，不是一种撤退，而是积极地参与生活这出神圣的戏剧。瑜伽的冥想局限于特定的时间和地点，与此不同，吠檀多的优婆散那作为所有时间、所有地点的一股潜流来修习。因此，它影响生活的方方面面，并整合所有的生活经验。

再者，优婆散那带来的个体与无限者之间的关系以一种深刻的虔信意识为特征。它不仅像专念那样是专注，而且是一种崇拜形式。换言之，人格要素进入了优婆散那，而在瑜伽的冥想中，人格要素是缺失的。

还有一个不同之处在于冥想所选择的客体。在专念中，任何具体形式、观念或感觉都可以用来修习专注，专注的修习并不受制于一个严格的概念框架。但优婆散那仅用有德之梵的某个特定方面来修习；修习的过程基于特定的形而上学观念，关系到神、灵魂及二者的相互关系之性质。

瑜伽专念的一个显著特征是喜乐经验的缺失。尽管帕坦伽利随随便便地提到了喜乐三摩钵底（ananda-samapatti），并把它当作一种低级形式的三摩地，但作为灵性经验的喜乐并未进入专念领域。瑜伽的经验是平静离苦，然而，优婆散那的经验不仅仅是离苦，而且是积极的喜乐感。优婆散那的进步标志就是获得更高更大程度的喜乐。在《薄伽梵歌》里，冥想的经验被描述为既"脱离痛苦"，又"无限喜乐"①。

我们前面谈到，在瑜伽专念中，专注实质上是个控制的过程，瑜伽派的最高次第称为无想瑜伽，是一种彻底控制所有波动及其种子的状态。它是一条完全消极的进路。但在吠檀多的优婆散那中，专注是通过意识的转变起作用的，不仅要控制诸念头，而且要理解它们的根本原因，并通过强调阿特曼的纯净与神圣而把诸念头升华为更高的灵性冲动。②它是一条积极的进路。此外，优婆散那的任何次第都不允许心意停留在真空状态，因为始终要保持一种

---

① 《薄伽梵歌》6.23，6.21。

② 参见《瓦希斯塔瑜伽》（中译本《至上瑜伽》，王志成译，浙江大学出版社，2012年。——译者注）："有两种摧毁心意的方法：瑜伽和智慧。瑜伽是控制所有念头，智慧是正确的洞见。"

高级灵性波动；最高次第称为无余三摩地，其本身是一种"连续的思想之波"（akhandakara vrtti）生起的结果。它是一种至高的光明与喜乐的状态，而不是无想瑜伽的那种没有任何经验的状态。[①]

跟面向原质的冥想（专念）一样，优婆散那（面向梵的冥想）也有不同的次第，带来不同种类的经验。我们在研究虔信之道和智慧之道时再来讨论这些经验。

三、面向空的冥想

在佛教中，冥想的一般用语是禅修（Bhavana）。在佛陀的原初教导——八正道中，第七和第八支讨论冥想。最初，称为"正念"的第七支意在充当称为"正定"的第八支的预备，但慢慢地，这两支成为独立的技巧，后来，许多流派开始认为第七支高于第八支。

在巴利文三大经典之一《经藏》对"念处"（Satipattana）的讨论中，正念的技巧得到了详尽阐发。正念是这样一种技巧：观照身心在一天中所有时刻的每一种活动，从而保持不断的觉知。佛陀的讲道描述了四种"自我觉知"的技巧：觉知身体及其活动，特别是呼吸（身念

---

① 因此，像有些人那样把无余三摩地等同于无想瑜伽，这是个错误。

住）、觉知感受（受念住）、觉知意识（心念住）、觉知
精神客体（法念住）。这种修习逐渐通往觉悟状态，在
此状态中，心意消失，整个宇宙显现为空。以"内观"
（Vipassana）来命名的这种禅修已经成为现代南亚佛教的
主要冥想方法。

正定的技巧在今天被当作一种辅助训练，它要求安静
地坐在一个地方，把心意固定在某个物质或精神客体上。
觉音（Buddhaghosa）在《清净道论》中总共罗列了40个
冥想主题，最常见的方法是集中思考生活的黑暗面，如无
常、苦和无我，或光明面，如爱和慈悲。专注于称为"遍
处（kasina）"的特制黏土圆盘也得到了描述，目前十分
流行。对三摩地的修习导向一种超感经验，在巴利文中称
为Jnana（在梵文中是禅那）①，它有四个或八个次第。

佛教主要有两大分支，上座部（或小乘）和大乘。
上面描述的冥想技巧，似乎比较接近佛陀教导的原初方法
属于上座部，即斯里兰卡、缅甸和泰国的主流宗教。大乘
佛教有许多流派和宗派，其中最重要的是西藏的金刚乘，
以及流行于中国、韩国和日本的禅宗。金刚乘大量使用仪
式，是佛教密宗的一种形式。禅宗是个独特的哲学与修习
体系，起源于中国，是佛教瑜伽和儒道的一些方面之综

---

① 我们应该注意到，印度教中的禅那（dhyana）和三摩地
（samadhi）分别对应佛教中的三摩地（samatha）和禅那（jhana）。

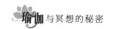

合。讨论这些流派中修习的不同冥想技巧不属于本文的范围。

就我们当前的讨论而言，需要注意一个要点，它是所有形式的佛教冥想所共有的，并位于佛教生活方式的根基处，它就是"空"的教导。这个教导最初局限于自我或灵魂，它认为，人格无非是各种要素的和合，不存在永恒的自我或灵魂来经历一次次的出生、受苦和死亡。龙树（Nagarjuna）把这个教导扩展到了整个宇宙。佛教主要有三个哲学流派，南亚佛教或上座部认为，世界为真；瑜伽行派认为，外部世界非真，而是心意的投射，心意为真；中观派认为，外部世界和内心世界都非真，一切都是空——非存在。这三个流派仅在对于世界之本质的看法上彼此不同，但它们全都认同一点：人的自我为空。无我（anatma）这一教导正是佛教思想最独有的特征，每一个佛教流派的每一种灵性训练都基于无我的教导。佛教冥想的最终目的在于认识自我之空性，因而，所有形式的佛教冥想都以面向空为特征。

现在，我们可以总结上述讨论引出的三个要点。

（1）灵性经验由一种波动产生，而心意中生起的波动之类型取决于冥想者对实相的观点，以及他所经历的精神训练类型。所以，每一种冥想技巧都导向不同类型的经验。室利·商羯罗说："通过情的波动（bhava vrtti），你可以获得虔信的狂喜经验；通过空的波动（sunya-vrtti），你可以获得空的经验；通过梵的波动（brahma-vrtti），你可以获得圆满或无限的经验。"[1]

（2）仅仅控制心意，也就是抑制散乱的波动，这本身并不导向真正的知识，真知唯独源于古鲁——无论是可见的还是不可见的，属人的还是神圣的。

（3）虽然不同的道路导向不同类型的经验，但下面这一点无疑是真理：这些经验全都只是对同一至高实相的同一至上经验的不同方面。然而，这个真理无法通过比较不同的经典来获得，而是直接经验的问题，只有实际修习所有技巧的人才能获得这个真理，而在人类历史上，到目前为止，只有室利·罗摩克里希那做到了这一点。这是一个全新的发现、一个全新的启示，是他的天命。

---

[1]　Aparoksanubhuti, 129.

专注与冥想（1）

（原载《印度觉醒》，1980年7月）

今天，冥想在东西方前所未有地流行。过去仅限于一小群相当胜任的追求者圈子内的这种灵性修习形式，如今正被许许多多的人追随，并应用于许许多多的境况。为了满足不同类型的追求者的灵性需求，古代的冥想技巧正被修改，新的技巧正被灵性导师们发展出来。实际上，冥想已经变得如此多样化，以至现在成了一个通用术语，指一些专注形式，而非一种特定的灵性技巧。

如今流行于全世界的各种冥想可以分为两大类：世俗冥想和宗教冥想。为了健康而修习的各种形式的专注全都属于前一类——世俗冥想。科学已经证明，某些种类的冥想可以放松身体，降低血压和减少精神紧张，治疗身心紊乱，因此，它们已经成为许多生活在压力环境下的人——尤其是西方人的一种福利。为了治疗效果而修习冥想没什么错，但我们不能认为那就是冥想的全部。

在此，我们关注另一类冥想，吠檀多文献称之为优婆散那，其目的在于灵性启示。优婆散那也有两种：拟人化的（sakara）和非拟人化的（nirakara）。拟人化冥想见于虔信之道，这种冥想的客体是神的某种形式，被追求者称为择神。非拟人化冥想见于智慧之道，这种冥想的客体是一个非拟人化的对象，比如光、空间或有德之梵的某个属性。

灵性冥想要求程度和质量更高的专注，它不一定是一种轻松的经验，尤其是对于初学者。帕坦伽利用来称呼冥想的术语是禅那（dhyana），根据他的观点，冥想仅仅在一个瑜伽次第方案中形成第七阶。除了少数天生心意平静而又纯净的幸运之人，在大多数人那里，高级种类的灵性冥想必然需要努力、挣扎和张力。室利·阿罗频多指出："瑜伽之路是漫长的，走过每一寸土地都必须克服许多阻力，修习者最需要的品质是耐性和坚持不懈，以及经历所

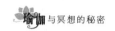

有困难、耽搁和显著的失败却仍具有坚定的信仰。"[1]

关于冥想的真实性质，目前有许多混乱的说法，主要由如下错误信念引起：冥想无非是一种专注形式。每一个人都有能力把心意集中在某物上，大多数人正是以这种信心来尝试冥想的。然而，当他们发现自己并未成功时，就会吃惊地追问："我为什么无法冥想？"真相是，冥想不仅仅是一种普通的专注，灵性追求者必须理解这一点，他们应该了解普通专注和冥想之间的区别。

一、普通专注与冥想

在普通的专注中，心意集中于一个外部客体或精神观念。孩提时起，我们就在练习对外物的专注，这是自然感知过程的一部分。什么是感知？根据数论派、瑜伽派和不二论吠檀多派的观点，心意通过眼睛朝外，呈现客体的形式，这便是我们何以能够看见的原因。根据罗摩奴阇和摩陀婆（Madhva）的观点，是自我朝外，直接感知客体。总之，专注于外物是个自然过程。《奥义书》说，主本身凿通感官，让它们朝外。[2]所以，我们在专注于外物方面没

---

[1] Sri Aurobindo, Bases of Yoga (Pondicherry: Sri Aurobindu Ashrama, 1973).（中文版《瑜伽的基础》，徐梵澄译，华东师范大学出版社，2005年。——译者注）

[2] 《羯陀奥义书》2.1.1。

有什么困难。

真正的冥想是感知过程的完全倒转，就是把心意或自我转回其源头。室利·罗摩克里希那用一个比喻说明了这一点：警官手里提着三面是黑玻璃的灯在夜里巡逻。提着这盏灯，他能看见别人，而别人看不见他，除非他把灯转向自己。[①]同样，我们提着自我之灯可以看见外物和思想的运作，但如果我们想要看见至上者，就必须把灯朝内照，这就是冥想的含义。把习惯朝外的心意朝内转向其源头，明显是一项十分艰难的任务。

所以，冥想和普通专注的第一个区别是：冥想是意识专注于其真正的源头或中心的结果。密教谈到了不同的意识中心，但《奥义书》指出，灵心[②]是真正的意识中心。虽然初学者可在某种程度上将心意专注于心轮区域，但通常他不知道灵心——真正的意识中心的含义。在大多数人那里，这个高级中心是沉睡或隐藏的，但通过自制和祷告，它能得到发展。除非追求者发现了自己的灵心，他的心意才不会在冥想期间四处漫游。

我们应该知道，试图强迫心意朝内，就像牧羊人把羊赶进羊圈，那不是冥想。真正的冥想是心意自然而然地朝

---

① The Gospel of Sri Ramakrishna (Madras: Sri Ramakrishna Math, 1974), p. 107.

② 灵心：spiritual heart，指灵性中心。

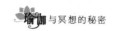

内或入内（pratyak pravanata）的结果，由一种向内的拉力所导致。这种向内的拉力源于高级意识中心。只有当这个高级意识中心是敞开的、活跃的，才会施加这种拉力。那时，心意得以停留在其源头，就像鸟儿栖息在巢里。心意的这种安住或固定称为专注（dharana），如果没有专注，就难以冥想。

其次，在大多数形式的普通专注中，感官是积极的，与外界的接触没有被切断，但在需要更高程度专注的冥想期间，只有心意是积极的，与外界的接触被切断。瑜伽士将这种状态称为一根或一心（ekendriya），在此状态中，只有一根或一个感官——末那或心意（瑜伽士认为它为第六根）是活跃的。帕坦伽利认为，在尝试禅那之前，应该精通专注和制感，将心意从外物撤回。帕坦伽利将制感定义为如下状态：感官脱离外物，与末那或心意合一。[①]长期修习制感，唯独心意保持积极——一根状态，只有到那时，真正的冥想才有可能。

现在，我们来谈普通专注与冥想的第三个区别。我们所谓的思想只是心意的波浪运动，称为波动。波动要么由外部刺激产生，要么由潜在印迹萌发产生。当我们沉浸于一本书或一项工作时，若干名色占据了意识领域，心意做循环运动。但在冥想中，心意仿佛固定于某个点上，心意

---

① 帕坦伽利的《瑜伽经》2.54。

中只有单一的波动。那时，只有单一的名（曼陀罗）和色占据意识领域，其他所有名色被自觉地抑制。然而，这里存在困难，因为潜在印迹不断地萌发成波动。除非我们至少消除重要的欲望和冲动，否则冥想修习将会变成一场内部大战。

这使我们进入第四个区别：普通专注是执着于各种外物的结果，而冥想是不执的结果。沉浸于喜欢的工作，因为它满足自己的欲望，这很容易。但经由不执而沉浸于某物，则是困难的。只有当不执受到强烈渴望的支撑时，冥想才是可能的。冥想不是一种消极撤回，即逃避现实的练习，而是在应该寻求真理的唯一场所强烈地寻求真理。冥想是在未知的心灵深处热切地寻求，好比人在黑暗中伸出双手，到处摸索，冥想者伸出直觉官能——纯菩提，在内部寻求。虽然冥想通常在某个形象上操作，但真正的追求者知道，他所冥想的形象并非真正的实相，事实上，他的冥想是对实相的寻求，而形象只是实相的象征。只有具备强烈的渴望与信仰，才有可能在未知的灵魂深处寻得未知的实相。

接下来我们讲第五个区别。人的心意有两种力量：体验和创造（造作）。我们的大多数常规思考是个创造过程——我们始终在试图创造什么，比如新的客体、新的关系、新的意义、新的观点，等等。如果我们无法创造任何真

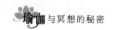

正的东西，那么我们就创造非真之物，并试图活在梦境里。所有伟大的科学、技术和艺术成就都是人在创造性专注中付出巨大努力的结果。然而，这种创造带来差异和冲突。

冥想是寻求体验的源头，从而试图让心意停止创造。虽然体验也是心意的功能，但体验的真正源头（意识）在阿特曼或真我那里。冥想是尝试离析出真我，从而发现非造作者或绝对者，那才是人试图通过创造活动所寻求的。冥想是走向合一或平静的活动。

第六个与此相关的区别是，普通专注是时间中的活动，而冥想是停留在无时间性中的活动。我们越是思考，就越是随着时间而流动，陷入无常的生命之流。

有两种时间，一种是外部时间，由地球围绕着太阳转动来决定，另一种是内部时间，由思想的活动来决定。在婴幼儿那里，这两种时间是分离的，随着长大，他们学会将二者关联起来。然而，这种关联在深眠和做梦时消失，那时，我们活在一个完全不同的时间世界里。在通常的清醒状态，内部时间和外部时间以某种比例调和，这种比例因人而异，对有些人而言，时间飞逝，而对有些人而言，时间滞重缓慢。

生活在时间里，处于时间的暴政之下，总是两边讨好，这导致了神经的巨大紧张。人想要逃离这种压迫性的时间意识，所以人要度假，试图沉浸在小说或电影里，从而忘记自己。但人发现，那样没用，因为时间就像鬼魂，无论你到哪里、做什么，它都阴魂不散。冥想是这样一种尝试：让人脱离时间的暴政，首先让内部之钟慢下来，然后将心意提升至无时间的维度。

然而，普通专注和冥想之间最重要的区别也是第七个区别在于，普通专注是个无意识的过程，涉及自我遗忘，而冥想是个有意识的、自我引导的过程。我们通常说的有意识的活动实际上主要是无意识的或习惯性的。弗洛伊德发现了无意识，并表明了无意识如何导致精神混乱。荣格表明，甚至通常连健康的思想与行为也主要受制于无意识。我们在说话、吃饭、工作、散步时，并没有同时意识到我们正在做这些事。正如荣格指出的，下面两个陈述完全不同："我正在工作"，"我知道我正在工作"。我们很少接触自我，因而我们的日常生活中很少有自我觉知。

在印度，这个真相的发现大约可追溯到3000年前。数论派创始人迦毗罗（Kapila）指出，宇宙中的一切，包括心意，都是无意识的，唯独普鲁沙或吠檀多论者所称的阿特曼是真正有意识的。心意连续不断地产生波动，这使得真我的反射（reflection）成为断断续续的，结果是，人丧失了与自己的意识中心的接触。冥想停止别的波动，只留下一种波动，让真我的反射始终如一，并恢复我们与真正的意识中心的接触。这要通过行使意志来实现，

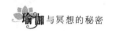

正如车夫拉紧缰绳来驾驭马儿，冥想者通过意志来控制心意。这就是佛陀所说的正念（mindfulness）。因而，冥想完全是个自我引导的过程，它竭力反对精神自动作用（automatisms），试图阻止精神波动淹没自我觉知的磐石。这一点把冥想和沉思、内倾、白日梦区别开来。

在普通专注中，心意被客体所支配。如果你在读一本书，那么是书决定了你的专注；如果你在做一项工作，则是工作控制了你的心意。但在冥想中，客体通常仅仅扮演被动的角色，心意受制于自我。心意可以被控制，不是由心意本身来控制，而是由一种高于心意的官能来控制，这种更高的官能就是菩提（biddhi或dhi），它是直觉和意志的官能。冥想期间，一种源于菩提的冲动控制着心意波动，并引导意识之流朝向客体。除非菩提在某种程度上得到发展并变得活跃，否则很难冥想。

第八个区别是，冥想不仅仅是盯着客体，而是试图进入与客体的鲜活关系。在虔信之道上尤其如此，虔信者只是把冥想视为一种方法，用来锻造与择神的一种亲密而持久的爱的关系。很多人冥想不成功的主要原因就在于，他们忘了这个要点，把冥想视为一种被动的行为，就像看一幅画或一朵花。

只有当主体与客体的性质在某种程度上相似，才能确立爱的关系。吠檀多认为，每一个人都有潜在的神性，就是说，他的真我是至上真我的一部分。灵性生活就是要发现这种永恒关系，而为了发现这种关系，追求者首先必须发现自己的真我，即自身内部的神圣中心，只有在那里，他才能感受到至上大灵的碰触。到那时，心意波动平息，真我之光显现。这就是为什么心意的平静如此重要。然而，冥想不仅仅是内在的寂静，而且还是把这种寂静转变成联结个体私我与至上真我的方法。这是印度经典要我们修习这种或那种冥想的原因。①

最后，我们应该记住，普通专注和冥想导向完全不同的结果。精通冥想使人轻松地专注于任何行动，反之则不然。虽然专注地从事世俗行动能让心意得到良好的训练，胜过无所事事或马马虎虎，但这并不能理所当然地使人进入深度冥想。通常的活动如果没有伴随着分辨、不执、虔诚和某种程度的觉知，只会让我们越来越远离我们内部的神圣中心。这样的专注只会让我们越来越深地卷入原质的无意识之流，相反，冥想直接带领我们走向实相。

二、祷告、崇拜、冥想

上述讨论表明，真正的冥想不像人们通常以为的那样简单。在虔信之道上，冥想仅仅构成第三阶，因为前面有

---

① 《旧约·诗篇》46：10。

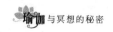

祷告和崇拜。那些修习祷告和崇拜已有时日的人发现冥想是轻而易举、自然而然的。那么，祷告和崇拜如何帮助追求者修习冥想呢？

首先，正如我们已经表明的，冥想是把心意专注于一个高级意识中心，除非那个中心在某种程度上被唤醒或变得活跃，否则很难进行冥想。强烈的祷告可以快速唤醒高级意识中心。斯瓦米·维韦卡南达说："祷告很容易唤醒人的精微能量，如果有意识地祷告，所有欲望都能得到满足。"[①]专注不是灵性生活中的主要问题，真正的困难在于，给予专注的能量一个更高的指令。初学者无法仅仅通过冥想来做到这一点，而祷告和崇拜打开各个更高的中心，引导心意向上。

其次，只有得到意志的支撑，冥想作为一个有意识的、自我引导的过程才能被成功地修习。纯意志和纯意识是高级自我（jivatman）的动态面和静态面。通过自我分析和内省，有可能理解意志的真实本性和运作。然而，意志受制于情感和本能，反复无常，无法单单被自我分析控制，这就是为什么冥想常常取决于灵性追求者的心境。如果灵性追求者想要独立于自己的情感，就必须能够随心所欲地把意志指向神，而祷告和崇拜逐渐让意志受到控制。

① Complete Works of Swami Vivekananda (Calcutta: Advaita Ashrama, 1964), vol. 5, p. 325.

再者，我们看到，在许多灵性追求者那里，冥想仅仅影响人格的一个很小的部分，即显意识部分。人格的其余部分，尤其是心意的无意识部分（精神能量的弹药库），仍然各行其是。这种冥想缺乏力量。祷告和崇拜唤醒无意识，激发人格的每一部分，使它们全部投入冥想。只有让冥想充满力量，它才能像个电钻，刺穿摩耶的面纱。

我们还看到，有些人的灵魂对于不可见、不可触的实相天生具有内在的敏锐性；但对于有些人来说，唯一的办法是通过长期修习祷告和崇拜来培养虔信。

祷告和崇拜还有另一个益处。甚至当灵性追求者不想或不能冥想时，祷告和崇拜也能为心意提供支撑。有些时候，追求者感到难以冥想，这时，许多人会想："与其浪费时间试图冥想，还不如做点事"。但是，真正的虔信者不会那样想，而是转而热切地祷告和崇拜。心意的干枯或其他障碍不能让他泄气，在他那里，冥想仅仅是祷告或崇拜的一种延伸，即一种更精微的表达。

当然，还有别的冥想辅助手段，但在此，我们主要关心的是虔信之道，在这条道路上，祷告和崇拜扮演了重要的角色。

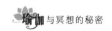

三、早期阶段的冥想

如果冥想这么困难，是不是意味着只有在精通祷告和崇拜之后，我们才能开始冥想？当然，如果灵性追求者可以花费数月甚至数年时间专门修习祷告和崇拜，那么他将发现冥想轻而易举、自然而然。但在现代，几乎没人拥有信仰和耐性等待那么长的时间。甚至就初学者而言，也不一定要放弃冥想。在灵性生活的开端也可以修习冥想，连同祷告和崇拜，因为即便冥想并不完美，也能以不同的方式帮助追求者。

冥想帮助追求者理解心意的运作。早期阶段的冥想可能看似在内部打仗，但时间不会白费，通过冥想，追求者理解自己精微的欲望与倾向。这种冥想"充当船上的舵"，直指神圣母亲。"当一个人在夜里坐下来祷告，就能反思白天做过的好事和坏事，然后，他应该比较今天和昨天的精神状态……除非你配合白天的工作早晚修习冥想，否则你怎能知道自己在做满意的事还是讨厌的事。"①

早期阶段的冥想修习十分必要的另一个原因在于：它给予心意良好的灵性训练（pratyak pravanata），并为灵性

---

① Swami Tapasyananda and Swami Nikhilananda, Sri Sarada Devi, the Holy Mother (Madras: Sri Ramakrishna Math, 1969), p. 408.

追求者的生活引入一种内化意识。这些作用也许不是直接可见的，但在几个月或几年之后，灵性追求者发现自己的心意正在轻松地内转。即使心意会漫游，以特定的姿势静坐也能训练身体和神经系统。随后，当灵性追求者成为冥想能手，他会发现早期的训练是个很好的有利条件。

再者，冥想修习帮助灵性追求者整合自己的人格。冥想为灵性追求者的意志提供一个内部焦点，甚至在他尚未达成完美的冥想时，一个内部焦点的存在也能为他的整个人格带来一种整合与合一感，这帮助他始终不受外部世界的变化与纷争的影响。

这些是在灵性生活的早期阶段修习冥想的益处。然而，一旦灵性追求者精通冥想，冥想就变成了获得灵性经验的直接方法。真正的冥想就是敲击内心神殿的大门，强烈而持续地修习这种更高的冥想，至少能打开通往光明、知识与喜乐的大门。接下来我们讨论这种更高的冥想，讨论它的不同技巧和包含的各精神过程。

专注与冥想（2）

（原载《印度觉醒》，1980年8月）

一、什么是真正的冥想

禅那或冥想是在高级意识中心自觉地保持对某个客体的同一念头的稳定流动。[①]我们所谓的思维是对一系列称为波动或客体经验的思想之波的操纵。心意有两种倾向，其自然倾向是不断地从一个思想波动移至另一个，这种抓牢不同客体的倾向称为精神涣散（sarvarthata，all-

---

① 参见帕坦伽利的《瑜伽经》3.2，"同一思想之波的流动称为冥想"。

pointedness）。但有时，心意保持在单一的客体上，这种倾向称为心注一处（ekagrata，one-pointedness）。禅那或冥想是心意的一种特殊类型的心注一处活动。

英文单词concentration（专注）是个通用术语，可以指心注一处，也可以指保持少量的思想波动，就像下棋时那样。我们已经指出，真正的冥想如何不同于普通专注。根据帕坦伽利的观点，专注必须满足一些条件，才能成为解脱的手段。其中一个是信（sraddha），指信仰——对生活的至高目标以及实现该目标之可能性的信仰。这必须受到力（virya）的支撑，力指能量或热情，不是出自本能的运作，而是出自意志力的持续运作。另一个是念（smrti）或记忆，它必须受到定（samadhi，三摩地）或心注一处，以及慧（prajna，般若）或自我觉知的支撑。[1]最重要的是念或记忆。保持同一念头的稳定流动就是保持稳定的念。然而，冥想不是个普通的记忆过程。通常，人能记得很多东西，有些人具有惊人的记忆力。然而，将心意专注于单一的念头，从而保持稳定的记忆，则是困难的，而这就是冥想的含义。再者，普通的记忆是回想过去的经历，回忆就是停留于过去。普通人日常生活的很大部分要么花在回忆过去，要么花在期待未来。当下是如此短暂，以至经验一旦产生，就马上成为过去。冥想不是回忆过去，而是保

---

① 《瑜伽经》1.20。

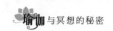

持对当下的记忆；不是试图将过去的事件召回心意当中，而是试图阻止当下滑入过去、滑入遗忘。真正的冥想是把整个记忆过程固定在当下时刻。

灵性追求者常常忘记上述要点，他们中有很多人所做的就是：看着一幅男神或女神的画像，然后闭上双眼，试图回想自己看到的。这种对过去事件的持守被视为一种神圣的行为，但它实质上和其他类型的回忆没什么不同。它让冥想变得机械而重复，让神经疲劳。它打开通往过去的大门，结果是，追求者发现过去的记忆蜂拥而来，闯入心意。不足为奇，很多人没有从这种冥想中获得多少收益，甚至在修习了几个月或几年之后，仍然那样。

真正的冥想是直接遇见活生生的形象。当你面对面地见到一个人时，你就活在当下。如果冥想要成为那样，你就必须能够洞悉未知的内心深处，直接"看见"那里的一个活生生的形象。只有当你成功地聚焦意识之光，照进内心深处，才有可能"看见"。初学者觉得这很困难，这就是为什么我们建议他们首先修习祷告和崇拜。[①]祷告和崇拜是仅在当下才有意义的活动，祷告不可能在你不留心时成为过去，一旦你开始遗忘，祷告就会停止。灵性祷告确

---

①　内观（不断观照所有思想与行动的佛教技巧），保持自我觉知的禅修技巧；nididhyasana，研究真我之本性的吠檀多技巧；以及不断唱诵曼陀罗是保持当下记忆的其他方法。

实是一种强烈的努力——保持当下的时刻。甚至当你把祷告指向未知的存在者，这也能让你活在当下。崇拜则让你指向的存在者变得更加真实，让你能够更加长久地持守当下。当灵魂与形象在当下的遇见被内化和强化，就变成了冥想。

所以，真正的冥想反对心意停留于过去的倾向。冥想是稳定的意识流从"我"（主体）移至一个精神形象（客体）的活动。当这种活动是稳定的，客体就不会改变；当它是波动的，客体也会改变。它是一种源于自我的冲动或活动，决定着精神形象是保持不变，还是变动不居。这种自我冲动就是意志。当我们试图冥想时，一些记忆涌入心意，让我们感到无可奈何。然而，允许心意以这种方式漫游的正是我们自己。我们可以把心意固定在任何客体上，如果我们真想那样。通过训练意志，我们可以让内在的形象保持稳定。如果真能做到，那么我们的记忆就会被约束在当下，那便是冥想。

冥想总是意味着对某个客体的冥想。有种流行的观点：冥想意味着清除心意中的所有形象，让心意空白。这完全是错误的，因为在冥想期间，心意中必须始终有一个客体。正如我们已经指出的，冥想意味着保持单一的念头，抑制其他所有念头。对所有念头的完全抑制发生在深眠中，以及某些高级形式的三摩地中，那时，心意脱离所有客体，心意本身的客体化倾向得到抑制。如果没有获得净化和灵性力量就试图移除所有念头，那么通常的结果不是三摩地，而是一种睡眠或催眠式的恍惚。斯瓦米·维韦卡南达说："当人们没有训练和预备就试图让心意空白，那么他们很有可能只是成功地用答磨——无明的材料遮蔽了自己，答磨使心意迟钝麻木，让他们自以为把心意变成了真空。"①

我们也可以冥想主体——"我"，这种冥想称为自我冥想（aham-graha upasana）。然而在此，主体不是纯阿特曼，而只是经验的自我，也就是真正的阿特曼的投射或形象。自我的存在是自明的，无须任何证据，但自我的真实本性是阿特曼，这一点却不是自明的。纯阿特曼绝不能成为冥想的客体。在高级三摩地期间，当所有思想波动止息，纯阿特曼独自发光。有一种方法可以让我们通过研究而直接洞悉纯自我，但它不属于冥想，而是那些修习智慧瑜伽的人遵循的一条直接道路。

有时，人可以自发地进入一种意识状态，在此状态中，心意变得平静和警醒。这样的人感受到一种深刻的内

---

① The Complete Works of Swami Vivekananda (Calcutta: Advaita Ashrama, 1977), vol. 1, p. 212.这里应该指出，尤其是在斯瓦米·维韦卡南达的教导中，冥想一词通常不仅指禅那，而且指下一更高状态——三摩地。然而，这并不意味着三摩地只是禅那的延长，我们后面将会看到，二者有着质的差别。

在寂静，此间，每一刻都被察觉，每一念头似乎都是新的、充满意义的。心意没有持守一个特定的形象，而是平静地目击念头来来去去，就像云朵飘过天空，或旅人穿过一个寂静的村庄。那时，这个人活在当下。他看着寂静的生命之流，而不被卷走。在这种状态中，自我觉知到整个心意本身，而非一个客体或一个对象。好比一条鱼突然觉知到水，而以前它仅仅注意到了别的鱼和虫子等。如果自觉地培养这种心境，那么心意就会变得适合冥想。

在虔信之道上，这种冥想式觉知是通过爱来达到的。以至虔信者的整个存在和他唯一的念头发生共振，就像木槌敲打铜锣。在他的心意中，没有容下其他任何念头的空间，他的心意鲜活聚焦于当下时刻。

在真正的冥想中，心意就像小提琴之弦，在自我和客体之间绷紧，并在当下振动，在意识中制造常新的旋律。

二、冥想的心理基础

人心也许是整个宇宙中最奇妙的东西，宇宙中的一切知识与奥秘都隐藏在人心深处。想要修习冥想的人应该知道自己的心意如何运作。心意不是我们自己制造出来并可任意操作的机器，它是现成的，早在我们意识到它的运作之前，它就已经开始影响我们。个体的心意不是独立运作

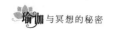

的，每一心意都是巨大的宇宙心意的一部分，依照某些普遍的法则来运作，并受到同一种称为"普拉那"的宇宙能量的驱动。斯瓦米·维韦卡南达在有关"心意的力量"的著名演讲中说道："所有心意都是一样的，是同一个心意的不同部分。了解一块黏土的人，也就了解了世上所有的黏土。认识并控制自己心意的人，也知道每一个心意的秘密，并拥有控制每一个心意的力量。"①

正如物理学和化学基于物质世界的准确法则，心意的运作也基于某些普遍法则，这些法则的最初发现归功于圣人迦毗罗。佛陀降生之前很久，印度人就了解它们，后来，帕坦伽利把精神科学的原则编入了他的瑜伽体系，该体系如今正在赢得全世界的关注。也许在21世纪，人类的主要关切将不是科学，而是瑜伽。在印度，由于人们在过去几千年里痴迷于形而上学沉思，因而有关瑜伽的许多知识已经遗失。然而幸运的是，有足够的瑜伽知识被吸收进了吠檀多体系，作为一个活的传统留存至今。那些尝试冥想的人必须清楚地理解瑜伽心理学的五大基本原则，它们形成吠檀多冥想的基础。

第一个原则是，意识属于人的真我，后者有不同的名称，比如普鲁沙、阿特曼、吉瓦等。意识是真我的本性，宇宙中其余的一切——整个物质世界和所有个体心意皆属

---

① Complete Works (1976), vol. 2, p. 17.

于原质，而原质是无意识的。原质既不是物质，也不是精神，而是未显的初始质料，心意和物质只是原质的两种不同显现。原质虽然是无意识的，但不是死的或惰性的；它是一种无意识的力量，驱动着整个宇宙。原质不是自明的，只有当普鲁沙之光照在它上面时，它才能被认识。但普鲁沙或阿特曼是自明的，不需要其他任何东西来显明自身。

意识和无意识的区分乃是古印度的伟大发现之一，它是灵性生活中的一个要点。想要修习冥想的人必须具备如下基本知识：唯独自我（即真我）是有意识的，所有的精神活动和身体活动都在缺乏自我觉知的情况下无意识地进行着，血液循环、食物的消化和吸收，以及其他生理活动在我们没有意识到的情况下进行着。如果我们研究自己的精神生活，就会发现大部分精神生活是自动进行的。我们讲话、阅读、吃饭、走路、玩耍，几乎没有意识到自己正在做这些事。当我们坐下来冥想，同样的自动作用持续着。由于我们每天的大部分时间或多或少是无意识地度过的，因而我们发现自己在冥想期间对心意的控制力很小。

我们越是持守自我，就越是有意识，而我们越是有意识，就能越多地控制思想和行动。这种自我觉知被通俗地称为警醒，它不仅是遵循智慧之道的人所必需的，而且是遵循虔信之道的人不可或缺的。自我是意识的居所，灵性

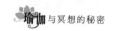

追求者必须学会打开这个居所的大门，并允许意识越来越多地流入精神活动。遮蔽自我，并用无意识驱动我们的，正是心意的欲望和其他不净。随着心意变得更加纯净，自我之光更多地显现，给予我们更大的自我觉知和自我控制。

第二个基本原则是，认知是心意变化的结果。为了认识某个客体，心意必须呈现该客体的形式，心意的这种变化称为波动。

认知或知识是自我与客体之间的关联。纯粹的自我或阿特曼无法直接认识客体，在自我与客体之间，必须插进心意。甚至这样也还是不够的，心意必须呈现客体的形式。当阿特曼之光照在心意波动或思想之波上，知识就产生了。

波动有不同的类型。当你看见一棵树时，心意朝外，呈现树的形式，你就是这样认识树的。当你闭上双眼，心意再现树的形象，你就是这样记忆的。我们所谓的生命或存在由世界之内的世界构成。正如有外部的物质宇宙，也有精微的内部世界，当心意投向内部世界，我们就得以认识它们。这些心意变化全都是波动。

没有波动，就没有知识。在深眠中，被答磨压倒的心意没有任何波动，所以，在深眠中，我们什么都不知道，醒来时就会说，"我什么都不知道"。然而，帕坦伽利和一些不二论者认为，在深眠状态，也存在着某种特定的波动，称为深眠波动（nidravrtti）。在称为无余三摩地的最高超意识状态，心意专注于真我，唯独阿特曼存在；它不是一种"认知"状态，而是一种纯粹的存在状态。除了这种不二经验，每一种知识形式——从情感到最高的灵性直观——都是波动或思想之波的结果。

正确的知识称为prama，错误的知识称为bhrama，产生正确知识的思想之波称为正知（pramana），产生错误知识的思想之波称为谬误（viparyaya）。根据帕坦伽利的观点，执着、厌恶、恐惧和其他情感都是谬误的波动。还有另一种知识，既非正确也非错误。抽象概念，比如善、美、无限等，没有客观内容，但它们不是错误的，而是服务于实际目的。产生这种知识的思想之波称为分别知（vikalpa）或想象。[①]当你坐下来冥想，并试图感受时，你的知识就不是正确的，因为你实际上没有感受到超感实相；同时，你的知识也不是错误的，因为你的想象不是关于不存在之物的想象。严格地说，我们的大多数冥想应该归入分别知，尽管它们依赖记忆。当你通过延长冥想而获得了对超感实相的直观，分别知就变成了正知，即正确的知识。对超感实相的正确知识称为觉悟（saksatkara或yogipratyaksa），冥想的目标就是为了获得觉悟。

---

① 参见《瑜伽经》1.6—1.11。

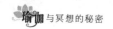

心意具有不同的层次或层面，每一层都有自己的波动。外层的波动是粗糙的，关注外部客体。诗人的直觉和哲学家的洞见则源于更高的层次。在心意的深层是精微的波动，通过这些波动，我们认识灵性世界的超感实相。大多数人仅仅意识到粗糙形式的思想。当灵性追求者通过净化与冥想学会深入自己的心意，就能意识到精微的思想之波。

我们已经看到，所谓的知识就是反射在波动上的普鲁沙或阿特曼之光。粗糙的波动反射的光很少，只结合了很少的自我觉知。精微的波动反射更多的光，它们制造的形象更加光明，结合了更多的自我觉知。随着灵性追求者深入心意，他越来越接近阿特曼，见到越来越多的阿特曼之光。所有人的阿特曼都是一样的，一个人和另一个人的区别在于，是哪种类型的波动支配着他们的心意。套用斯瓦米·维韦卡南达的话——每一个灵魂都有潜在的神性，但神性的显现程度因人而异。那些纯净而灵性化的人，心意中是纯净的波动，反射了更多的内部之光。梵文中用来称呼"神"的词是deva，字面意思是"光明者"。神是这样的存在者：其精身是如此纯净和通透，以至在他身上，阿特曼之光无比炫目。通过净化和冥想，每一个人都能达到这种状态。

我们为什么要了解有关波动的这些细节呢？冥想的根

本问题在于制造和保持正确类型的波动。冥想的目的在于制造那种特定的波动，而在你能够成功地制造出那种波动之前，你的冥想仅仅是某种形式的想象。一旦你成功地制造出正确的波动，冥想就终止了，而直接经验开始了。这里出现了一个问题：制造或产生正确类型的超感波动为何如此困难？这个问题涉及两个重要的观点，形成我们当前讨论的瑜伽心理学的第三和第四个基本原则。

第三个原则是，语词和知识之间有着恒定的关系。你无法离开语词而思考。假设你突然从深眠中醒来，你首先会注意到"某人"站在你面前，然后你知道那是你的母亲。你的第一经验是认知，它仅仅是感官知觉。你的第二经验是识别，它是思考的结果。思考需要使用语词，对母亲的识别来自母亲一词。同样，当你在内部听到或说出母亲一词时，你的母亲的形象在你心意中生起。孩提时，我们便已学会把客体或形式（色）与名字（名）如此深刻地结合起来，以至我们无法离开语词而思考。

名与色的确切关系在印度哲学家中间是个富有争议的问题。根据某些印度哲学家的看法，这种关系基于惯例，是人造的。但根据古代梵文语法学家，比如伐致呵利（Bhartrhari），以及弥曼差派和密教哲学家的看法，名与色之间的关系是永恒的。他们认为，人的心意的基本结构是语言结构。知识是对语词的一种内在的公式化表述结

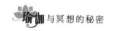

果。当你看着或试图回忆某个客体时，你是通过公式化的表述与此客体相对应的语词来认识它的。

在冥想中，我们通常使用称为"曼陀罗"的特定语词，曼陀罗在一个重要的方面不同于常规语词。如果你听到犀牛一词，但从未见过这种动物或它的图像，那么这个词对你几乎没有意义。在那种情况下，即便你在一生中反复念诵那个词，你也不会认识那种动物。当你坐下来冥想并念诵一个圣名或曼陀罗时，它只会为你的心意带来真神的一个形象，因为那是你所经验到的全部；然而（这就是曼陀罗不同于常规语词之处），如果你以信仰或纯净来念诵曼陀罗，那么它就会逐渐唤醒精微、纯净的波动，那种波动会直接揭示它所象征的实相。这是一个重要的观点，我们在涉及曼陀罗科学时再来详细讨论。

在此，我们只需理解，如果离开名与色，就不可能进行正常的思考。所谓的波动包括两部分：客体的名和色。冥想是保持单一的波动，这意味着保持单一的名色，并排除其他所有名色。

第四个原则是，每一经验都会留下一个印迹，称为潜在印迹，它具有再度制造相应波动的能力。心意的无意识部分是无数潜在印迹的仓库，这些潜在印迹不断地萌发成欲望、情绪和想法，总是扰乱心意。这就是为什么冥想期间很难保持正确类型的单一波动。考虑到潜在印迹在灵性追求者生活中扮演的重要角色，我们稍后会详细讨论这个话题。这里，我们需要注意的是，波动制造潜在印迹，潜在印迹制造波动，这个循环只能通过消除潜在印迹来打破，而潜在印迹只能通过高级灵性觉悟之光来消除。然而，潜在印迹的力量可以通过净化训练来减弱和控制。没有心意的净化，真正的冥想是很难的。

第五个基本原则是，心意变化无常，无法彻底止息。印度所有的思想流派都认为，除了自我，宇宙中的一切始终处于流变状态。波动在心意中不断出现和消失。当心意分散时，不同的波动出现和消失，而当心意专注时，同一波动不断地出现和消失。在深度冥想中同一波动以相同的频率在心意中不断地再现。冥想不是止息一切波动，而是在较长的时间里保持同一波动的稳定起伏。

只有在某些最高形式的三摩地中，所有波动才被止息。然而，甚至在那时，心意也没有停止运作。根据帕坦伽利的看法，甚至当所有波动都已止息，潜在印迹也会从心意的无意识深处冒出，并且不断地变化。如果连潜在印迹的变化也被止息，也就是说，如果整个心意停止运作，那么心意将存在不了多久，它将融入源头——原质。然而，这只有在终极解脱时才会发生。

对瑜伽心理学上述五大原则的适切理解能使灵性追求者理解心意的运作，让冥想成为一种富有成效的灵性修习。

专注与冥想（3）

一、觉知的解离作用

当你坐下来，闭上双眼，开始冥想，你注意到的第一件事差不多就是：你的觉知不是连续的、同质的流动，而是不同的、有时断开的思想之流。心理学家把这种现象称为"解离作用"。解离作用指的不是心意中出现各种图像，而是把心意切成情绪的碎片，并将自我认同于每一碎片。

觉知的解离作用是人对各种生活挑战的反应。普通人不得不在日常生活中扮演一些角色：儿子、父亲、丈夫、工人、老板、纳税者、公民、艺术家、思想家，等等。在普通人那里，这些不同角色的活动全都被自我意识这个共同的"黏着剂"粘在一起。在人身上，有个称为"自我"

的统一中心，它给予人的存在以身份、给予人的经验以连续性、给予人的人格以整体性。在《奥义书》中，自我常被比作生命之毂，生命活动的轮辐就附着于此毂。[①]

然而，在压力和情感冲突制造的某些非正常状况下，解离作用变得如此强烈，以致自我无法整合思想的冲突之流。发生这种状况的人具有分裂的人格，生活在互不兼容的世界里。当这一过程走到极致，可导致神经症或更糟的问题。解离作用这一现象作为对神经症的一种解释，最初由法国心理学家皮埃尔·让内（Pierre Janet）在19世纪中叶发现。然而，就像前面谈到的，温和形式的解离作用几乎每时每刻都会出现在普通人身上，是冥想生活中的大问题。灵性追求者必须理解解离作用的性质和起因。

解离作用的直接起因是心意中存在障碍，阻碍了觉知畅通而均一的流动。那么，这些障碍是什么？西方心理学家冠以它们各种名称：本能、驱力、冲动、情结。在印度心理学中，它们被称为潜在印迹，并被认为是由先前经验所产生的。这些"印迹"不同于纸上的黑点，而是十分类似精神力量的场。就如一条河被大岩石或沙洲分成不同的支流，思想之河也被潜在印迹分成不同的支流。

对强迫性情感驱力之运作方式的研究让弗洛伊德有了两个重大发现：其一，心意不是完全有意识的，心意的

---

① 参见Prasna Upanishad, 6.6。

大部分由"无意识"构成；其二，多数人没有意识到自己的情感驱力的运作，因为它们被排除在显意识之外，并在无意识中受到某个过程的压制，这个过程被弗洛伊德称为"压抑作用"。当一个人有意识地控制自己的情绪和冲动时，称为抑制，而当控制是无意识的，就成了压抑。

弗洛伊德的这些基本观点为古印度的圣人们所熟悉，他们认为整个心意本质上是无意识的，普鲁沙或阿特曼是意识的唯一源头。只有被普鲁沙之光照亮的那部分心意才被认为是有意识的心意，其余部分的心意由答磨主导，被认为是无意识的心意（citta），是潜在印迹的仓库。此外，心意还有一个高级部分，其萨埵的比重更高，被进一步区分为菩提（buddhi），它是灵性直觉和真实意志的源头，是人的经验（vyavaharika）自我。

二、两种潜在印迹

根据帕坦伽利的观点，潜在印迹有两种：一是业种（karma-bijas），它产生欲望、本能冲动和情感驱力；另一是习气（vasanas），它产生记忆。[①]这两种潜在印迹在心

---

① 参见《瑜伽经》2.12，2.13，4.8，4.9。另见薄阇对《瑜伽经》3.18的注释，也见哈瑞哈拉南达·阿冉雅对《瑜伽经》2.12，4.8，4.11的注释。

意的两个基本功能——认知和意向中扮演着重要的角色。

每一行动都会在心意中留下一个印迹，称为业种，当它萌发时，就会产生一种重复原先行动的迫切要求。正是这种迫切要求被我们称为本能、欲望、冲动，等等。每一个人都有过无数行动，因而，他的心意成了无数业种的仓库，这些业种合起来称为潜在业力（karmasaya）。帕坦伽利认为，潜在业力正是再生的原因。

当行动导向经验（bhoga，或经历）时，经验会在心意中留下另一种印迹，称为习气。赠人玫瑰，手有余香，同样，苦乐经验也会在心意中留下各自的"气味"——习气。当习气萌发时，就会产生对原先经验的记忆。行动和经验相连接，因而，业种和习气相连接，唤醒一者也会唤醒另一者。当习气被唤醒，就会产生记忆，而记忆唤醒业种，业种产生行动的欲望或冲动。行动产生经验，经验产生习气。所以，行动和经验，业种和习气，构成一个无限重复的循环。灵性生活的任务是在某一点上打破这个循环。

灵性追求者不仅在理论上，而且在实际生活中必须清楚地理解业种和习气的区别。如果理解了冲动与记忆，以及导致二者的潜在印迹之本质，就能避免大量的冲突、忧虑和斗争。

潜在业力是业（行动）的结果，萌发成欲望或冲动去行动，习气是经验或经历的结果，萌发成记忆。行动的特

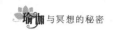
征是善（dharma）与恶（adharma）的极性，类似的，经验的特征是乐（sukham）与苦（dukham）的极性。唯独业种才是再生的原因，习气仅仅产生记忆，并不是再生的直接原因。但在每一世中，正是记忆唤醒了行动的种子，并决定了一个人的生命过程。

单独来看，记忆是无害的。制造全部麻烦的，是与记忆相连的冲动。比如，一个人有烟瘾，每次，当他的心意中浮现出对吸烟之愉悦经历的记忆，甚或对香烟的记忆时，他就会感受到吸烟的迫切要求。但如果医生的建议和对癌症的恐惧使他成功地控制了那种冲动，他就能在想起吸烟或烟时，感受不到吸烟的冲动。或者，假如张某对李某无礼，后来，李某发现，每当有关张某的记忆出现时，愤怒的冲动也会生起。但假如李某原谅了张某，那时，当张某的形象在李某心意中出现时，就不会唤起李某的愤怒。

我们的所有情绪问题之根源，正是本能冲动与记忆的挂钩，即业种与习气的挂钩。这种挂钩或连接具有侵入性，就像地空导弹一样，出自无意识的冲动侵入出现在显意识中的记忆。出现这种状况时，我们就会行动，而不考虑过去的经历或将来的后果。《瓦希斯塔瑜伽》说："由于根深蒂固的习惯，习气突然抓住一个客体，而不考虑过去或将来。"①

灵性生活的最初斗争是打破记忆与冲动的连接，这便是净化心意的真实含义。在净化了的心意中，本能冲动不会运作。图像和观念形式的记忆会出现，但没有和冲动绑定在一起。犹如白云没有导致下雨，而是消失在蓝天，这些记忆在意识领域短暂停留之后消失。

三、潜在印迹的净化

心意的净化实际上意味着潜在印迹的净化，而后者就像我们前面谈到的，意味着打破业种和习气之间的连接。那么，如何打破呢？

一种方法是通过节制、避开、撤退或其他形式的苦行来削弱冲动的力量，另一种方法是通过善行来增加善的潜在印迹之数量。某种类似于物理学家、化学家所称的质量作用定律（Law of Mass Action）的东西也在精神生活中运作，当善的潜在印迹增加，就会压制恶的潜在印迹。这两种方法——苦行和善行，是冥想生活的早期阶段不可避免的规训。

帕坦伽利还谈到了第三种方法，可以和前两种一起修

---

① Laghu Yoga Vasistham, 28.48.（中文版《至上瑜伽》，王志成、灵海译，浙江大学出版社，2010年。——译者注）

习，那就是改变冲动与精神形象之间的连接，从而改变业种与习气的连接。形象对心意施加重要的影响。如果恶的冲动在心意中生起时，把它与某个圣人的形象连接起来，就能立刻得到控制。同样，恶的形象与善的情绪连接起来，看上去就不再是恶的。这一改变精神形象与冲动之连接的过程，称为"逆向觉知"（pratipaksa-bhavanam）[①]，要通过适切的自我分析来操作，不过，新的连接只有得到行动的检验，逆向觉知才是有效的。

第四种更高级的方法是让意志不执。形象与冲动的连接是通过行使意志而有意制造的，这种连接受到意志的支撑。如果意志不执，那么潜在印迹就会崩溃。然而，不执并不容易，只有在受到其他规训的支撑时，不执才有可能。这里有个法国伟大的印象派画家马蒂斯（Matisse）的故事。一位访客到马蒂斯的画室，指着挂在墙上的一些裸女油画问道："你难道不认为这些画对人具有败坏道德的作用吗？"画家平静地回答："亲爱的，这不是女人，而只是几幅画。"艺术家看见的只是女人画像，而普通人看见的是画中女人，此为二者的区别。当然，这并不意味着所有艺术家都是圣人，但在他们那里，创作的冲动是如此强烈，以至带来了某种程度的不执——所谓的审美不执。然而，由于缺乏系统的道德规训，大多数艺术家不能长久

---

① 《瑜伽经》2.33。

地保持这种不执。

所有冲动都能被还原为三种本能反应：趋向、反对和远离。它们被印度心理学家称为执着、厌恶和恐惧（bhaya，因怖畏）。善恶只适用于这些冲动及其导致的行动；记忆，也就是心意中生起的各种形象和念头，是中立的。单独来看，记忆非善非恶，正是记忆与冲动的连接使记忆有了善恶。当我们谈论心意的净化时，我们的真实意图是让记忆脱离冲动的掌控，帕坦伽利称之为净化记忆。

当恶的记忆出现时，我们不应感到心烦意乱，而应冷静地着手通过自我分析来让恶的记忆脱离恶的冲动。再者，我们应知，精神形象看上去鲜活有力只是因为它们与自我相连，从而被意识充电了。当自我通过意志的不执而与精神形象断开连接时，精神形象就会凋谢或消失。

四、潜在印迹的活动

通常，潜在印迹的活动只有在萌发成波动时，才能被注意到。记忆和冲动是波动的不同形式。斯瓦米·维韦卡南达说："甚至在我们意识到这些激情对我们产生影响之前，就必须把它们控制在萌芽中、根源处、细微状态中。大多数人甚至不了解这些激情的细微状态——从潜意识中浮现出来的状态。当气泡从湖底升起的时候，我们看不见，甚至在它快要浮出水面时，也看不见，只有当它破裂，激起涟漪时，我们才能知道它的存在。"①通过修习净化与冥想，灵性追求者得以更多地洞悉心意的精微运作，以及潜在印迹萌发和运作的方式。

潜在印迹如何萌发成波动？是什么激活了潜在印迹？就如磁带上的录音被收音机的电流激活，潜在印迹被流经心意的宇宙能量激活。关于这种宇宙能量的性质，印度圣人持有不同的观点。根据数论–瑜伽派的观点，正是三德中的流动要素罗阇（rajas）作为宇宙中的所有活动显现自身。《薄伽梵歌》说："这欲望，这愤怒，因罗阇而起。"②吠檀多·德斯葛（Vedanta Desika）在注释这个偈颂时说："由感官对象的经验留下的精微印迹之种子受到罗阇之水的浇灌，萌发成欲望和愤怒。"③

在《吠陀》和密教中，宇宙能量被称为普拉那。斯瓦米·维韦卡南达指出，普拉那不是指我们呼吸的空气，而是指"宇宙中的全部能量——无论是精神能量还是物质能量——的原初状态"④。《瓦希斯塔瑜伽》说："心意之树有两颗种子，一颗是潜在印迹，另一颗是普拉那。削弱其

---

① The Complete Works of Swami Vivekananda (Calcutta: Advaita Ashrama, 1977), vol. 1, pp. 241—242.

② 《薄伽梵歌》3.37。

③ Tatparyacandrika on ibid.

④ Complete Works, 1.148.

中一者，就能迅速控制二者。"①

根据瑜伽士的观点，普拉那在身心系统中的活动依赖于两条主要通道——左脉和右脉的活动。调息就是为了控制这两条脉。当这两条脉的活动得到控制，心意就变得平静。然而，我们应该注意，调息只能停止潜在印迹的萌发，而不能消除潜在印迹。当调息的效果逐渐消失，潜在印迹就会再度萌发。

普拉那激活习气和业种。由习气产生的记忆好比涟漪，仅仅影响心意的表面，而由潜在业力产生的冲动和欲望则影响整个心意，并将心意分成不同的支流。所以，正是潜在业力导致了觉知的解离作用。帕坦伽利明确地说，冥想只能控制出现在心意表面的粗糙波动，②由情绪冲突导致的心意的深层分裂则要通过控制潜在业力的活动来弥合。

五、解离作用和三种意识状态

我们在一开始讨论了觉知的解离作用及其如何由潜在印迹导致。然而，还有一种意识的解离作用，更为基本和自然，它就是意识分裂为三种状态：醒态、梦态和深眠态。这种解离作用不是由潜在印迹导致的，而是一个自然

---

① Laghu Yoga Vasistham, 28.34.
② 《瑜伽经》2.10, 2.11。

而然的过程，与生命节律相关，它的确切原因乃是生命的重大奥秘之一。

醒态、梦态和深眠态是三种完全不同的状态，每一种都有着自己的时间概念、空间概念和自我概念。梦态不是醒态的延续，深眠态也不是梦态的延续。在两种状态之间，意识的连续性出现了断裂。意识似乎经历了投射与撤退的循环。三种状态的共同之处是"我"这一觉知。这表明，自我具有不同的维度，与此相应，人格结构具有不同的层面或层次。

在古印度，这三种状态激起了人们的深刻兴趣，是被大量研究的主题。灵性追求者必须深刻地理解这三种状态，因为它们与冥想生活直接相关。真正的灵性经验被视为一种不同于上述三态的状态。灵性经验状态揭示自我的真实本性，及其与至上大灵的关系，灵性经验的光芒烧掉世俗欲望。与其他经验一样，灵性经验也在心意中留下潜在印迹，抑制世俗的潜在印迹。

专注与冥想（4）

（原载《印度觉醒》，1980年10月）

冥想是连接下层心意和上层心意的桥梁。通过冥想，追求者从喧嚣的感官世界跨越到寂静世界，从黑暗世界跨越到永恒的光明世界。所有初级灵性训练都以冥想式觉知告终。

初级灵性斗争引领追求者到达散漫心意的边界，在那里，他遇到思想的界限。我们以声音为例来进行说明，声音只不过是空气波，但普通的飞机无法超越音速，只有特别制造的带有强大引擎的飞机，才能突破声音的界限，同样，虽然思想表面上是脆弱、没有实体的东西，但我们无法轻易超越思想，正是通过冥想，追求者突破思想的界

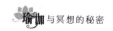

限，抵达更高的直觉层面。

一、五种心意状态

我们前面谈到，意识波动在醒态、梦态和深眠态这
三态中。甚至在醒态，心意也并不总是停留在相同的状
态。根据《瑜伽经》注释者的观点，人的心意可以下列
五种状态中的任一状态存在：不安（ksiptam）、迟钝
（mudham）、集中（viksiptam）、专一（ekagram）和关
闭（niruddham）。[①]薄阇说，在每一个人那里，其中一种
状态占据着主导地位，并决定了此人的行为举止。灵性追
求者可能会发现自己的心意在前四种状态中打转，这是个
大问题，尤其是在灵性生活的最初几年。那些想要过上冥
想生活的人应该清楚地了解这五种心意状态。

不安的心意状态是这样的：心意完全随着感官摇摆，
就像蝴蝶漫无目的地飞来飞去。这是儿童和过着纯感官生
活之人的主导心意状态。在此状态中，罗阇占优势。心意
的不安可以通过有条不紊的工作、深入的学习、瑜伽修习
等来控制。

在称为迟钝的状态中，心意由于答磨占优势而变得
迟钝和怠惰。这可能是由身体原因导致的，比如疲劳或疾

病，但更多地是由情绪冲突导致的。当两种敌对欲望之间的冲突变得非常强烈，心意就会陷入僵局；而当压抑使人无法察觉内部冲突的原因时，问题就会更糟。忧郁、消沉、灵性枯竭等，也属于这个范畴，它们的起因通常可以追溯到无意识中产生的紧张。

第三种状态是集中，此间，心意变得积极，但不像在第一种状态中那样不安。心意被不同的念头占据。这是科学家、艺术家、哲学家、学者、社会工作者和其他有识之士的主导心意状态，由罗阇和萨埵或多或少均等地占据优势而引发。在此状态中，可以修习专注，而在不安和迟钝状态中，则不能修习专注。然而，这里说的专注仅仅是对念头或行动的专注，完全不同于真正的冥想，我们已在别处谈过。①灵性追求者应该学会通过工作、学习和深度思考，让心意至少保持在集中状态。

接下来，我们来看心意的第四种状态：专一。唯有在此状态，高级灵性经验才是可能的。这种状态中唯有平静和专注，心意脱离精神的自动作用，意志脱离欲望的掌控，菩提或直觉被唤醒；萨埵占优势。前三种状态对我们来说是自然而然的，而第四种状态必须经过长期的净化和规训，尤其是自制或梵行（brahmacarya）才能达到。全然的自制可以增加称为元气（ojas）的灵性能量，由此，头

① 见《专注与冥想》（1）。

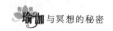

脑变得清明，一种新的能量就像一股电流出现在头脑中，整个精身变得光明。专一指的不是普通的专注，而是一种高级沉思状态。只有当身心系统做好准备，专一才能成为一种永久特质。

心意的第五种状态称为关闭，是种超意识状态，是心意的最高状态。在前面说的专一状态中，波动只是受到控制，而在关闭状态中，心意保持全然关闭。心意中没有波动生起，因而也没有经验生起，唯有潜在印迹停留在无意识深处。在此状态中，诚如乔荼波陀所言，心意不再是心意。①瑜伽士把这一状态称为无想，吠檀多论者称之为无余。只有当一个人完全立足于第四种状态，他才能真正达到第五种状态。如果有人试图通过人为地抑制所有波动，比如通过某些哈达瑜伽练习来"关闭"自己的心意，那么通常的结果只能是一种催眠式的恍惚或晕厥（suspended animation）状态。

二、心意的功能

心意是什么？这个问题很难找到正确答案。空气看不见，我们只能在它移动时才能感受到它，同样，当心意完

---

① 参见乔荼波陀的《圣教论》（中文版由巫白慧译释，商务印书馆，1999年。——译者注）。

全静止时，就察觉不到它的存在，我们只能通过心意的功能来认识它。

前面已经谈到过心意的若干功能，在进一步讨论之前，我们有必要简单地重申这些功能。根据古老的瑜伽权威——五顶（Pancasikha）的观点，心意的功能有两类：可感知的功能（pari-drsta）和不可感知的功能（apari-drsta）。各种制造名色和情绪的波动属于第一类。第二类功能无法被直接感知，但能从它们的作用而推知，它们分为七种。[①]第一种止息是心意脱离所有波动的能力。事实上，在每两个念头之间的一刹那，心意是脱离波动的。这个间歇通常是如此短暂，以至我们很少注意到它，但可以通过修习来延长它。第二和第三种功能是业和潜在印迹，分别指我们前面解释过的潜在业力和习气。第四种功能是转变（parinama），指各种精神转变，我们稍后会讨论。第五种功能是生命（jivanam），即生命活动或普拉那的活动，因为正是心意控制并引导着普拉那的活动，而普拉那赋予身体以生命。第六种功能是心意活动（cesta），指心意不可见的活动，它使感官运作。当我们心不在焉时，即便看着某个客体，也视而不见。心意的第七种不可见的功能是"萨克缇"，指各种神秘的超自然力，比如千里眼、顺风耳、意念传送、特异致动等，它们在普通人那

---

① 转引自毗耶娑对《瑜伽经》3.15的注释。

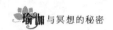

里是未开发的。帕坦伽利把这些超自然力称为"力量"（vibhutis），并在《瑜伽经》里进行了详细讨论。人们司空见惯的做法是谴责这些超常力量是邪恶或危险的，但我们应该记住，真正有害的不是这些力量本身，而是它们被使用的方式。斯瓦米·维韦卡南达说："经由瑜伽修习而获得的力量不是圆满瑜伽士的障碍，但容易成为初学者的障碍。"①

我们不应把心意视为罪、冲突和悲伤的源头。人的心意是巨大力量的仓库，但由于各种障碍和限制，只有小部分力量显现在日常生活当中。正是这小部分力量成就了伟大的科学发现和艺术成果。瑜伽士把自己的心意视为力量、平静和善的源头。《薄伽梵歌》说，适切地驯化和净化了的心意是人的朋友，而不受规训的心意是人的敌人。②灵性追求者不应把自己看作软弱、可悲、无用的罪人，而应不断提醒自己：心意中隐藏的无限可能性正有待发现和发展。这是斯瓦米·维韦卡南达给予现代世界的启示之核心要点，这样一种令人振奋的瑜伽态度是修习冥想所必要的先决条件。

---

① Complete Works (1972), vol. 7, p. 65.
② 《薄伽梵歌》6.5, 6.6。

三、意志及其功能

　　心意的全部力量和功能实际上是原质的力量，原质乃是心意的未显之因。然而，原质的力量在众生那里并非以同等程度显现。知识、技巧、才干、力量、情绪、德性——这些全都因人而异。那么，这种差异是如何产生的？

　　对此，帕坦伽利的回答包含在两条重要的箴言里，斯瓦米·维韦卡南达认为，这两条箴言形成整个演化原理，它们是："物种的演化是由原质的填充导致的"，"个体的努力是必要的，不是为了制造变化，而是为了移除原质显现的障碍，就像农民灌溉田地"。①斯瓦米·维韦卡南达对它们的解释如下："灌溉田地的水已在水渠里，只是被水闸拦了起来。农民打开这些水闸，水便依循重力定律自己流进田地。同样，所有的力量与进步已在每一个人内部，人的本性是圆满的，只是被障碍拦住，没法顺其自然地发展。一旦移除障碍，本性就会自然涌出。"②原质执行一切任务，宇宙中的所有变化都是原质的运作，个体努力的必要性仅仅在于为原质的运作移除障碍。

　　那么，个体的努力从何而来？正如数论哲学家所认为的，它不可能来自原质本身，因为那样的话，就无法解释

---

　　① 　帕坦伽利《瑜伽经》4.2, 4.3。
　　② 　Complete Works (1977), vol. 1, pp. 291-292.

农民所扮演的角色；它也不可能来自真我或阿特曼，因为真我具有纯意识的本性。所以，这种意志冲动必定来自经验自我（empirical self）——真我在菩提上的反光。经验自我是行动的自我（karta），其主要特征就是意志。意识和意志分别是自我的高级方面和低级方面。室利·罗摩奴阇和其他二元论思想家不接受真我和经验自我的区分，他们认为，意识和意志分别是同一自我的静态面和动态面：作为认识者的自我是意识，作为行动者的自我是意志。在当前的讨论中，我们只需知道意志是意识的产物，就像斯瓦米·维韦卡南达所指出的那样。[①]自我拥有意识和力量——不是创造的力量，而是移除障碍的力量，因为原质才是整个创造任务的执行者。这一点很重要：在古代瑜伽文本中，普鲁沙被称为"意识力"（citi-sakti），毗耶娑的《瑜伽经》注释就通篇使用这个术语。

心意不能以心意来控制，而只能以某种更高的东西——自我来控制。自我通过意志来执行这种控制，但如果意志本身受到束缚，那就无法控制心意，意志越是自由，对心意的控制就越大。瑜伽士拥有自由意志。斯瓦米吉说："要始终记住，只有自由人才拥有自由意志，其他

---

① 因而，斯瓦米吉反驳本华和唯意志论者的如下观点：意志高于意识，实相只不过是意志。见Complete Works (1977), vol. 8, pp. 362-363。

人皆在束缚当中……受缚之人的意志是受缚的意志。"①

纯意识始终是自由的，束缚仅仅适用于意志。受缚的是意志，因而自由也仅仅适用于意志。既然受缚的是意志，那么自由实际上意味着意志的自由。当意志与阿特曼合一时，就自由了。斯瓦米吉说："那看似意志的东西，其背后是阿特曼，实则自由。"②在绝大多数人那里，意志受到欲望的束缚，欲望有善有恶。意志的自由意味着摆脱善欲恶欲，成为纯粹的阿特曼。

对自由意志的流行看法——任意而为并非真自由。事实上，在普通人的日常生活中，自由意志难得运作，我们的大多数常规活动受制于善欲恶欲。好人的意志受制于善欲，坏人的意志受制于恶欲。我们冥想，才可能理解自己的意志在多大程度上是受缚的。自由意志的检验标准是把心意聚焦于阿特曼的能力，只有当意志摆脱善欲恶欲，并指向其源头时，心意才有可能聚焦于阿特曼。灵性生活中最可悲的事情之一就是，即便是好人也不能自由地转向神。

那么，意志又是如何获得自由的？每一个人的意志只拥有十分有限的自由，和拴在柱子上的牛所拥有的那点活动自由差不多。正是通过不断地行使这点有限的自由，人

---

① Complete Works, vol. 7, p. 99.
② Complete Works, vol. 7, p. 77.

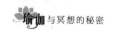

最终获得全然的自由。在这一任务中，自我分析和不断分辨是重要的辅助工具。我们还应注意，比起邪恶意志，良善意志相对能够更加自由地转向神，所以，灵性生活的首要任务之一是，通过善业来获得良善意志。

我们需要记住意志和欲望的区别，这很重要。意志是自我的力量，而欲望由潜在印迹制造，是心意的力量。意志作为灵性官能并不直接作用于外部世界，而是通过心意这个媒介作用于外部世界。当意志和某个欲望结合时，就变成了意图（samkalpa）。普通人的行动受到各种意图的驱使，而瑜伽士的行动受到纯意志的驱使，脱离欲望。当意志朝内指向阿特曼时，就出现了冥想。

梵文中通常用来指称意志的术语是iccha，但这个术语也用来指欲望。《薄伽梵歌》使用了一个更准确的术语来指称意志：dhrti。《薄伽梵歌》把dhrti分为三种——萨埵性的、罗阇性的和答磨性的，究竟属于哪一种，则取决于意志的自由程度。"凭借萨埵性的意志，人通过坚定的瑜伽控制心意、感官和普拉那的活动。凭借罗阇性的意志，人追求正法、财富和欲乐，并要求直接结果。凭借答磨性的意志，愚人守着睡眠、恐惧、悲伤、消沉和贪婪。"①

---

① 《薄伽梵歌》18.33—18.35。

四、专注的阶段

瑜伽的专注经历三个阶段：专注（dharana）、冥想（dhyana）和三摩地（samadhi），其中只有第二个阶段称为冥想。这三个阶段合起来称为专念（samyama）。

普通人的常规精神生活受到精神自动作用和冲动的支配，这导致他们钟情于某些观点，觉知陷入混乱。这种状况的主要原因是意志不稳。为了达到清晰的觉知，意志必须首先脱离欲望，然后固定于某个内部意识中心。意志的这种固定就是专注。只有当这个内部意识中心通过净化心意、祷告和崇拜等得到了发展，专注才是可能的。一种比较容易的专注方法是稳定地凝视一个外部客体，从而把心意固定在该客体上。瑜伽、佛教玄学书籍都教导了专注于曼荼那（mandala）——一块水晶或一个点的方法。这种方法能够迅速带来进步，但由于它能导向特殊力量，因而灵性追求者通常被建议修习内在的专注。

第二个阶段是禅那或冥想。我们在此应该注意，所谓的冥想技巧实际上都是专注技巧。冥想不是一种技巧，而是一个专注阶段。当修习者遵循一种特定的专注技巧，从而保持一股单一的思想之流时，就在冥想。通往冥想的大门（即专注）可以是不同的，冥想的客体也可以是不同的，但作为一个精神过程的冥想之基本性质是相同的。实

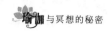

际上，我们可以把冥想或冥想式觉知视为不同的宗教道路所共享的一条公路，至少共享了这一程。所以，了解冥想包含的精神过程很重要。

专注是试图减少念头数量。在冥想中，通过运用意志力，散乱的念头被消除，心意就像单弦乐器的那根弦，在主体和客体之间延伸。由于冥想中的自我引导，心意中存在着某种紧张，但此种紧张不同于日常生活中的压力和冲突制造的那种紧张。

冥想就是保持单一的、有意义的念头。制造出一个有意义的念头的精神过程称为客体经验（pratyaya），它是语句的精神对应物，事实上，一个语句仅仅是一个客体经验的言语表达。正如语词构成语句，波动构成客体经验。

冥想中保持的单一的客体经验或有意义的念头可以分为三部分：客体（artha）、声音符号（sabda）和知识（jnana）。只有当这三部分在心意中结合时，认知才是全面的。假如你突然看到一头动物，你的心意首先仅仅登记动物的外形（客体）。然而，当你听到（或从精神上说出）"牛"这个词（声音符号）时，你就获得了"我认识这头动物"的知识。声音符号敲打自我，产生知识之火。"我"意识和客体的这种连接产生所谓的意义。所以，语词或声音符号的功能在于向自我传达客体的意义，如果没有语词，就不可能产生有意义的想法。

实际上，这三者——客体、语词和知识是不同的波动，由不同的原因导致。在通常的念头中，三者合起来形成一个客体经验。冥想就是在心意中保持单一的客体经验。

为了在心意中保持相同的客体经验，你可能不得不连续重复相应的语词；否则，其他念头就会在心意中生起。这就是为什么在冥想中，当你想象冥想的对象时，也被建议不断念诵相应的曼陀罗。如果念诵一会儿，你突然停住，那么短时间里你也许仍能想象冥想的对象，但很有可能（尤其在初学者那里）其他语词会在心意中制造其他形象。停止念诵曼陀罗之后，你仍能在一段时间里想象冥想的对象，这并不意味着曼陀罗已经消失，而只是融入了冥想的对象，把意义留了下来，换言之，由曼陀罗制造的波动融入了有关冥想的整个客体经验或念头之中。

接下来，我们讨论专注的第三阶段，称为三摩地。三摩地一词在不同的体系中具有不同的含义，帕坦伽利给出的简单而准确的定义足以囊括三摩地在其他体系中的含义。

当净化了的心意高度专注时，高级自我浮现出来，它的光芒照亮客体，那时，唯有客体在心意中发光（arthamatra nirbhasa）。到这里，就不再有必要制造和倾听语词，语词融入客体，由此，记忆中的言语混乱被消除。意志融入觉醒的阿特曼，结果是，自我引导——在意识领域不断保持客体的努力不再有必要，从而，"我在冥想"的觉知消失。虽然"我"意识在低级三摩地中仍然存在，但它与客体高度同一，以至它的独立存在并不明显。①

即便你没有上述经验，也要记住冥想和三摩地的区别。冥想是一种自我引导，即需要意志的持续运作的状态，此间，客体、语词和知识在心意中作为单一的客体经验共同存在。三摩地是一种自发状态，此间，客体在意识领域独自发光。

刚才描述的那种三摩地，即客体在意识领域独自发光，称为有种三摩地。如果连客体也被放下，如果心意的所有波动都被止息，那么心意就停留在关闭状态，其存在无法被察觉。那时，唯有阿特曼。这种三摩地称为无想三摩地。

在这些阶段中，心意不断地经历着变化。甚至在最高的三摩地中，当所有波动都已止息，心意也在经历着潜意识中的变化。个体心意仅仅是宇宙心意的一部分，并随着宇宙心意振荡。根据数论-吠檀多的观点，整个现象世界处于流变状态。五顶说："除了自我，万物每分每秒都在变化。"②心意的活动虽然无法完全止息，但可以受到控制。

---

① 《瑜伽经》3.3，也见1.43。

② 转引自Yogasudhakara对《瑜伽经》3.10的注释。

心意的不断变化称为转变。有不同类型的转变，我们在此仅仅谈论专注期间发生的那些转变。帕坦伽利认为，专注期间发生了三种转变：变入三摩地（samadhi parinama）、变入心注一处（ekagrata parinama）和变入控制（nirodha parinama）。

常规状态的心意显示出两种倾向：一是变得散乱（sarvarthata），另一是变得专一（ekagrata）。当我们试图修习冥想时，就会发现这两种倾向在心意中交替。心意片刻专一，片刻散乱。

随着专注加深，心意的散乱倾向式微，专一倾向变强。这是冥想期间发生的变化。这种精神转变称为变入三摩地，①指为了臻达三摩地而努力。

随着冥想增强，心意的散乱倾向完全得到控制，心意仅仅保持单一的客体经验或念头。如果追求者正在冥想择神，那么神的形象就会稳定地停留在心意中，这个形象看上去静止不变，但实际上并非如此，因为即使在这种状态中，心意也在变化着。实际状况是，同样的波动、同样的形象如此迅速地起起落落，以至看上去是稳定的。同一客体经验的这种均等起落称为变入心注一处。②这虽然发生在冥想的高级阶段，却是有想三摩地的主要特征。

---

① 《瑜伽经》3.11。

② 《瑜伽经》3.12。

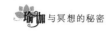

在同一客体经验的起和落之间，有个小小的间歇。在两个念头之间的一瞬间，心意保持关闭。在常规的思考中，人们通常注意不到这一点，但在高级阶段的三摩地中，除了"我"波动之外的其他所有波动消失，这个间歇就变得明显。那时，瑜伽士体验到纯粹的自我存在，它是一个不连续的序列："我……我……我……"[①]两个"我"波动之间的间歇到那时就可延长。当间歇得到延长，下一个波动可能在很长时间之后才会出现，而在此期间，心意保持关闭状态。这便是无想三摩地。

然而，心意深处还留有潜在印迹，甚至当所有波动全部止息，这些潜在印迹还在继续变化着，这种下意识的转变称为变入控制。[②]在此期间，受控的潜在印迹和生起的潜在印迹互相对抗。只要受控的潜在印迹占据上风，心意就会停留在关闭状态，但当生起的潜在印迹占据上风，三摩地就被打破了，修习者回落到外层意识。

对这三种精神转变的正确理解为我们提供正确理解帕坦伽利瑜伽的钥匙。这也能大大地帮助真诚的灵性追求者，他们认真修习冥想，希望获得某种灵性经验。冥想只有怀着瑜伽的态度和知识来修习，才能成为超越的工具。

---

① 见斯瓦米·维韦卡南达的诗《三摩地颂》，Complete Works (1978), vol. 4, p. 498。

② 《瑜伽经》3.9。

专注与冥想（5）

（原载《印度觉醒》，1980年11月）

一、普拉那与潜在印迹

知识通过两种方式产生，一种方式是直接感知，要靠感官从外界接收能量，另一种方式是记忆，它是埋藏在心意中的过去经验之潜在印迹萌发的结果。正如录音机回放时，可以重现原初的声音，同样，潜在印迹激活时，可以重现原初的经验。

我们的大多数念头是记忆。冥想单单处理记忆，是控制和操纵记忆的技巧。

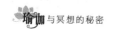

任何形式的工作都需要消耗能量，记忆也是一种工作，需要能量来激活潜在印迹。那么，激活潜在印迹的那种能量是什么呢？是普拉那或精神能量。这种精神能量又来自何处呢？来自玛哈特或宇宙心意用之不竭的储存。好比物理能量来自我们周围的物质宇宙，同样，精神能量来自广大的精神宇宙。普拉那的流入方式在心意中得到管理和操纵，决定着一个人的精神状况。

在研究精神生活时，需要考虑两个要素：潜在印迹，以及激活潜在印迹的普拉那。即便潜在印迹是好的，但如果普拉那的活动有缺陷，那么心意就会变得不安或迟钝，因而不适合冥想。但是，如果潜在印迹是坏的，那么控制普拉那对冥想几乎没什么用。在冥想生活中，潜在印迹和普拉那都很重要。潜在印迹的性质，潜在印迹如何变成波动，以及相应的精神转变，我们前面都已讨论过。现在，我们来讨论普拉那在心理动力中的作用。

二、精神能量的通道

普拉那有两个方面：宇宙普拉那和个体普拉那。在此，我们仅仅讨论个体普拉那。在个人那里，普拉那的活动主要有三条通道，位于精身当中，其中两条狭窄的旁道称为左脉（ida）和右脉（pingala），中央的大道称为中脉

（susumna）。在日常生活中，只有左脉和右脉是活跃的。每一次，当你思考时，就有少量的普拉那沿着两条旁道活动，唤醒潜在印迹。冥想中涉及的也只是这两条旁道。

我们通常的思考只用到了少量的普拉那，其余的普拉那作为储存的能量休眠或盘绕着，称为昆达里尼（kundalini）。重要的主道——中脉原本是用来输送昆达里尼的，但在绝大多数人那里，中脉是关闭或者不活跃的，因而，大部分精神能量未被利用。中脉上有六个特殊的中心，称为脉轮（cakras），被描述成莲花。

普拉那处在身体和心意之间，正是通过普拉那，心意的活动控制着身体。许多身心失调是由普拉那的活动故障引发的。瑜伽士借助哈达瑜伽修习来管理普拉那的流动，从而保持身体健康。在此，我们的兴趣仅仅在于普拉那对心意的作用。

常规精神生活依赖于左脉和右脉的活动，当二者和谐运作时，心意就会保持警醒，当二者过度活跃时，心意就会变得不安，而当二者不甚活跃时，心意就会变得迟钝。最终，当二者的活动彻底止息时，心意进入深度睡眠。此外，做梦期间，左脉和右脉变得活跃。

每一次，当我们思考或想象时，就有少量的普拉那沿着左脉和右脉流动，激活潜在印迹。当左脉和右脉通畅并和谐运作时，心意变得平静，心意中有稳定的思想之流，

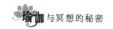

这是冥想的必要条件。但由于冲突、强烈的欲望和其他内外因，左脉和右脉很少和谐运作，其中一条往往比另一条更活跃。左脉和右脉的不对称运作导致思想不稳和不安。

　　这两条旁道的活动似乎与生物节律相结合。科学家已在植物和动物的生理活动中发现了惊人的周期性状况，通常称为生物钟。在人身上，血压、体温、新陈代谢、睡眠等，被发现遵循一个周期性模式，称为生物节律或生物周期，其中大多数是日周期，但有些是月周期。这些节律深度影响心意。在有些人那里，精神警醒和工作效率的高峰出现在早晨，并在一天中逐渐下降；而在有些人那里，高峰出现在中午或晚上。瑜伽士深入研究这种现象，发现它与普拉那的活动以及左右脉的运作有关。在昼夜交替期间（sandhya），左脉和右脉和谐运作，心意达到自然而然的平静。

　　这两条通道可以通过调息来控制，从而变得和谐。肺是可用自主神经系统和非自主神经系统控制的少数器官之一。通过自主控制呼吸，可以控制自主神经系统，从而控制左脉和右脉。当普拉那得到控制，潜在印迹的萌发将会减少，心意变得平静。同样的效果可以通过极度的虔诚、自我研习或念诵曼陀罗来达到。事实上，有节奏的念诵可被视为"言语调息"，和物理调息同样有效；前者比后者慢，但更安全。斯瓦米·婆罗门南达（Swami

Brahmananda）说："修习唱诵，会让你的呼吸变得越来越精微，从而让你以自然的方式控制生命能量。"[①]

普拉那通过左脉上升，通过右脉下降，由此形成一个闭合回路。左脉构成负向流动，套用瑜伽术语，称作阴脉或月亮脉；右脉构成正向流动，称作阳脉或太阳脉。常规精神生活，无论是有意识的还是无意识的，都由这些流动所提供的能量来维系，其中一部分能量也用于生理活动。

三、结

左脉和右脉呈螺旋形上升，左右交替，围绕着每个脉轮形成一个环路。二者出自脊柱底部的共同中心——底轮（muladhara），但在顶部，左右脉的末端是松开的。然而，有三个点，称为结（granthis），似乎把左脉和右脉拧在一起，这三个结是普拉那自由流动的障碍，代表精神物理生活的三个层面。第一个节位于肚脐下方，称为梵天结（brahmagranthi）。当能量之流被限制在梵天结，诸如饥饿、干渴和感官享乐等本能驱力支配着心意。第二个结位于心脏下方，称为毗湿奴结（visnu-granthi），是人的情感生活区。第三个结在眉毛下方，称为楼陀罗结（rudra-

---

① Swami Prabhavananda, The Eternal Companion (Madras: Sri Ramakrishna Math, 1971), pp. 299-300.

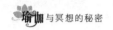

granthi），是智性活动区。

当低级欲望和渴望变得强烈，普拉那就好像在第一个节发生了短路，只有极少的能量到达更高的中心。当心意变得不安，通常会先激活低级中心。甚至在一个人并非有意沉溺于感官享乐时，不安的心意也足以唤起低级中心，尤其是性中心。如果想要摆脱低级思想的攻击，第一步便是获得心意的深度平静，平静的心意乃是对邪恶思想的最佳防护。

第二步是激活高级中心。深度的学习和思考刺激高级中心，强烈的祷告和冥想经由左脉和右脉将更多的精神能量提升至高级中心，由此减少低级中心的活力。

这三个结将人的生活局限于本能层面、情感层面和智性层面，而灵性生活超越这三个层面。所以，摆在灵性追求者面前的一个重要任务就是松开这三个结，让左脉和右脉畅通无阻。当本能驱力、情绪冲突和智性痴迷被克服，左脉和右脉这两条旁道就变得通畅，普拉那就可以自由流动。只有到那时，追求者才能察觉并对待中脉。

四、脉　轮

如果说左脉和右脉这两条旁道与常规精神生活相关，那么称为中脉的中央主道则与超感经验和超意识经验相关。

中脉上有六个脉轮或中心，通常以瓣数各异的莲花来象征。每个脉轮都是一个高级（超感）意识中心，充当通往一个新的经验世界的大门。莲花的每一瓣都代表该中心所具有的一种特定的精神力量。整个现象界由世界中的世界构成，为了抵达每一个世界，我们必须达到特定的意识层面，而脉轮就是这些意识层面。这些大门只有在被昆达里尼的全部力量冲击时，才会打开。如果没有昆达里尼的觉醒，脉轮及其打开的超感世界仍是未知的。

六个脉轮从下往上依次是底轮（4瓣）、生殖轮（svadhisthana，6瓣）、脐轮（manipura，10瓣）、心轮（anahata，12瓣）、喉轮（visuddha，16瓣）和眉心轮（ajna，2瓣）。根据室利·罗摩克里希那的观点，这些脉轮对应《吠陀》中提到的七重天（bhumis）：物质界（bhuh）、粗钝心界（bhuvah）、精细心界（svah），超心界（mahah）、升华界（janah）、光明界（tapah）、真界（satyam）。我们也可以认为它们代表《奥义书》中提到的五鞘。

前面谈到，在唤醒中脉之前，必须净化左右脉两个旁道，并让它们和谐运作。此外，必须阻止能量因不安和激情而丧失，必须通过祷告、崇拜、冥想和其他形式的灵性修习而将更多的能量提升至高级中心。提升至高级中心的能量被转化成称为元气的灵性能量，并储存在基底，这是

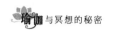

真正的升华。当这一过程进行了一段时间，也许是几年，中脉就会被唤醒。

瑜伽和密教典籍中描述了一些特殊的修习，据说它们能够迅速唤醒昆达里尼。但如果心意没有完成净化，精神系统没有准备好，那么这种过早的唤醒会导致精神和身体失调。这些修习也不是必要的，还有其他更加安全的传统形式的灵性修习，它们同样有效。斯瓦米·婆罗门南达认为，唱诵、冥想和不断忆念神是灵性觉醒的最佳方式，他在回应某个问题时说："有人认为，有些特殊的修习可用来唤醒昆达里尼，但我认为，唤醒昆达里尼的最佳方式是修习唱诵与冥想。修习唱诵尤其适合当前这个时代，没有比唱诵更简单的灵性修习了，但唱诵曼陀罗必须伴以冥想。"①

中脉一旦打开，就成为能量流动的主要通道。在高级唤醒阶段，能量完全从左脉和右脉撤出，使这两条脉变得不活跃。一旦发生这种状况，当事人就会丧失身体意识，所有生命功能减缓。在深眠中，左脉和右脉也是不活跃的，但那时，中脉是休眠的，从瑜伽的角度来看，这是深眠和高级三摩地的基本区别。

---

① The Eternal Companion, p. 275.

五、昆达里尼与直觉

记住昆达里尼和意识之间的关系很重要。纯意识属于阿特曼，即目击（观照）的自我。根据瑜伽派的哲学，作为纯意识的普鲁沙完全不同于原质。普拉那是给予原质以生命或者活力的那股能量，昆达里尼只是普拉那的个体方面，潜伏在普通人身上。然而，密教仅仅把原质视为一种萨克缇或能量，出自意识（Cit）。根据这一观点，昆达里尼是称为直觉的意识力（Cit-sakti）的一个高级的、纯净的方面。

关于直觉，印度哲学主要有三种观点。数论–瑜伽派的观点为：直觉是消除了罗阇与答磨之后的菩提，菩提为决断官能。不二论的观点与此相似，把直觉视为移除了面纱遮蔽之后的阿特曼。第二种观点为密教所持有，它认为直觉是一种称为昆达里尼的休眠能量的觉醒与发展。第三种观点可以看作是前两种观点的调和，为制限不二论（Visistadvaita）所持有，它认为直觉是意识的逐渐扩展，这种扩展伴随着业的潜在印迹在心意中的逐渐消除。

昆达里尼的概念和三条通道（左脉、右脉、中脉）仅仅是理解精神生活的若干方式之一，另有描绘精神生活的方式。帕坦伽利在《瑜伽经》里几乎讨论了有关心意及其运作的所有内容，却没有提及昆达里尼或三条通道。主要

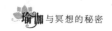

的《奥义书》和《薄伽梵歌》也没有清楚地提到昆达里尼或三条通道，尽管有些次要的《奥义书》详细讨论了有关内容。在东西方无数圣人的经验记载中，也没有涉及昆达里尼。

然而，这不会让昆达里尼的原则变得无效。你可以用电来取暖、照明或发动机器，而无须考虑电如何产生和输送，那是电机工程师该关心的。同样，我们可以使用和控制心意，而无须关心其背后的能量分配系统。当昆达里尼觉醒，它不是像火箭一样随着可怕的爆发而上升。除了在少数遵循瑜伽派道路的人那里，昆达里尼的活动是不可察觉的，只能从它引发的经验来推知。斯瓦米·维韦卡南达说："所以，昆达里尼的觉醒是获得神圣智慧（超意识知觉、灵性觉悟）的唯一方式。这种觉醒可以通过不同的方式发生：通过爱神，通过圆满圣人的慈悲，或通过哲学家的分析意志之力量。凡有任何所谓的超自然力或智慧显现之处，必有少量的昆达里尼找到了进入中脉的道路。"[1]真正重要的是获得高级灵性直觉，而是否将此理解为昆达里尼的觉醒则并不重要。

最近关于超个人心理学、基里安现象（Kirlian phenomenon）、针灸、生物能量等的研究增加了普拉那理论及三条通道的可信性。关于昆达里尼，一个较大的困难

---

① Complete Works (1977), vol. 1, p. 165.

在于它的位置。根据医学观点，大脑是所有生理活动的控制中心，而脊柱底部，即昆达里尼被认为所在的位置，可以通过外科手术移除，而不损伤身体的正常生理机能。然而，这一点很有趣：对应脊柱底部的那个部位是胚胎的生命活动场所。在胚胎的原肠胚阶段，这个部位被称为"背唇"或"原结"。神经索（以及脊索）从这里发育，长成管状器官，其前端膨胀，成为大脑。大脑只是到后来才开始接管责任的。

六、普拉那与专注

通晓《吠陀》的圣人们看到，宇宙中的每一客体都由普拉那这一生命原则赋予其生命和活力，他们将普拉那设想成阿耆尼或火。一切生命活动都被认为是由普拉那所造。出于这个原因，人们在享用食物之前，先把食物献祭给普拉那。每人一天至少两次修习调息。身体被视为修习宗教的第一道场，换言之，灵性生活有条完整的身心进路。

在印度，身心力量的整合是灵性最重要的特征之一。努力和斗争无疑是灵性生活中不可避免的，但其追求者至少有一部分困难源于对能量系统的错误理解，这带来对身体的错误态度。如果身体仅仅被当作激情的活动场所、灵魂的负担、通神道路上的绊脚石，因而是某种需要惩罚或严厉对待的东西，那么这只会增加追求者已有的麻烦。在修习中，身体必须被给予适切的地位。

斯瓦米·维韦卡南达说："如何超越感官，而又不扰乱健康，这是我们想要了解的。"[1]这就是瑜伽所教导的内容。瑜伽把人格当作一个整体，并试图让身、心、灵和谐运作。瑜伽是整全的训练，每一种价值——从身体健康到超意识经验都能在瑜伽训练中找到各自的位置。

身心力量的这种整合由控制普拉那来达成。这基于如下洞见：虽然人的存在包括不同的层面——肉身、无意识、潜意识、显意识等，但只有一个能量系统——普拉那贯穿所有层面。因而，普拉那也称为经或线。当然，这一切的背后是阿特曼，它是静态的基础。普拉那是动态的统一性，但普拉那本身出自阿特曼，并与阿特曼相连，好比轮辐与毂相连。[2]斯瓦米·维韦卡南达说："心意是使用普拉那的伟大工具。心意是物质。心意背后是阿特曼，它控制着普拉那。普拉那是世界的驱动力量，可在生命的每一显现中看到。身体是可朽的，心意是可朽的，二者都是和合之物，必定有死。一切的背后是阿特曼，它永远不

---

① Complete Works, vol. 6, p. 129.
② 参见《疑问奥义书》3.3和6.6，也见《歌者奥义书》3.13.1。

死。阿特曼是纯意识，控制和管理着普拉那。"①

健康是身心的一种状态，在此状态，普拉那自由而和谐地流经整个系统。当这种流动被扰乱，疾病就产生了。斯瓦米·维韦卡南达说："有时，在你的身体里，普拉那的供应或多或少被吸引到某个部位，于是，平衡遭到破坏，我们所称的疾病就产生了。"②斯瓦米·维韦卡南达指出，所谓的信仰疗法实际上是普拉那的作用。"信仰疗法治疗者常犯的一个错误，是认为信仰直接治愈人。然而，不能单靠信仰……真正的治疗是通过普拉那实现的。已经控制普拉那的纯净之人拥有这样的力量：让普拉那达到某种振动状态，并将此状态传给他人，从而在他人内部引发同样的振动。"③斯瓦米·维韦卡南达认为，甚至连爱也是普拉那的一种显现。他说："普拉那最终和最高的显现是爱。在你成功地用普拉那造出爱的时刻，你是自由的。这是最困难、最伟大的事情。"④在人类之爱中，普拉那被指向他人；在虔信中，普拉那被指向神。无论如何，爱是生命本质的一种流动、一种给予、一种分享。从圣人那里，爱以普拉那的形式向各个方向发散，让接触到的所有人得到心意提升。当你爱时，你给予他人普拉那；

---

① Complete Works, vol. 6, p. 128.

② Complete Works, vol. 1, p. 155.

③ Complete Works, vol. 1, p. 155.

④ Complete Works, vol. 6, p. 129.

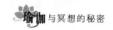

同样，当你被爱时，你接受他人的普拉那。即便他人远在千里之外，他的爱也能鼓舞并丰富你。当爱的流动被切断，痛苦就会产生，世上至少有一半的痛苦就是这样产生的。人用爱克服悲伤。爱不仅是在人与人之间，而且是在每一个人内部建立和谐的要素。没有内在的和谐，就不可能冥想，所以，灵性追求者应该特别注意爱的问题。

综上所述，我们看到，普拉那是个普遍的能量原则，支配着每一种生命活动。普拉那的一部分用于身体活动，一部分用于精神活动，剩余的部分则被储存起来，称为昆达里尼。普通的灵性追求者没有必要了解关于昆达里尼的复杂而又常常矛盾的细节，但他应对普拉那有所了解，因为这一领域的无知可导致许多障碍。

冥想不是局限于小部分心意的修习，冥想不仅涉及整个心意，而且涉及整个身体。当你让显意识的心意专注，你的无意识心意、神经系统和身体所有部位都能感受到相应的影响。这意味着，专注影响整个能量系统。专注不需要针对高级事物，事实上也很少如此。当一个人看电影或听歌时，愤怒或贪婪时，就处于高度专注状态。

关于低级类型的专注，有两个问题。其一是，它耗费精神能量。身体的活动和锻炼通常仅仅消耗来自食物的能量，是健康所必需的，然而，忧虑、强烈的情感和不安耗费精神能量。其二，每当人专注时，就为普拉那的流动创造了一条新的通路，结果是，普拉那倾向于以那种方式流动，由此产生习惯。由憎恨、自私、贪婪等错误的专注创造的通路不是笔直的；错误的专注在身心中制造旋涡，阻碍普拉那的自由流动。

冥想是高级专注——专注于超越身心的高级实相。借助冥想的力量与重量，内在的旋涡被消除。再者，冥想引领人进入存在的核心，即普拉那的源头，由此恢复精神能量的平衡。换言之，冥想抵消日常生活中有意无意地错误专注所产生的有害作用。

冥想与自我认同

（原载《印度觉醒》，1982年2月）

修习冥想的基本前提之一是自我认同，也就是认识冥想者自身。对于通常的祷告和崇拜，自我认识可能不是那么必要，但当我们到达冥想阶段，自我认识就变得十分重要。

对此，有两个原因。首先，冥想是个完全有意识的过程，因而，灵性追求者必须知道何为意识，并知道意识与自我同一。常规活动中包含的普通专注主要是无意识或潜意识的，而冥想是个自我引导、自我控制的过程，如果没有自我觉知或自我记忆，冥想将变成机械性的活动。其次，吠檀多的冥想——优婆散那是确立灵魂与神的直接关系，然而，这不是通常意义上的主客体关系。你和书、椅子、朋友、亲戚之间的关系是一种主客体关系，他们（它们）是客体，因为他们（它们）在你自身之外。甚至连你的记忆和想象创造的内部形象与观念也在你的真我之外，因而也是客体。神不是这种类型的客体，而是最深的真我、一切灵魂的灵魂、至上真我（至上阿特曼）。除非你认识自己的灵魂，否则你何以认识一切灵魂的灵魂？除非你觉悟自己的真我，否则你何以觉悟至上真我？当虔信者被要求把神当作主人、朋友或母亲来崇拜，这不是意味着一种普通的人际关系，而是意味着一种纯粹的灵性关系，如果没有觉悟真我，就无法理解这种关系的意义。温达文的牧羊女们把室利·克里希那当作自己的爱人，虽然她们只是贫穷的牧羊女，但她们完全知道这种关系的灵性本质。在《博伽梵往世书》的一首著名颂诗中，牧羊女说："你不仅是牧羊女的儿子，而且是众生内部最深的自我和目击者。"①

　　吠檀多典籍谈到了三种分别：两个物种，比如树和石头之间的分别（vijatiya）；同一物种的两个事物，比如一棵杧果树和另一棵杧果树之间的分别（sajatiya）；同一事物内部的分别，比如一棵树的枝、叶和花的分别

---

① 　《薄伽梵歌》10.31.4。

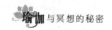

（svagata）。①神与灵魂的分别不属于这三种分别。神无处不在，既是内在的，又是超越的；神在灵魂的内部和外部。神既是主体，又是客体。室利·罗摩奴阇把神与灵魂之间的关系称为"不离"（aprthak-siddhi）；不二论者根本不承认二者之间的分别，他们认为实相是不可分的（akhanda）。为了修习优婆散那，追求者应该知道灵魂与神的关系之确切性质，这是深藏在人的灵魂之中的一个奥秘。

我们通常认为，神是不可见的。如果我们认为自己的真我也是不可知的，那么神与真我之间就无法建立真正的关系。所以，我们首先必须认识自己的真我，也就是我们内部光明的灵性本质，它不同于身体和心意。对神的寻求始于真我。我们不应在外部世界寻求神，也不应在心意中寻求神，神真正的居所在真我深处，因而，冥想的首要目标是发现我们内部的这个神圣中心。

当你坐下来吃饭时，你和摆在面前的饭菜的关系起初是一种主客体关系，然而，一旦饭菜吃进你的肚子，主客体关系就会终结，因为它们现在已经成为你身体的一部分。我们可以把这当作一个粗糙的例子，用来说明冥想期间发生了什么。冥想通常始于心意中的一个神圣形象，追求者与该形象的关系起初是一种主客体关系。然而，随着

---

① Pancadasi 2.20.（该书的第三部分"喜乐篇"中文版《瑜伽喜乐之光》，王志成汉译并释论，四川人民出版社，2017年。）

专注加深，客体越来越接近中心，直到真我觉醒，客体（神圣形象）融入真我。现在，唯独神圣形象在闪耀，因为它被真我之光照亮了。虽然心意仍然存在，但其存在不再被注意，因为真我之光将它吞没。仿佛真我采取了神圣形象的形式。[①]接下来，该形象更深地沉入真我之光。从这里开始，二者之间的关系不再是主客体关系，而是可以描述为"互相内住"（co-inherence）[②]。只有当追求者到达这一阶段，才能理解"神是内部控制者"（至上真我）的真实含义。

上述讨论可以澄清，为什么自我认识在吠檀多冥想修习中十分重要。自我认识是觉悟神的唯一门户。还有另一个原因可以说明为什么某种程度的自我认识是修习冥想所必需的。如果冲突与情结在你的人格中导致了深刻的分裂，你就会发现难以冥想。你可以每天一两次坐下来冥想一会儿，但在其余的时间里，你必须把生活视为冥想的预备。只有当冥想受到整个生活的支持，才能成功，而你的整个生活依赖于你如何看待自己。

---

① 帕坦伽利用如下箴言简洁地描述了整个过程："当心意中（对令人分心的客体）的记忆得到净化，心意仿佛没有了自己的属性，那时，唯独客体在心意中闪耀。"《瑜伽经》1.43。

② 这就是室利·罗摩奴阇所称的aprthak-siddhi；它有点类似于正理派的samvaya原则。见M. Hiriyanna, Outlines of Indian Philosophy (London George Allan and Unwin, 1956), p. 399。

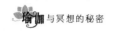

一、自我接受与自我改变

认识真我的首要资质是自我接受。在踏上追寻真我的旅程之前，追求者应该知道自己站在哪里，自己的缺点和短处是什么。他必须获得现实的自我图像，并接受之。在现时代，许多年轻人受到一些不良现代文化的有害影响。童年和成年期的创伤经历、电影中的和损友的邪恶影响、城市生活的异化和扰乱作用制造了错误的印迹、错误的冲动和错误的态度，让灵魂变得阴暗扭曲。许多年轻人在转向冥想生活时所持有的自我图像并不有益。然而，除非他们接受自己的所有局限性，否则他们不会取得多少进步。假装自己比实际的样子更伟大，盲目模仿高级灵性人士，以及其他形式的自欺，这些是初学者的巨大障碍。真理的追求者必须对自己诚实。建立在自欺和幻觉基础上的灵性生活有一天会像纸牌屋一样倾覆。威廉·梅宁格（William Menninger）医生说："最严重的精神病人是激烈地否认自己有任何问题的人。"①

追求者必须具备的第二个资质是自我改变的意志。自我接受并不意味着停留于过去、自我谴责以及其他消极态度。改变自己的性格、移除根深蒂固的欲望和倾向，这无

---

① William Menninger, *You and Psychiatry* (New York: Charles Scribner's Sons, 1948).

疑是困难的，但可以通过坚持不懈来做到。许多人以巨大的热情开始灵性生活，但是，当他们遇到障碍，热情就会冷却下来。在谈到控制心意需要不屈不挠的热情时，乔荼波陀说，这应该像是愚公移山的决心。①

坚持不懈要求专一。追求者应该具备坚定而专一的意志，这就是《薄伽梵歌》所称的"坚决的智慧"（vyavasayatimika buddhi）②。斯瓦米·维韦卡南达说："接受一种观点，让它成为你的生活；想着它，梦着它，依靠它。让大脑、肌肉、神经、身体的每一部分都充满这种观点，放下其他所有观点。这乃是成功之路，是造就灵性巨人之路。"③一个真诚的灵性追求者把整个生命献给冥想生活，甚至在工作时，他的一部分心意也总是专注于理想。

是什么让坚持不懈变得专一？是对理想的洞悉。所以，冥想生活的第三个资质是：为了一个理想而活。斯瓦米·维韦卡南达说："要为了一个理想而活，唯独为了那个理想。要让理想变得如此重要、如此强大，以至心意中

---

① 《圣教论》3.14。

② 《薄伽梵歌》2.41。

③ The Complete Works of Swami Vivekananda (Calcutta: Advaita Ashrama, 1977), Vol. 1, p. 177.

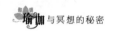

没有别的念想，也没有容纳别的念想的空间和时间。"①

理想有两种：主观理想和客观理想。客观理想是你的冥想客体，也就是你所热爱和崇拜的，它像磁铁一样把你的所有力量吸向它。这被称为择神。同时，每一个灵性追求者必须拥有一个主观理想，一个他想要成为的理想，也是他的高级真我之形象。这称为真我理想（Self-ideal）。这两个理想有着密切的关联，这种关联受制于一条重要的意识规则。

二、一条重要的意识规则

在进一步讨论之前，有必要在此说明一条重要的意识规则，它适用于人的生活的所有层面。我们可以将它陈述如下：我们对实相的理解依赖于我们对自身的理解。儿童几乎没有自我认识，他对外部世界的认识不过是他的玩具和洋娃娃。随着他长大，他的兴趣点转移到了游戏上，比如足球和板球，后来转移到了书籍、朋友、社会生活、金钱等上面。成长是个内部发展的过程，内部发展越是显著，他对周围世界的认识就越是宽广。

灵性成长也是如此。将自我认同于身体的人只能把神

① The Complete Works of Swami Vivekananda (Calcutta: Advaita Ashrama, 1973), Vol. 5, p. 251-252.

设想为一个有形的存在者，一个形象或偶像。将自我认同于心意的人可以把神理解为宇宙心意。为了对神获得更高的理解，我们必须超越通常的自我——私我。源于书本的神的知识就像儿童的玩具，除非我们觉悟到自我是大灵，才有可能觉悟到神是至上大灵。对神的认识与对真我的认识成正比。随着我们在灵性生活中取得进步，这两种认识都得到发展，直到二者最终在不二经验中合一。这就是为什么在不二论体系中，对神的经验和对自我的经验不分家。

在其他吠檀多流派中，尤其是在室利·罗摩奴阇的流派中，自我觉悟明显有别于觉悟神。罗摩奴阇把自我觉悟称为内部真我的觉醒（atmavalokana），认为它是觉悟神的必要步骤。他对上面提到的意识规则简述如下："一个人的生活目标依赖于他如何看待自己。"[①]这意味着灵性追求者需要两种理想：针对自我的理想，称为真我理想，以及用来热爱和崇拜的理想，称为择神。

三、自我概念

我们频繁地用到"自我"一词，因而有必要理解其真实含义。在印度思想中，"真我"一词指阿特曼，即不变、不朽的灵性实体，它是"我"这一概念的基础。除

①   Vedartha-samgraha, para. 45.

了佛教徒否认阿特曼的存在，所有印度哲学家都信仰阿特曼，尽管他们对阿特曼的真实本性持有不同的观点。吠檀多经典谈到了不同的自我，但它们全都只是同一自我的不同层面或维度，这些维度可用若干方式来理解。从结构上而言，自我被说成有五个鞘：粗身鞘、能量鞘、心意鞘、智性鞘和喜乐鞘。每一鞘代表自我的某个维度。从形而上学的角度而言，自我被说成有三层：真实的（paramarthika）自我、经验的（vyavaharika）自我和虚幻的（pratibhasika）自我。[①]此外，根据自我的存在状态——醒态、梦态或深眠态，自我分别被称为属世、灵性能量和灵性之光。

有关自我之性质的详细探讨留待以后，在此，我们的兴趣仅仅在于自我的功能。从功能上而言，自我以三种模式被经验到：享受者（bhokta）、行动者（karta）和认识者（jnata）。

享受者是我们最熟悉的自我之面貌，它是认同于心意和五知根的意识。各种经验通过五知根而产生，享受者为了自己而挪用那些经验。于是，我们感到"我很快乐""我很悲伤"等。享受者一词意味着经验者，经验（bhoga）一词意味着快乐和悲伤的感觉。我们的大多数经验让我们痛苦，所以享受者可以称为"痛苦的自我"。快

① cf. Laghuvasudeva-mananam.

乐的经验产生对相应客体的执着，而不快乐的经验产生对相应客体的厌恶或恐惧。所以，执着、厌恶和恐惧是享受者的特征。

行动者是我们说"我做了这件事""我这样认为"时所指的自我，它是与意志和五知根相结合的意识。实际上，所有行动都是宇宙力量运行的结果。然而，行动者挪用了那些行动，并宣称自己是行动者。所以，自我本位是行动者的特征。行动者是陷入束缚的自我，因而我们可以称之为"受缚的自我"。

认识者是"知道"所有经验与行动的自我，它既不享受也不行动，既不痛苦也不受缚。它仅仅存在并认识着，它是"目击的自我"（saksi）。我们看见、感受或履行的每一事物都呈现在认识者面前，每一经验和每一行动实际上都揭示了我们内部的这一真正的灵性中心——认识者。但由于心意的扰动，我们很少注意到它。正是通过冥想，我们发现并发展深藏于我们内部的这个平静的圣所。

四、冥想与自我交托

在享受者背后是行动者，而在行动者背后是认识者或目击者。这三种自我代表我们与世界的三种关系模式。

室利·克里希那说："我是所有苦行与祭祀的享受

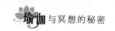

者，我是所有世界的至上之主。"[①]在此，主将自我认同于宇宙存在（Viraj）。所有存在者都是宇宙存在的一部分，而宇宙存在才是真正的享受者。这一认识让我们把所有经验、所有行动结果献给宇宙存在。通过对宇宙存在的这种崇拜（这是行动瑜伽的真实含义），我们学会越来越多地将自我认同于宇宙存在，渐渐地，我们身上的行动者将和宇宙存在合一，从而，我们超越作为享受者的自我。

对宇宙稍作仔细观察，我们就能了解牛顿第一运动定律的实质：运动是自存的。所有的活动、各种形式的行动，都是同一宇宙运动的一部分，它们必定有一个共同的来源；必定有一个中心，从那里发出最初的推动力；必定有一个第一推动者，他发起并维系着宇宙运动。他是内部控制者，居于众生心中。正是这种认识给予我们坐下来修习冥想的勇气、自由和许可。如果你不能确信这一真理，那么你就不应该尝试冥想，而是应该去做点事。

冥想把行动者交给内部控制者，从而试图超越行动者，即私我，它认为自己乃是自己的一切行动的行动者。如果说行动瑜伽是外在的自我交托，那么冥想就是内在的自我交托。在行动瑜伽中，享受者被交出去，而在冥想中，行动者被交出去。当你坐下来冥想时，你必须做的第一件事就是，把你的私我——行动者交给主。在你进入内

---

① 《薄伽梵歌》5.29。

心的圣殿之前，你必须把作为行动者的自我留在圣殿门外。《薄伽梵歌》教导我们："我唯独托庇于至上人格，他是最初的行动源头。"[1]这是冥想者在修习冥想时必须采取的态度。

诚然，在冥想初期，必须控制心意，因而你会感到"我正在控制我的心意"。然而，随着冥想的深入，专注变得自然而然，你不会有正在进行冥想的念头。那时，唯独客体在意识领域闪耀，而你只是在平静中目击或观照客体。关于这种状态，斯瓦米·维韦卡南达说："那时，伴随着它（这种状态）的，必定是冥想。就是冥想。冥想！冥想是最伟大的事。冥想着的心意乃是灵性生活最近的入口。"[2]

五、自我形象与自我幻想

在西方思想中，自我作为一个整体原则的重要性只是到了现代才被承认，这主要归因于精神分析学家的努力。在他们发展出来的一些有用的概念中，有两个概念和我们当前的语境有着特殊的关系，这两个概念是自我形象和自我幻想。

每一个人都持有"我是谁"的观念——对不同于他人

---

① 《薄伽梵歌》15.4。
② Complete Works (1973), vol. 5, p. 253.

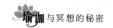

的自我之看法。这种自我形象实际上是若干图像的拼凑。从镜中看到的自己的身体形象只是这种拼凑的一部分，其余部分由他人对我的看法以及我的自我价值评估所组成。自我形象的建立贯穿整个人生。当一个小男孩听到长辈告诉他"拉姆，你真是个宝贝孩子"，"你这蠢孩子，你不能那样做"时，他就获得了作为一个客体——宾格的我（me）的自我观念。随着他长大，他的自我形象也会发生改变，然而，早先被抛弃的那些自我形象没有消失，而是深深地埋藏于他的无意识中。不知不觉，那些自我形象从无意识中影响着他对自我和他人的态度。一个大众见解，即成年人拥有现实的自我观念，在多数人那里并不成立。多数人缺乏自我认识。

许多人怀着错误的自我形象和对自己的惊人无知转向冥想生活。他们当中很少有人知道，自我形象不仅影响着他们的祷告和冥想，而且影响着他们对神和古鲁的态度。显然，错误的自我形象是灵性生活的巨大障碍。但幸运的是，通过适当的自我分析和称职的灵性导师的引导，这个错误可以矫正。冥想本身会逐渐暴露自我的隐藏层面，让追求者能够有效地应对它们。

一个人的自我形象实际上是此人在他人眼中的"我"（me，宾格的我）的形象，那么此人自己眼中的"我"（I，主格的我）呢？每一个人天生具有某些才能和资质、欲望和野心，这些构成主格的我的基本要素。但由于缺乏自我认识方面的训练，渐渐地，他不知道如何理解主格的我。他总是用宾格的我——自我形象来判断自身，而主格的我总是吵吵嚷嚷地要求自我表达、要求达成什么、要求表达自己的固有力量。但是，如果环境不利，那么主格的我会走向冲突，而当事人可能没有意识到这些冲突。为了逃避冲突，这个尴尬的主格的我可能会通过幻想来寻求错误的满足。一个小男孩可能想要成为著名的板球手，但他的父母强迫他努力学习，成为一名工程师或医生。因而，当他坐下来看书时，他的主格的我便神游到了板球领域。他通过想象创造出了一个理想的"我"，一个超级明星：五十回合就打出了双百分！一个没有在任何领域取得成功的人可能会创造出一个想象的自我，这个自我是个演说家或音乐奇才，让百万听众着迷，或者是个科学家，发现了消除人类所有疾病的万能药，等等。詹姆斯·瑟伯（James Thurber）在他的名著《沃尔特·米蒂的秘密生活》中出色地描绘了自我幻想的过程。

普通人把自我幻想当作白日梦来打发。然而，正如伟大的心理学家凯伦·霍妮（Karen Horney）所表明的，虽然幻想是虚构的，但它表达了人的真实需要。她认为，每一个人都有获得高尚与荣耀的冲动，她称之为追求荣耀。她是这样解释自我幻想或自我理想化的："在这一过程

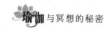

中，他赋予自身无限的力量和崇高的能力，他成为一个英雄、天才、至爱者、圣人、神。自我理想化总是包含着一种普遍的自我荣耀化……对于他，理想化的自我变得比真实的自我更加真实，这根本上不是因为理想化的自我更有魅力，而是因为它满足了他全部的迫切需要。"[①]

从吠檀多的观点来看，理想化的自我（自我幻想）和自我形象都代表虚幻的自我。两者都产生于童年，深深地扎根于无意识当中。两者都是灵性追求者的巨大障碍。然而，两者之间有着基本的差异。自我形象主要是由外部社会环境强加的，在很大程度上，我们可以通过自我分析、现实生活和引导来矫正自我形象。另一方面，理想化的自我是一个人的深刻需要之表达，无法仅仅通过了解其运作来消除，实际上，很多人明白理想化的自我是如何运作的，我们无法仅仅通过满足基本需要来克服自我幻想。

六、真我理想与择神

要点在于：虚幻的自我究竟为何存在？每一种幻觉都代表着某种真实，甚至在海市蜃楼背后，也有一种真实，只是地点不对而已。你在海市蜃楼里看到的水可能不在沙

① Karen Horney, Neurosis and Human Growth (New York: W. W. Norton and Co., 1950), chap. "The Search for Glory".

漠中，但肯定存在于某处；你从绳子上看出的蛇代表你在别处看到的真蛇。同样，理想化的自我或自我幻想代表荣耀的真我，它才是人的真实本性。人本具圆满。幻想和白日梦是由一种无意识的模糊直觉创造的——对阿特曼本具的至上力量、光明、美和荣耀的直觉。

然而，许多人发现难以想象真我的本性。对阿特曼的直接经验是意识转变的结果，需要净化心意，修习强烈的祷告或冥想。在这一过渡期，许多追求者需要一个真我（阿特曼）形象。你可以把自己看作一团光，一个光明的男神、女神或天使。真我的这种高级形象可以称为真我理想。毫无疑问，这也是一种想象，但它不同于自我幻想。由幻想或白日梦制造的理想化的自我是逃避现实的手段，做白日梦的整个过程受制于无意识。然而，真我理想是面对现实的手段，它主要使用的冥想则是个完全有意识的、自我引导的过程。

真我理想或高级自我形象是大多数追求者所必需的，它可以让阿特曼显得更加真实。其次，它帮助追求者抵消由幻想制造的错误的自我形象。每一次，当追求者感到自己即将被幻想或白日梦压倒时，就应该坚定地把自己想象成一团纯粹的光，或者一个光明的男神或女神。这种想象也能让追求者保持自己的纯净，保护自己免受诱惑。真我理想的使用仅仅针对初学者，一旦他觉悟到自己的光明真

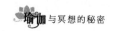与冥想的秘密

我，就没有必要再使用这些真我理想了。斯瓦米·维韦卡南达说："当灵魂与命运做斗争，哪怕一千次的死亡，也百折不挠，那时，灵魂成为巨人，嘲笑曾经为之斗争的理想，因为他发现自己远胜于那个理想。我自己的真我就是归宿，别无其他，因为有什么能与我自己的真我相比呢？"①

正是在这里，我们前面谈到的那条重要意识规则开始运作。让我们来复述一遍：我们对实相的理解依赖于我们对自身的理解。这条规则还有更深的含义。在有神论传统中，追求者被建议选择神的某个相，比如湿婆、毗湿奴或提毗，作为自己的择神。这条规则影响着对神的选择。在崇拜者与被崇拜者之间，必须有兼容性，这意味着，追求者身上必须具备他所崇拜之神的某些雏形或特质。为了把湿婆作为你的理想来崇拜，你身上必须具备湿婆的某些特质。每一个追求者都应选择这样的神圣存在者：他是追求者的渴望与潜能最圆满的体现。

选择错误的神可能会阻碍追求者的灵性进步。为了选择正确的神，追求者必须具备某种自我认识，但这很难，所以，许多追求者需要有经验的导师引导。有一天，年轻的大学生夏拉特（Sharat，后来成为斯瓦米·萨拉达南达）坐在达克希什瓦聆听室利·罗摩克里希那讲道，师父正在谈论迦内什（Ganesa）的独特美德。突然，夏拉特

① Complete Works, vol. 5, p. 252-253.

说："先生，我非常喜欢迦内什的性格，他就是我的理想。"师父立刻纠正他道："不，迦内什不是你的理想，你的理想是湿婆，你具备湿婆的特质。"①室利·罗摩克里希那本人如今已被许许多多的人接受为择神。以罗摩克里希那为理想的优点在于，它与现代人的性情和渴望相契合，再者，它不会与其他理想发生冲突。

从本质上说，个体真我是至上真我的一部分。这是人的真实身份，但由于无知，人失去了与真我的联结。冥想的目的在于恢复人的这种丧失了的身份。当我们冥想神时，在我们内部休眠的神性就被唤醒。印度经典以黄蜂和虫子的格言来说明这一真理，我们都知道，黄蜂把幼虫和毛虫带到蜂窝里，当作食物来喂养自己的后代，那些后代后来成为成熟的黄蜂。这导致了如下流行看法：虫子热切地想着黄蜂，从而把自己转变成了黄蜂。

正是通过冥想神，人恢复自己的真实身份——不朽的阿特曼。有关这种觉悟，《奥义书》说："普鲁沙，也就是居于内心的真我，大小如同大拇指，永驻人心。我们应把普鲁沙和身体准确地区分开来，就像把谷子和谷壳区分开来。我们应该知道，普鲁沙是纯粹的、不朽的。"②

---

① Swami Gambhirananda, The Apostles of Ramakrishna (Calcutta: Advaita Ashrama, 1967), p. 173.

② 《羯陀奥义书》6.17。

冥想与自我更新

（原载《印度觉醒》，1983年2月）

一、灵性成长与自我更新

灵性成长是不断自我更新的结果，成长意味着某种剩余物的产生。身体从分解代谢获得能量来维系和运作，分解代谢是有机分子和组织的分解与氧化所形成的一个破坏性的生理过程。这种损失由合成代谢来弥补，合成代谢是复杂的有机分子和组织的一个建设性的合成过程。这两个过程合起来构成新陈代谢，是活的有机体的三大基本特征之一，另外两个特征是进化和意识。如果合成代谢仅仅与分解代谢平衡，那么身体只能维持自身，而不能成长。为了成长，就必须有剩余的能量和组织，而只有在建设性过程超越破坏性过程时，剩余才是可能的。

灵性生活也是如此。灵性斗争包含大量的破坏——破坏过去的习惯、记忆、态度、情感、低级享乐等，并消耗精神能量，用来控制冲动、感官和心意。如果灵性斗争没有被一个积极的、建设性的过程所平衡，那么灵性生活将是徒劳的，并将成为另一种形式的无谓痛苦。不过，存在着一个用来平衡和补充的灵性合成代谢过程，称为瑜伽。为了获得灵性成长或进步，这个建设性的过程必须超越灵性斗争的破坏性作用，否则，我们只能过理智而平静的生活。换言之，只有以某种强度来修习瑜伽，并将它提升至越来越高的层面，瑜伽才能成为灵性成长的有效方式。

灵性成长不是体积上的三维膨胀，而是真我的演化，即意识从低级层次向高级层次的扩展。瑜伽是个综合的训练体系，在人格的不同层面上运作，但其主要目标是意识的转变或展开。灵性成长不仅需要恢复人格不同部分的力量与能量，而且需要转变和扩展意识。在所有瑜伽训练中，冥想直接地、最有效地带来这种更新和内在转变。冥想如何实现这一点，则是我们在此讨论的主题。

在进一步讨论之前，我们需要注意冥想修习中的三个要点。第一，冥想不仅仅是想着一个客体、平息思想波动或放松心意。冥想时，意识中会发生许多变化。这些变化起初是如此精微，以至粗糙的心意通常无法察觉它们。所以，许多人抱怨冥想没有在他们身上产生任何明显的效果。然而，随着他们的心意被冥想修习净化和锐化，他们就会获得能力去察觉这些内在的变化，并理解它们的意义。

灵性生活之路充满障碍，除非我们通过某些预备训练，比如无私行动、祷告等克服一些主要障碍，才有可能理解或修习真正的冥想。然而，一旦你立足于冥想，你就会发现，冥想本身能够克服障碍。对此，古人云："如果瑜伽士因为粗心而犯错，那么恶果只能通过瑜伽本身来消除，别无他法。"[1]

我们需要注意的第三点是，冥想不是突然飞跃，进入超意识，而是需要经历不同的阶段，正如帕坦伽利在《瑜伽经》的某句经文中所阐明的那样。[2]然而，我们怎么知道哪个阶段之后是哪个阶段，又怎么知道自己确切地处于哪个阶段呢？注释者毗耶娑说，冥想本身会告诉我们，他引用了一个古代权威的说法："瑜伽要通过瑜伽来认识，瑜伽要通过瑜伽来达成"[3]。意识转变所需的知识，真我提升的规则，自我更新的过程——这些全都隐藏在人的心

---

[1]　《摩诃婆罗多》11.21.25。

[2]　《瑜伽经》3.6。

[3]　转引自毗耶娑对《瑜伽经》3.6的引用。

意深处，数年系统的冥想修习将会揭示它们。

二、抵消过去的影响

我们当前的习惯、态度以及对他人与环境的反应方式全都由过去的经验所决定。每一个人都会时不时发现自己陷入了沮丧和不满的情绪，生活看似空虚，毫无意义。假如经过努力仍然无法走出，当事人就会产生负罪感。许多怀着野心，追逐财富、权力或名声的人发现自己的计划每每受挫。灵性追求者发现，有时候他们心意明朗，充满渴望，但有时候他们感到乏味，无法冥想或专注地念诵圣名。尽管他们怀着最好的意愿付出了最大的努力，但这一切仍会发生，无缘无故。然而，没有无缘无故的事，我们的失败、痛苦和情绪波动的原因来自我们的过去，并埋藏在我们内心深处，超越显意识心意的可及范围。弗洛伊德对世界思想的两个重要贡献是：（1）发现了无意识，并发现了童年经历对成年生活根深蒂固的影响；（2）他发现，在无意识的暗室中，有两种力量在运作——表达的力量和压抑的力量，但他并不完全理解二者的性质。令人吃惊的是，这些原则是瑜伽心理学的部分基础，两千多年前就已被古代印度圣人们所发现。

这里产生了一个重要问题：过去的影响现在能否消

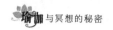

除？影响只能通过摧毁其原因来消除；要消除当前的痛苦在过去的心理原因，需要三个条件：（1）追溯当前的困难在无意识深处的根源，从而发现它们的实际原因；（2）处理无意识深处运作的表达力量和控制力量；（3）摧毁因果根。这就是弗洛伊德及其追随者尝试去做的，而上述三个条件形成他们的精神分析技术之基本步骤。但是，他们的尝试仅仅取得了局部的成功。

瑜伽为彻底根除当前的痛苦在过去的原因、为完全更新整个人格提供了一个综合方案。该方案基于瑜伽心理学的三个基本原则，第一个原则是，每一行动和经验都以残余物或种子的形式在心意中留下一种精微的影响或作用，称为潜在印迹。潜在印迹可在以后萌发成波动，再造原初的行动或经验。由此，我们当前所有痛苦的真实原因就是潜在印迹，为了消除痛苦，我们必须消除潜在印迹。

瑜伽心理学的第二个原则是，心意中有两种力量在运作：表达的力量，称为生起（vyutthana），以及抑制的力量，称为止息（nirodha）。二者是相互矛盾的。生起的力量将潜在印迹转变成波动，正是由于这种力量的运作，无数的念头和欲望在我们的心意中产生，让冥想变得困难。

止息的力量有两种，其中一种力量停止波动，并将波动重新转变成潜在印迹的形式，称为"波动的止息"。它并不止息潜在印迹，而是在心意的显意识层面运作，止息粗糙的波动。当冥想期间出现分心的念头时，我们通常运用的就是这种力量，帕坦伽利说："粗糙的波动可以通过冥想来消除。"①

　　第二种止息力量止息潜在印迹本身，因而称为"潜在印迹的止息"。心意中有无数的潜在印迹，但只有某些潜在印迹会表达出来，称为活跃状态，其余的潜在印迹保持休眠状态或受控状态。②潜在印迹的止息以两种方式发生，其一是用一个潜在印迹控制另一个潜在印迹，这是个自然而然的自动过程，在无意识当中运作，不为当事人所知。例如，恐惧的潜在印迹可以控制贪婪的潜在印迹或性的潜在印迹，阻止当事人展现这些情绪。这种无意识的控制就是弗洛伊德所称的压抑。潜在印迹并未丧失其力量，而只是被暂时控制，这种状态被帕坦伽利称为压制态。有些形式的压抑是人在社会生活中不可避免的，然而，正如弗洛伊德所表明的，对十分强大的本能与情绪的压抑可导致神经症和身心失调。潜在印迹止息的第二种方式是，用意志力有意识地抑制潜在印迹。由于潜在印迹是精微的力量，存在于心意的未知深处，所以意志无法直接触及它们。一个潜在印迹的性质只有在它变成波动，并浮出显意识时，才能被认识。那时，相应的波动所揭示的过去经验

---

①　《瑜伽经》2.11。
②　《瑜伽经》2.4。

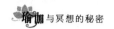

之性质已被理解，如果该波动重新转变成潜在印迹，那么相应的潜在印迹就能受到意志的控制。

这里需要注意的要点是，一个潜在印迹无法仅仅通过止息其波动来止息，而只能通过理解该潜在印迹中隐藏的经验之性质来止息。[①]止息一个潜在印迹的，是知识，而非单纯的抑制。这便是瑜伽心理学的第三个原则。这个原则的真实含义是，为了消除过去的影响，我们必须以全部的觉知与意志力来重新经验过去的事件。一切隐藏的欲望、恐惧和敌意必须被挖出、大胆面对、理解并克服。[②]这便是强烈的冥想能够让你做到的。强烈的冥想搅动整个无意识，让埋藏的所有本能、情结和缺陷浮出表面。于是，得到净化和锐化的心意揭露它们的真实本性，得到增强的意志使你能够征服它们。如果你的冥想没有成功地做到这一切，那就意味着它要么缺乏强度，要么缺乏适切的引导。

[①] 这是前面谈到的"控制波动"和"控制潜在印迹"之间的区别。在控制波动那里，当事人仅仅抑制自动生起的波动，而不理解其中涉及的经验之性质。在控制潜在印迹那里，潜在印迹自觉地生起，成为波动，当事人在研究了该波动包含的经验之后，重新自觉地把它转变成潜在印迹。在前者，控制波动本身就是目的，而在后者，控制潜在印迹是目的，并通过控制波动来实现。

[②] 当然，这是弗洛伊德精神分析的核心原则，然而，由于粗糙的理论与技术，精神分析并不带来任何深刻或彻底的转变。在密教之路上，修习者通过仪式制造实际生活处境，以从心意底部挖出过去的经验和被压抑的本能，从而征服它们。每一灵性追求者都不得不在灵性生活中的某个阶段进行某种精神上的密教修习。

借助通常的冥想（禅那）获得的知识只能将潜在印迹转变至受控状态，减小它们的活力，但无法摧毁它们。只有称为三摩地的高级阶段冥想中生起的知识才能让潜在印迹完全失活。这种高级知识，瑜伽典籍中称之为真理般若、般若之光等，它充当内在的火和光，让潜在印迹化成所谓的"焦种态"。

所以，要记住，每当你冥想时，你就在控制当前的困难、冲突和痛苦在过去的原因。

三、成熟的性格

摆脱过去可导向自我更新的第二步，即成熟的性格。为此，需要具备成熟的私我。人的真实本性是自明的阿特曼，但它被私我遮蔽了。如果不理解私我的本性，就不可能理解阿特曼的本性。灵性追求者发现私我或自我本位乃是灵性进步的巨大障碍，并想要摆脱私我；他们想要学会谦卑。我们首先应该注意到，"私我"（ego）和"自我本位"（egoism）不是一回事。

私我是种内部官能。私我需要履行一些有用的功能，比如人格不同部分的协调。对于灵性生活的初学者，主要的问题不应该是消除私我（反正那也是不可能的），而应该是净化、增强和发展私我。因为如果没有一个纯净、强

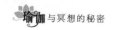

健和成熟的私我，就不可能维持长期的灵性斗争，并承受生活的冲击。

另一方面，自我本位是私我的表现方式，尤其是私我诉诸自身的模式。只有当私我错误地对待他人，并夸夸其谈地表现自身时，自我本位才变成了麻烦。我们需要消除的正是这种错误的或虚假的自我本位。正确的自我本位，即对自我和他人的正确判断，以及与所有人和谐相处的能力，是成熟性格的一个重要标志。那是真正的谦卑。

发展成熟私我的第一步是如实地面对私我。私我戴上了如此之多不同的面具，以至很难理解其真实本性。第二步是接受这个真实的自我形象的所有缺点与局限。第三步是放弃以虚伪、自欺、夸大、嫉妒等形式呈现的错误的自我本位。第四步是再教育私我，以便发展出正确的自我本位，其表现形式是能够正确地评价自我，能够面对生活问题，摆脱恐惧与憎恨。诚实、力量与自由——这些都是成熟私我的特征，因而也是成熟性格的特征。

对于这些步骤，冥想都有巨大的帮助，因为只有在深度冥想中，人才能真正面对私我、理解私我、转变私我。由此，追求者的整个道德生活获得更新。

四、梦中醒来

虽然冥想是一种完全有意识的训练，但其影响并不单单局限于醒态，而是渗入了梦态和深眠态。梦有三种，它们的共同特征是人的无能为力，无法在梦中使用意志力。

第一种梦是在夜里入睡期间做的严格意义上的梦。许多梦是过去的经验和被压抑的欲望的重现。有些梦是象征性的，如果获得理解，就能提供有关无意识之运作的有用信息。有些梦是令人不快的、有害的，尽管我们不想要，却仍会做这种梦，原因在于，我们对"梦中之我"缺乏认识，放任它像一个部落或歹徒那样壮大。然而，通过冥想，我们有可能在梦的世界里创造出一些觉知，保护自己免受噩梦的伤害，我们甚至有可能通过冥想接触梦中之我，并在适当的时候改变梦的整个样式。

第二种梦是白日梦，即幻想。不同于第一种梦，第二种梦并不完全脱离醒态。做白日梦的人仍是"清醒之我"，但那不是他实际的私我，而是幻想的私我，他是如此完全地认同于这个幻想的私我，以致暂时忘了现实世界，停留于幻想的世界。他的能量不是用在现实生活中，而是浪费在了徒劳的幻想中。然而，白日梦表达了私我的深刻欲望：超越当前的局限，并获得荣耀。冥想阻止白日梦，当一个人通过长期修习冥想觉悟了阿特曼的荣光，白

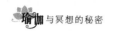

日梦这种持续的习惯就会彻底消失。

　　第三种梦是过着一种不用心的、机械化的生活，将自身完全认同于世上的现实客体，这一点区别于白日梦。换言之，这是一种缺乏自我觉知的生活。这种梦游般的存在乃是大多数人的生活特征，它使人丧失自制，把人变成机器，受制于盲目的自然力量。大多数人不是在生活，而是在被驱使——被驱使着吃饭、工作、说话和睡觉。冥想是为了意识而进行的斗争，通过冥想，人恢复自我觉知，成为自己生活的主人，脱离无意识的漂浮，过上朝向目标的有意义的生活。

五、释放能量

　　意识和身心能量之间有着密切的关系。冥想不仅增加知识，而且增加能量。能量的这种增加以若干方式来实现。随着我们通过冥想更多地控制无意识，以前花费在压抑或抑制低级思想、白日梦和自动行为上的大量能量现在可用于高级生活。其次，冥想开启无意识的一些隐藏的角落，激活高级灵性中心，释放精神和灵性能量，那些能量是追求者以前从未意识到的。对此，有专门的瑜伽技巧，称为专念，不过，甚至连通常的简单冥想也足够有效。

　　冥想释放能量的第三种方式要借助升华

（sublimation）。当低级本能的能量得到保存和净化，并被提升至高级层面，就会变成一种灵性能量的形式，称为元气（ojas）。元气实际上是高度升华和光明形式的普拉那，斯瓦米·维韦卡南达说："体内运作的所有能量，其最高形式是元气。你必须记住，这只是转化的问题……瑜伽士说，依照性思想表达为性能量的那部分能量一旦受到控制，很容易变成元气。由于底轮引导这种转变，因而瑜伽士特别关注底轮。瑜伽士试图接手全部的性能量，并将它转变为元气。"[①]仅仅遵循称为"梵行"的禁欲只能保存这种生命能量，只有当它得到净化，并上升至更高的层面，才能变成元气，而冥想是实现这种升华的最佳方式。

除了释放能量，冥想还使得意志摆脱本能的控制，并通过专注来统一意志的那些分散的力量，从而增强意志。纯净的强健意志乃是人最大的财富。

六、爱的更新

爱是意识力（cit-sakti，意识能量）从一个灵魂到另一个灵魂的积极而交互的流动。当恐惧、憎恨或误解切断这种流动时，紧张就会产生，生命就会丧失其喜乐、方向

---

① The Complete Works of Swami Vivekananda (Calcutta: Advaita Ashrama, 1977) vol. 1, p. 170.

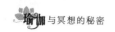

和意义。爱是人所能了解的最具恢复性、最让人振作的力量，一个充满爱的人自然而然地体验到持久的自我更新。

诚如斯瓦米·维韦卡南达所言，当人的爱净化并指向一个人格神时，就成了虔信。这里的主要问题在于，如何把爱指向一个未知的存在者，以及如何让爱之流连绵不绝。祷告与崇拜只能部分地解决这个问题，唯有冥想才能圆满地解决此问题。冥想引导生命能量指向阿特曼这一中心。其次，冥想作为单一念头的连续流动，是保持冥想者的爱连绵不绝的唯一方式。当一个人通过长期修习，成功地保持不间断的冥想式觉知，并使之成为灵魂中的一股暗流，那么他就体验到了圣爱持续不断的自我更新力量。

七、真我的觉醒

人格真正的、不可逆的更新乃是真我觉醒的结果，这是冥想最重要的直接作用。灵性觉醒在经典中虽有不同的描述，但总是意味着一种双重经验：一方面，觉悟到自明的阿特曼乃是真正的意识中心，另一方面，接触到一种更阔大的存在状态。拥有此种经验的追求者感到，他的属人生活走到了尽头，而一种新的生活已经开启。

冥想与自发性

（原载《印度觉醒》，1982年10月）

一、连续性与自发性

只有当冥想生活成为自然（sahaja，俱生），才是一种喜乐、幸福、圆满的生活，自然有两层含义：连续性和自发性。

一种自然的生活是一个连续的生活模式，连续是因为它已经成为你的本性的一部分。每天冥想一两个小时是不够的，同样重要的是，在一生中的每一天都保持冥想式觉知。灵性生活是意识的转变，如果你每天只用一两个小时来冥想，那么要通过冥想达到这种转变就需要花费很长

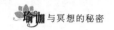

的时间。如果一天中除了这一两个小时，剩下的时间都以散漫、不安、随便、机械的方式度过，那么冥想的作用就会被抵消。只有当冥想式觉知变成连续的，也就是说，当你的全部思想与行动受到一种内在的平静和自我觉知的支撑，冥想才能成为一种强大而迅速的意识转变方式。

冥想式觉知的连续性只有在冥想生活成为自发的、毫不费力的生活时，才能得到保持。你也许读过一本小书《修习神的临在》（*The Practice of the Presence of God*），在书中，17世纪法国伟大的玄学家劳伦斯修士（Brother Lawrence）敦促我们保持对神的持续忆念。许多印度圣人也教导了同样的道理。表面上看，这是一种简单容易的技巧，但在实际修习中，没有比这更困难的了。如果你试图纯粹用意志力把这种持续的忆念强加给心意，那将导致一种巨大的张力，很少有人能够长期忍受。实际上只有当冥想本身成为自发自然的，这种修习才是轻松的、创造性的、喜乐的。

自发性意味着什么？不是我们毫不费力地做的每一件事都必定是自发的行动。经过练习，打字、骑自行车、钢琴独奏和类似的活动做起来毫不费力，但它们属于科学家所称的条件反射。自发性正是条件性的反面。自发性是不受先前经验制约的整个人格的整体反应。蝴蝶在孩子那里激发的惊奇感，辉煌的落日具有的魅力，或者对于受苦之人的同情，是涉及整个人格的一种自发反应。还有一种更高、更稀有的自发经验类型，属于"自然神秘主义"。有些人，尤其是成年人和艺术家，有时会进入一种自发的警醒状态。你睁着双眼，却突然发现自己处于一种神秘的寂静之中，树、房子、玻璃、人、山坡、道路、天空、云朵——看上去全都异常生动、真切，充满了一种鲜活的临在。你感到自己是一个更大的生命不可分割的部分，整个世界只是这个更大生命的图像化呈现。过去和未来消失，时间停止，你身在无尽的临在之中。你无欲无求、无所计划，纯粹的存在那柔和而明亮的美与静谧将你充满，存在本身成为一种喜乐。许许多多的人拥有这样的经验，但很少有人具备威廉·华兹华斯（William Wordsworth）、理查德·杰弗里斯（Richard Jefferies）或约翰·穆尔（John Muir，早期环保运动的领袖）的心灵去理解这种经验。然而，禅师们承认这种经验的意义，并试图将它们转变为通往更高灵性经验的第一块踏脚石。通过茶道、砂纹和其他习俗，自然神秘主义已经成为日本文化的独特特征。

这些半神秘经验通常没有任何宗教内容或价值，不会带来任何持久的性格转变或意识转变。然而，它们释放自发性，以及和宇宙生命的合一感，从而让个人的生活变得自然、清新和喜乐。相反，普通灵性追求者的冥想生活却充满斗争，被众多的规则与限制所包围，那些条条框框扼

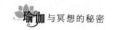

杀自发性，将灵魂从宇宙生命切下。在许多人那里，冥想仅仅动用了一部分心意，无法激起整体反应。有些灵性追求者不是试图根据个人自身的存在规律来成长，而是试图遵循或模仿他人的方式。这一切导致的后果是，许多灵性追求者孤立、陈腐、做作、缺乏创造性、脱离生活现实、沉闷无趣。有没有可能让灵性生活变得自由、清新、自发、自然、连续、整全和喜乐？

只有当菩提——灵心觉醒时，也就是说，当个体灵魂浮出显意识心意的表面，并接管我们的所有思想与行动时，冥想生活才会变成自发自然的。冥想是试图从低级状态的意识上升至高级状态的意识，这种上升十分艰难，因为低级本能和精神自动作用在把我们往下拉。只有当觉醒的菩提施加向上的拉力，上升才会变得容易而自然。然而，菩提的觉醒通常需要很长的时间，那么，在觉醒发生之前，或者如果觉醒不会发生，我们又该做什么？

我们可以做的一件事是强化我们的努力，从而加速觉醒过程，快速通过令人不悦的早期阶段。这当然意味着更大的斗争，但那些天生具有强烈渴望的人能够愉快地面对斗争。我们还能做的另一件事是把障碍化为自发性与连续性，让冥想生活尽可能自然而然。

二、简单性

让冥想生活自然而然的第一步就是简化自己的生活。简单性并不仅仅意味着占有的东西少，或简化生活方式，尽管这有很大帮助。更重要的是简化人的精神生活。精神简单性有若干方面，其中一方面是理智的简单性。心意充满各种缺乏理解、支离破碎的观念，这是冥想的巨大障碍。从书本和个人那里吸收的知识必须被科学地系统化，就是说，我们应该知道，我们获得的不同观点之间如何相互连接。此外，这些观点必须与生活相结合，这需要一种基本的生活哲学。每一个灵性追求者都必须把知识与经验编织起来，发展出自己的生活哲学。经典和各种哲学体系仅仅意在充当指导方针，帮助每一个追求者发展出自己的生活哲学。一种基本生活哲学的形成能够帮助我们建立与他人和周围世界的正确关系，更好地理解生活问题，减少忧虑；这种生活哲学能够安排好我们的思想和情绪，从而在心意中腾出更多的空间来追求灵性生活。

精神简单性的第二个方面是信仰的简单性。你可以拥有学者的知识，但你必须拥有孩子的信仰。什么是信仰？信仰是接受宇宙万物的自然秩序。如果我们想与世界、同胞和谐相处，就必须对他们有信仰。如果没有自然而简单的信仰，生活将是不自然、不安全、不快乐的。

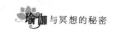

精神简单性的第三个方面是摘下我们佩戴的面具。假装自己是另一个人，这是项徒劳的任务，是浪费能量。虚伪和欺骗堵塞自发性之源泉。为了让冥想生活成为自然而然，接受自己的所有局限性和习气是非常必要的。

精神简单性的第四个方面是行为的简单性。灵性追求者倾向于用太多的规则、誓戒、仪式和言论让自己超负荷。毫无疑问，在灵性生活的早期阶段，有些规则、誓戒、仪式和言论是必要的，但过度依赖它们会阻碍灵性的流动。随着追求者取得进步，他应超越早先的支撑，抓住更高的支撑，后者一定更加简单、更少限制。太多的顾忌会把灵性生活变成某种形式的自虐。真正的简单性总是意味着至少在某种程度上超越正法（dharma）与非法（adharma）、美德与邪恶的能力。17世纪法国古典主义富有影响力的人物费奈隆（Fenelon）以如下文字巧妙地总结了简单性的含义——

我要说，简单性是灵魂的诚实，它阻止自我意识的产生。简单性不同于较真，后者要低级得多。很多人是较真的，但并不简单。他们只说自己认为真实的东西，只表现出真实的样子，但是，他们老想着自己，权衡自己的每一个用词和想法，操心自己做得太多还是太少。这些人是较真的，但他们并不简单。他们没法和别人自在地相处，别人也没法和他们自在地相处。在他们那里，没有从容、直率、无拘无束或自然而然的东西。

融入周围世界，脑子里没有念头，类似于被某种愉悦的有形之物吸引的人所处的盲目状态——这是与简单性相反的一个极端；全神贯注于所有事情——这是另一个极端，让人自以为明智，实则保守、忸怩，对扰乱精神自我满足的最细小的东西也心神不宁……一者陶醉于外部环境，另一者陶醉于自认为内心在做的事。然而，两者都处于陶醉状态，后者比前者更糟，因为后者实则不智，却看似明智，以致当事人不会尝试去治疗自身。真正的简单性在于中庸之道，摆脱了轻率和做作。在简单性中，灵魂不被外界淹没，不至于没有反应，也不放弃自我意识带来的无限净化。灵魂看着自己的前进方向，而不浪费时间去论证每一步或总是向后看，这样的灵魂拥有真正的简单性。

三、返回中心

自发性是整个人格的整体反应。如果我们想让冥想生活自然而连续，就应获得人格的整全性。在许多人那里，情绪往一个方向，理智生活往另一个方向，行动往第三个方向。对于他们，灵性生活是强化这三种官能中的某一种。事实上，灵性既非情绪，也非理性，也非行动，灵性

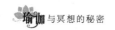

与灵——阿特曼或真我直接相关。真我是人格的核心，整个人格正是要围绕着真我这一中心整合起来。

在常规生活中，一个成熟的人需要花费数年时间才能获得一定程度的人格整全性或整合性，这使得著名心理学家荣格博士认为，"我"是人的精神在后来创造出来的某种东西，他将这一过程称为个性化。但印度思想认为，真我或阿特曼是一个永恒自存的纯意识原则，然而，在常规生活中，真我是被遮蔽或隐藏的，所以，大多数人不认识真我的真实本性。阿特曼是我们最深处的中心，[①]是我们最自然的本真状态、最简单的存在。我们越是接近真我，生活就越是变得自发自然；我们越是远离真我，生活就越是变得不自然、不整全。

除了阿特曼，世上的一切、我们的一切——身体、心意、思想、行动都是不连续的。唯独真我不变不散。所以，如果我们想让冥想式觉知、忆念神或念诵圣名成为连续的，我们就应持守真我。阿特曼是意识的仓库，因而，我们越是接近阿特曼，我们的意识就越是强大，记忆就越是强大。我们越是远离真我，就越是健忘。

因而，让冥想生活自然而连续的唯一方法是发现真我并安住于真我。正是通过冥想，我们抵达内部的意识中心——真我。仪式、研习、祷告和崇拜仅仅是间接方法，

---

① 《大森林奥义书》1.4.8。

而冥想直接引领我们抵达真我。

整个宇宙及其无数存在者从唯一的存在者那里投射出来，这便是宏观创造。类似的微观创造似乎在我们自身内部永久地进行着。知识只是意识的显现，根据密教的观点，思想只是"意识力"的形式。正如火星从火中迸出，或电流从发电机中发出，同样，知识不断地从自我流出。阿特曼的这种自我投射是驱使心意和感官向外趋向客体的基本力量，[①]是所有知识、所有创造的源头。但创造也是一种毁灭，向外的自我投射也是一种自我放逐。我们不断地离开存在的中心，我们不断地失去自我。这是我们内部不和谐的原因，是悲伤的源头。在深眠中，真我收回所有能量，正如太阳在夜晚收回所有光线，所以，只有在深眠中，我们才是处于自然状态，但这是一种无意识状态。

正是通过瑜伽，尤其是冥想瑜伽，人克服内部创造的离心力，即阿特曼自我投射的外向推力。瑜伽是创造的倒转，是一种自觉的尝试：收集分散的意识力和意志，并将它们倒转，使它们朝向源头——阿特曼。在深度冥想中，所有思想融入单一的思想，然后，这个单一的思想投入阿特曼之光，就像活塞退回活塞筒。冥想是尝试有意识地停留在自然状态。冥想是一种有意识的睡眠，是反向睡眠。

---

① 参见《由谁奥义书》1.1："由谁的意志，心意进入它的对象？……是谁，驱动眼睛和耳朵发挥作用？"

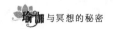

大多数人不可能长时间停留在冥想当中，也没必要那样。更重要的是始终持守"'我'意识"这一中心，甚至在忙于生活中的各种活动时也要这样。这并不困难，因为我们几乎总在思考和谈论"我"。我们必须做的就是，把这个"我"固定在心中，心是真我的活动中心；我们不能允许"我"过分远离这个中心。我们应该始终处于返回中心的心境中。这种"自我记忆"念诵圣名的修习变得容易。实际上，持守主体比持守客体更加容易。

四、意识的扩展

让灵性生活自发而连续，主要有两个障碍：一是心意中存在大范围的无意识，二是过去侵占了当下的生活。

灵性生活是一种有意识的生活，事实上，它是为了意识——更伟大更高级的意识而进行的斗争。然而，当我们观察自己的生活，就会发现我们当前的意识范围十分有限。原因在于，所谓的显意识仅仅是无意识海洋上的一座小岛，而且这座小岛常被海浪淹没。灵性追求者必须明确"有意识的生活"之真义，有意识的生活是拥有自我觉知的生活。我们可能知道自己做的事，知道自己周围的人，知道自己吃的东西，却很少意识到自己知道。我们所谓的知道仅仅是认同周围的客体，我们被无意识的生活之流卷走。没有自我觉知的生活实际上是无意识的生活。

大多数生活问题是由我们无意识的生活方式所造成的直接或间接后果。在无意识的暗室里潜伏着的，是欲望、愤怒、贪婪、自私和暴力的本能与冲动。一旦显意识屈服于无意识，它们就像饿虎扑向灵魂。一旦无意识支配我们的生活，忧虑、紧张、冲突和身心疾病就会压倒我们。普通人对无意识知之甚少，而冥想能够揭示无意识的存在和运作方式。当我们坐下来冥想或唱诵时，各种散乱的念头便蜂拥而至，它们是过去的念头和经验，通常被某些阈下控制手段压抑在无意识当中。冥想是一种放松，这种放松（如同梦中所发生的）消除阈下控制手段，从而释放被禁锢的念头。除非无意识在某种程度上受到显意识的控制，否则冥想就是困难的，而且不可能保持连续的冥想式觉知。

灵性生活的目标不仅是过有意识的生活，而且是获得超意识的经验。但只要被无意识禁锢，就不可能超越显意识。灵性生活包含两种斗争：一是控制无意识，二是超越显意识。斯瓦米·维韦卡南达说：

摆在我们面前的任务是艰巨的，首先并且最重要的是，我们必须努力控制大量的底层念头，它们已经变成无意识的了……控制无意识是学习的第一部分。接下来的部分是超越

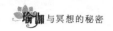

无意识。正如无意识的运作在显意识之下，另有一种运作在显意识之上。抵达此种超意识状态，人就变得自由和神圣……超意识的无限领域乃是我们的目标。[1]

如何控制无意识？有几种方法，然而，我们只能在此简单地讨论这个庞大的话题。在每一个人那里，都有一些阈下控制手段，它们控制着无意识及其不受欢迎的内容，但它们是无意识的机制。我们需要的是有意识的控制，这意味着将意识扩展进无意识当中。甚至连精神分析学家也尝试这样做，弗洛伊德发现，有些思想被某种控制机制压制在无意识当中，他将这种机制称为压抑，但他无法理解该机制的真实性质，因为他没有深深地进入人的无意识。他无法处理这样的念头：它们曾是显意识的念头，但随后被压入无意识并且遗忘。他之所以发现这些地下念头仅仅是因为它们在显意识中留下了足迹。在这一点上，荣格评论道：

他（弗洛伊德）作为无意识内容引出的东西，似乎由一种完全能够察觉的个人性质构成，因而它们在其他条件下曾是显意识的内容……（但）由于它们的道德不兼容性而被压

---

① The Complete Works of Swami Vivekananda (Calcutta: Advaita Ashrama, 1976), vol. 2, pp. 34-35.

抑了……通过适当地集中注意力，并让自己跟随联想（即仍然存在于意识中的指示物）的引导，可以相应地恢复丢失的内容……①

在荣格写下这些文字的40多年前，斯瓦米·维韦卡南达说了同样的内容：

实践心理学首先把所有的能量指向控制无意识，我们知道自己可以这样做。为什么呢？因为我们知道无意识的原因是显意识；无意识的念头是我们过去的无数显意识思想的沉没，过去的显意识行动丧失了活力——我们不关注它们，不了解它们，忘了它们……我们的重大任务是恢复整个人的生机，让他成为自己完完全全的主人。②

对无意识的显意识控制称为"抑制或控制"（nirodha）。不同于作为无意识过程的压抑，抑制是长时间有意识地行使意志力的结果。印度灵性提供了三种实现控制的方法。

第一种是瑜伽方法。左脉和右脉是向无意识提供精

---

① Carl G. Jung, "The Spirit of Psychology" in Spirit and Nature, Bolingen Series 30 (New York: Pantheon Books, 1967).

② Complete Works, vol. 2, p. 35.

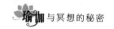

神能量的通道，通过控制左右脉，无意识也得到控制。适切的控制连同心意的净化和强烈的渴望可以打开中脉，让追求者经验到超意识。斯瓦米吉说："因而，我们现在看到，必定有种双重运作：首先，通过左脉和右脉（它们是两股现存的常规之流）的适切活动来控制下意识的活动；其次，超越意识。"[①]各种哈达瑜伽修习，尤其是调息，实际上意在通过控制人的生理机能来控制整个无意识机制，但有些人忘了这个目标，把哈达瑜伽的修习变成了一种身体崇拜。

第二种实现控制的方法是祷告与自我交托，由虔信者奉行。祷告打开心灵的各个房间，让能量流进来。正如录音机里的电磁场通过去磁而抹掉磁带上录的歌，能量抹掉无意识中的过往印迹。借助强烈的祷告，整个无意识迅速受到控制。

第三种实现控制的方法是冥想的方法。对于初学者，冥想好比打开潘多拉的盒子，然而，随着他坚持冥想，意识更深地扩展进入无意识当中，并抑制无意识的任意活动。当菩提觉醒，般若之光（高级意识、灵性直觉）照亮无意识的黑暗角落和裂缝，烧掉无意识的不净。渐渐地，追求者认识到，甚至在其他时候，比如当他不是坐着冥想，而是积极工作时，冥想式觉知也可以扩展进入无意识

①　Complete Works, vol. 2, p. 35.

当中，这便是《薄伽梵歌》里描述的无业瑜伽（yoga-yukta karma）。[1]通过修习，意识可以扩展进入人格的所有部分：意识可以扩展进入肉身来治愈疾病，甚至进入梦境来阻止噩梦的产生。

不断地觉知每一思想与行动，这是控制无意识的最佳方法，佛陀称之为"正念"（samyak smrti，巴利文中称为sammasati），并把正念囊括在八正道里。古代的佛教瑜伽士把这种修习称为正知（samprajanya），寂天（Santideva）对它描述如下："简而言之，不断地观照身心的每一状态就是正知的本质。"[2]南传佛教（上座部）把这种技巧称为内观（vipassana），对他们而言，这是一种重要的灵性技巧，它是如此重要，以至他们认为三摩地状态低于内观。确实，比起每天花费一两个小时"坐着冥想"，始终让觉知扩展进入思想和行动的所有领域，是一种更加有效的意识转变方法。让内观修习变得困难的，是我们不断地判断、选择、影响人与事的习惯，这种习惯制造张力与冲突。一旦我们放弃这种习惯，冥想式觉知就变得容易而自然。

---

① 参见《薄伽梵歌》5.6—5.12。

② Santideva, Bodi-Caryavatara 5.108.

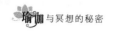

五、接触无限者

让冥想生活自发而连续还需一个要素，就是与无限者合一。如果冥想仅仅是无穷无尽地观照身心的每一活动，那么它只不过是灵性自恋。某些形式的瑜伽冥想和佛教冥想可能确实如此，但吠檀多的冥想并非如此，因为吠檀多冥想的根本目标在于实现个体和宇宙的合一。

个体在身、心、灵的各个层面能动地接触宇宙，这种接触具有动态平衡的性质，也就是说，它涉及一种双向交换。这一普遍的和谐平衡（universal equilibrium of harmony）原则支配着众生的身体、道德与灵性存在，在吠陀时代被称为和谐（rtam），在后来的时代则被称为正法（dharma）。我们不断地从宇宙接受很多东西，并渴望得到更多——更多食物、更多金钱、更多快乐。但为了获得平衡，我们也必须偿还宇宙同样多的东西。古印度圣人们发现，甚至连我们获得的，也取决于我们所给予的，他们把这一真理称为业律。正是给予和偿还决定了业律的运作方式。圣人们知道，正是因为没有成功地偿还宇宙生命之流，人的生活中才出现了不和谐，产生了悲伤、冲突和忧虑。所以，他们让偿还原则成为一条重要的灵性戒律，称为祭祀。这三个概念——和谐（或正法）、业和祭祀紧密相连。整个受缚与受苦之因就是打破了祭祀的根本法则，《薄伽梵歌》指出："正是不带祭祀目的的行动导致了世间的束缚。"①确实，祭祀的概念是《薄伽梵歌》的哲学大厦之地基。

冥想不仅仅是专注于身心的某个部分，我们还应把冥想视为这样一种尝试：试图在最高层面——灵性层面恢复和谐或平衡。冥想是个灵性偿还过程。我们应该记住，冥想出自《吠陀》的祭祀仪式。在很长的时间里，冥想一直是吠陀祭祀的组成部分，冥想与祭祀二者只在后来的世纪里，在《森林书》中才分离开来。在瑜伽和佛教的影响下，人们逐渐忘了二者之间的结合。在现代，再一次出现了重新结合冥想与祭祀（不是火祭，而是自我祭祀，为的是服务于人身上的至上者）的需要，正是斯瓦米·维韦卡南达首次实现了冥想与祭祀的融合，并把它转变成了现代人的修习理想。然而，我们应该记住，我们需要的不仅是冥想与祭祀的结合，而且是二者牢不可破的融合。行动然后做些冥想，这是不够的，我们需要的是，让行动成为冥想式觉知的一种延伸。当铜和锡熔合，我们就能得到青铜——一种具有不同属性的新金属，同样，当行动与冥想融合，我们得到的是一个全新的生活维度。

冥想应是人的意识不断地流入宇宙意识，行动应是人的存在不断地流入宇宙存在。只有到那时，行动与崇拜、

---

① 《薄伽梵歌》3.9。

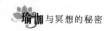

神圣与世俗之间的冲突才会消失。只有到那时，冥想生活才会变成自然的、连续的、自发的表达——表达纯粹的存在–意识–喜乐之荣耀。斯瓦米·维韦卡南达以此作为现代理想，摆在人类面前："实际上，我的理想可用寥寥数语来表达：向人们宣扬他们的神性，以及如何让神性显现在每一生命活动中。"①这个理想的真义是，把整个生活转变成瑜伽。

---

① Complete Works (1972), vol. 7, p. 498.

冥想与行动（1）

（原载《印度觉醒》，1984年6月）

一、行动与冥想的冲突

真正的灵性追求者几乎无人没感受到冥想与行动的冲突，这种冲突的主要原因众所周知。其一是二者在目标和运作方式上的冲突性质。行动似乎是种向外的活动，而冥想显然是种向内的活动，趋向神圣与平静。其二是行动中涉及的责任、人际交往、未来规划以及不可避免的其他问题导致冥想时的分心。其三是难以在行动过程中保持冥想期间所要求的平静。

由于印度文化倾向于沉思生活，因而这种冲突在印度

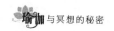

比较普遍，不过，它也存在于其他文化当中，但在形式上没有那么突出，并且通常局限于修道院和灵性追求者的圈子。

二、整合行动与冥想生活

现代社会经济条件不允许大多数灵性追求者花费很长时间去沉思。甚至在那些拥有闲暇和方法的人当中，大多数人也必须从事某些行动，以防止自己发疯。再者，每天冥想一两个小时的益处通常被其他活动抵消。所以，除非冥想与行动之间的冲突得到解决，否则我们的灵性进步将会很慢。

我们整合行动与冥想生活还有一个原因。行动本身和冥想一样，能够转变意识，但行动的效果没有那么明显。当我们谈论行动的结果时，通常仅仅指我们的行动在客观世界造成的变化：我们如何影响这个人或那个人，我们赚了多少钱，等等。我们很少思考自己的行动对意识造成的影响。然而，不知不觉中，我们所做的每一件事慢慢地改变着我们的态度、观念、情绪、专注力、觉知的质量与方向。室利·罗摩克里希那曾说，如果一个人为另一个人服务12年，那么前者会获得后者的性格。行动改变行动者，正如行动改变外部世界。我们受到思想和情感的影响如此之大，以致没有成功地注意到行动在我们心中引发的精微变化。灵性追求者常常夸大冥想的重要性，忽视行动对于转变人的意识所固有的力量。

行动之所以重要是因为行动是以现实的方式让自己与世界联结的唯一方法。我们可能拥有崇高的理想与梦想，但决定我们的人际关系的，是我们的行动。正是一个人履行的行动之种类决定了他在社会上的位置。[①]社会通过我们的行动来评判我们，如果我们没有适切的行动，就不可能与他人和谐相处。

所有人身上都有一种与生俱来的创造冲动。我们不仅想要经验和接受，而且想要表达和创造。我们想把自己得到的给予他人，我们想与他人分享自己的个人生活。正是通过行动，这种创造冲动找到了表达。当我们能够从事正确类型的行动，并让创造冲动得到充分的表达，生命能量就会在我们周身自由地流动，那时，我们的生活将变得空洞、没有意义。

上述讨论清楚地表明，在灵性生活中，让行动与冥想和谐是多么重要。下一个问题是，如何实现这种和谐。为了找到答案，我们首先必须理解冥想与行动如何相互关联。

---

① 起初，正是这种观点充当了印度种姓制度的基础。每一种姓起初代表某种行动方式。在西方，英国哲学家布莱德利（F. H. Bradley，1846—1924）通过"我的地位及其职责"的观念发展出了类似的思想，但从未普及。

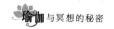

三、冥想与行动的关系

自吠陀宗教伊始，印度圣人们就在思索行动与冥想的关系。我们之前谈到过，吠陀时代早期的冥想是祭祀（火祭）的一个组成部分，[①]二者的分离是逐步完成的，直到奥义书时代，冥想才成为完全独立的训练。《奥义书》宣称，祭祀与冥想的结果不同："祖先世界依靠祭祀，天神世界依靠知识。"[②]

然而，不二论导师从未忘记二者最初的关联，他们把冥想和仪式活动双双归入羯磨，作为羯磨的两种形式，二者都以克利亚（kriya，也翻译成行动）、行动者（karaka）和结果（phala）为特征，意味着主客二元论。由此，二者不同于智慧，智慧具有不二的真实本性，脱离主体与客体的二分。[③]不二论导师认为，除了智慧，其余一切都是无知（ajnana），行动与冥想都是无知的产物，不能直接导向解脱。二者的功能主要是否定性的，以净化心意和移除障碍的形式呈现。

另一方面，虔信派导师认为冥想与行动本是不同的训练。罗摩奴阇将冥想等同于虔信，虔信本身是种特殊的知

① 见《印度觉醒》（Prabuddha Bharata），1983年6月。
② 《大森林奥义书》1.5.16。
③ 参见商羯罗为《大森林奥义书》作的序论。

识——以不间断的记忆形式呈现的关于神的知识。[①]其他导师对虔信的定义表明，在他们看来，虔信也是一种高级冥想，完全不同于行动。他们还认为，行动本身不是一种直接的解脱方式，但如果把行动作为对神的崇拜，那么行动就成了一种间接的解脱方式。

为了认识冥想与行动的真正关系，我们有必要理解行动和冥想中都会涉及的一些基本心理过程。

四、行动与行动瑜伽

在四种主要的瑜伽中，被误解和误用最多的，就是行动瑜伽。其中一个误解是混淆行动瑜伽和单纯的行动。像头阉牛一样劳作，或以自己喜欢的方式行动，这不是行动瑜伽。大多数人的行动只是一种半意识的、激情驱动的、毫无目标的竞争，为的是名声和感官享乐，把这种行动称为行动瑜伽，是对伟大瑜伽导师的一种侮辱。行动瑜伽的目标不在于世俗的成功；行动瑜伽根本上是一种灵性训练，目标在于解脱。

第二个误解是，谁都能修习行动瑜伽，而不需要任何预备或资格。行动瑜伽是怀着自我觉知履行的行动，需要超脱的意志。它只在外部形式上不同于其他瑜伽，但它所

---

① Gita-bhasya 7.1.

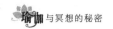

包含的内在心理过程和其他瑜伽并无多少差别。如果没有达到某种程度的心意净化、内在觉醒与灵性训练，就不可能修习行动瑜伽。只要你研究过两个最重要的现代行动瑜伽导师甘地和维诺巴·巴哈维（Vinoba Bhave）的生活就会明白，行动瑜伽不是一条简单容易的道路。

行动瑜伽也不是一条直线道路，它和其他瑜伽一样，需要经历若干阶段。第一阶段是弃绝业报意图（phala-samkalpa tyaga），在此阶段，追求者试图放弃对行动结果的执着。第二阶段是弃绝行动意图（karma-samkalpa tyaga），在此阶段，追求者放弃对行动的执着，他既不追求行动，也不逃避行动；他履行一切分内之事，但他不会试图决定行动过程。第三阶段是弃绝行动者意图（kartrtva-samkalpa tyaga），即放弃作为行动者的感觉。他并不放弃"我"意识，因为如果没有"我"意识，就不可能从事任何行动，除非是身体的一些自动的无意识活动。

行动瑜伽士不断地行动，他只是放弃意图或意愿，而不是放弃行动。他逐渐让意志超脱外部世界，超脱身体和私我。行动瑜伽的目标不是改变世界，而是改变自身。上面谈到的三个阶段仅仅代表行动瑜伽士意识的逐步转变，正是这种内部转变把普通的行动（因为行动瑜伽不是从事某种非凡的行动）变成了瑜伽。

五、行动的作用

我们当前的讨论需要澄清一个重要的问题。行动产生两种结果：宇宙层面的结果和个体层面的结果。如果我们把一块石头丢进池塘，就会产生涟漪，涟漪向外扩散，在抵达池塘堤岸后，返回石头落水的点。同样，每一行动对宇宙心意（玛哈特）产生作用，并在一段时间之后返回行动者那里。行动对宇宙心意产生的作用就是弥曼差论者所称的"不可思议"（apurva），它被储存起来，在经历一个"成熟"（vipaka）过程之后，变成业报（karma-phala）或业果、行动结果返回行动者那里。正是业报决定了我们的出身环境和生活经历。根据佛教徒、耆那教徒和弥曼差论者的观点，一旦一个人履行一项行动，就没有力量可以阻止业报返回到他身上。然而，虔信派的导师认为，永恒的给予者——神可以取消或修改任何行动。不二论者的方案略有不同，他们努力消除"我"，这样，如果业报返回，就没有什么来接受业报了！[①]

行动也产生个体层面的作用。每一行动都在行动者心意中留下一个印迹，称为潜在印迹。潜在印迹有两种：业种和习气。如果你吸了一支烟，就会想吸第二支。这种重复先前行动的动机、冲动或倾向源于该行动在心意中留下

---

① 参见商羯罗对《梵经》4.1.13和3.3.26的注释。

的业种。①同时，行动导致的经验在心意中留下另一种印迹，称为习气，它后来产生对该经验的记忆，而不是重复行动的冲动。②

动机和记忆，或者不如说产生二者的业种和习气，是紧密相连的。唤醒一者，也会唤醒另一者。然而，认识二者的区别也很重要。习气产生的经验主要由精神形象与观念构成，这或多或少是个有意识的过程；而业种产生的冲动是无意识的驱力。虽然对烟的记忆会在吸烟者那里引发吸烟冲动，但不会在不吸烟者那里引发这样的冲动。这表明，记忆和动机是不同的过程。③

在此，我们需要特别注意有关记忆和动机的以下几点：

（1）经验是习气的结果，而不是业种的结果。对烟的记忆，甚或对吸烟的记忆不会给人吸烟的快乐经验，为了得到那种快乐，你必须行动，必须顺从你的冲动并真的吸烟。

（2）心意的净化无法单单通过抑制或压抑不净的记忆或习气来实现。仅仅想着我们是纯净的，这不会让我们变得纯净，尽管比想着我们是不净的要好。我们必须从事

---

① 全部业种称为潜在业力。参见帕坦伽利的《瑜伽经》2.12。

② 迪奈希-钱德拉·巴特阿查亚（Dinesh Chandra Bhattacharya）教授把全部习气称为jnanasaya。参见他的Bharatiya-manovidya (Calcutta: Nagendra Prajna-Mandir, 1972) p. xvii。

③ 业种和习气的区别，见薄阇对《瑜伽经》4.8的注释。

纯净的、善的行动。不净不是在于心意中产生的不净形象与记忆，而是在于不净的冲动，它有意无意地与那些形象相连。不净的冲动由不净的行动产生，只能通过善行产生的善的冲动来控制。

（3）冥想主要涉及记忆。冥想主要处理形象与念头，严格地说，对愤怒、焦虑和其他错误冲动的控制不在冥想的范围之内，这种控制要在别的时候通过善的行动与生活方式来实现。如果没有储备大量通过善行获得的善的潜在印迹，就不可能处理侵入冥想的错误冲动。这表明，行动瑜伽是冥想生活必不可少的辅助。

（4）善行和普通冥想只能控制恶的冲动，而不能消除它们的根源。它们的根源，即潜在印迹只能用般若来烧尽，般若就是高级冥想阶段发出的阿特曼之光。行动瑜伽和冥想的直接目标都是唤醒这种内在光芒，罗摩奴阇把这种经验称为"内部真我的觉醒"（atmavalokana）[1]。大多数传统的吠檀多导师认为，行动瑜伽并不直接使人觉悟梵、得解脱，而少数其他导师，包括一些现代导师，则认为行动瑜伽直接使人觉悟梵、得解脱。罗摩奴阇达成了这两种观点的妥协，他表明，虽然行动瑜伽并不直接使人觉悟无限的梵，但它使人觉悟个体内部的真我（pratyagatman）。这是罗摩奴阇对吠檀多灵性理论的重

---

[1]　参见罗摩奴阇的Gita-bhasya 2.53, 6.1等。

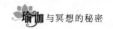

要贡献之一。行动瑜伽不仅净化心意，而且产生明确的灵性经验：内部真我的觉醒。这一点值得所有修习者仔细考虑，尤其是那些比较重视行动瑜伽的人。

冥想与行动（2）

（原载《印度觉醒》，1984年7月）

一、冥想作为状态与技巧

行动和行动瑜伽的区别，我们已在前面指出。还有一个类似的区别也很重要，就是作为技巧的冥想（vyavastha）和作为意识状态的冥想（avastha）的区别。作为技巧的冥想指方案或程序，通常比较复杂，有好几步，比如祷告、礼敬、调息、想象、唱诵曼陀罗、自我交托等。为了遵循这套程序而付出的努力就是大多数人所说的冥想，它是一种内在仪式、一种精神操练、一种斗争，用

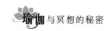

来反对身心自动作用、低级冲动和不受控制的思想。

作为状态的冥想指一种简单的觉知（cit）状态，或一种存在（sat）方式，在此状态中，人经验到深沉的内在平静。我们有时会自发进入这种状态，但通常，它是长期修习冥想技巧的结果。有时，精神操练并不产生任何明显作用，除了在内心生活中确立某种秩序，以致很多人持续地"修习"冥想，却根本没有进入冥想状态。

帕坦伽利所说的禅那指的是冥想的状态，而非冥想的技巧。他提到的少数技巧①实际上是把心意集中在某一点上的方法，也就是一种称为专注的练习。事实上，所有冥想技巧都应被视为专注技巧。

我们的大部分思想与行动是不由自主的活动，几乎完全受制于无意识。它们是生理和心理条件作用的结果。冥想应该让我们摆脱这种作为"自动玩具"的存在方式。但是，当我们仅仅把冥想视为对技巧的仪式化遵循时，冥想本身就变成一种条件作用。事实上，许许多多的灵性追求者在灵性生活中取得某种进步之后，就陷入技巧的泥潭，发现自己再也无法前进，他们就像作茧自缚的蚕。法国一位著名画家曾在教给学生正确的技巧之后，要求他们忘掉这一切，因为对技巧的专注会扼杀创造力。在灵性生活中，真正重要的是灵魂的渴望。专注技巧的目的仅仅在于

---

① 见帕坦伽利的《瑜伽经》1.33—1.39。

充当路标或地标，当这一目的被遗忘，专注技巧就会变成藩篱或墙壁，限制真我的自由和自发性，或者变成修习道路上的障碍。

很多人没有成功地协调冥想与行动的原因之一是，他们试图一边从事某项外在行动，一边在精神上修习冥想技巧。作为技巧来修习的冥想仅仅是另一种形式的行动。我们很难同时专注于内部和外部两项行动，而又不降低两者或任何一者的效率。把冥想和行动结合起来的正确方式，就是在履行外部行动时，保持意识的冥想状态。

二、冥想状态

冥想状态是一种深沉的内部平静状态，在此状态中，内部真我始终是目击者（观照者）。这是一种经验或觉知，此中，单一的客体经验或念头保持相当长的时间。在这种觉知状态中，客体、自我及二者之间的关联被清晰地感知。这种状态也是一种存在方式——真我作为目击者而存在。在此状态中，意志完全超脱外部感觉和内部冲动，意识轻易而稳定地聚焦于某个客体。在此状态中，行动与冥想的区别是无关紧要的。这种觉知状态独立于外部条件，它的达成是结合行动与冥想的第一步。

当冥想状态达成，任何事物或念头都可以成为冥想

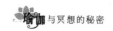

客体。事实上，在这个阶段，冥想的客体不再重要，对于作为目击者之真我的经验变得比客体更加重要。冥想的过程，即意识的聚焦，变得比聚焦的形象更加重要。你可以通过专注于克里希那的图片，可以是墙上挂着的日历上的图片来开始冥想克里希那，然而，一旦你立足于冥想状态，你是继续把日历上的图片当作冥想对象，还是用其他形象来代替，则是无关紧要的。

"神是觉知真我"（prajnanam Brahma），《奥义书》如此说道。宇宙中唯有一物恒常不变，那就是阿特曼——真我，其余一切皆无常，我们不应把神等同于无常之物，这是《奥义书》强调最多、提起最多的话题之一，比如，《由谁奥义书》指出："眼睛不能看见它，而眼睛由它才能看，要知道，它是梵，而不是人们所崇拜的客体。"[①]

真正的通神之路是位于内部真我之中的光明通道。如果我们想要深入这个通道，就应自由地离开图像化的客体，转向真我。然而，许多追求者担心如果冥想客体离开了精神领域，那么冥想也会结束，因而，假如他们在从事别的活动的过程中没有成功地记起自己的曼陀罗或择神，就会感到迷失。这种担心和迷失感源于他们对以下三件事的无知：意识的力量、整个运动的普遍性、渴望的力量。

---

① 《由谁奥义书》1.7。

三、意识的力量

我们通常把意识看作某种无形、非人格、无力的东西，一个几乎没有实际效用的形而上学概念。然而，根据吠檀多的观点，我们如此依赖的物质本身最终来源于意识。整个宇宙来源于梵，并受制于梵，《薄伽梵歌》说，宇宙中的一切都是梵之力量的显现。我们的真实本性是阿特曼，我们都是无限实相（梵）的一部分。可是，我们却对意识的力量几乎没有什么信仰！

《由谁奥义书》说："人通过阿特曼获得力量。"[①]正是这一重要真理被斯瓦米·维韦卡南达当作他的整个生命哲学的根底。在一切变化、黑暗、痛苦和无知之中，人的真我纯真地闪耀着，不变、不朽、自明、喜乐，立足于梵的无限力量。真我乃是一切纯净、力量、爱、知识和自由的源头，可是，我们却向外部世界寻求生命问题的答案，而不是向内寻求或通过阿特曼寻求。遇到困难时，我们不是向内转向全部力量与知识的源头，而是依赖于物质之物和俗世之人。正如斯瓦米·维韦卡南达反复指出的，整个不幸是由我们对物质的依赖造成的。

由于我们在冥想期间抓住的是形象和固定模式，而非内部真我，因而我们的担忧——在冥想之外的时间里失去

---

① 《由谁奥义书》2.4。

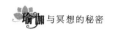

那些象征（而非失去真我）是一种精致的物质主义。那是一种高级束缚，往往在高级冥想阶段，当我们被吸向高级灵性意识之流时变成障碍。除非我们能够达到自由地操纵行动和冥想的程度，才有可能让二者并行不悖。

正如斯瓦米·维韦卡南达不厌其烦地坚持认为的，一个真诚的追求者必须坚定地信仰真我觉知的力量。尤其是在高级阶段，追求者必须有勇气放弃客观象征和固定模式，那是灵性进步所必需的。当他放弃对那些东西的执持，他可能一度觉得自己孤独无依，基督教神秘主义把这种令人仓皇失措的空虚感称为"灵魂的黑夜"。瑜伽和吠檀多的追随者通常不会明显地感受到这种状况，因为他们总是抓住内部真我，甚至在放弃一切精神依托时，也是如此。

四、至上者或终极实相的创造力量

高级冥想阶段出现的另一障碍，是由我们对整个运动之普遍性的无知所导致的。现代科学告诉我们，宇宙中的每一客体和粒子都处于不间断的运动之中，所有的物理、化学和生物变化都依照普遍规律发生。所有心理过程，比如观念与情绪的生起和互动，也受制于精神世界的普遍规律。这一事实指向一种原始创造冲动的存在，它是一种永恒的神圣动力，维系着整个宇宙，所有具体的变化和活动都是它的一部分。神是不动的第一推动者，发出永恒的宇宙动力，《薄伽梵歌》告诫我们托庇于神。①

这意味着，甚至连冥想也是至上者或终极实相活动的一部分。在有效的冥想之后，我们感到高兴，当我们在冥想生活中取得某种进步，我们感到光荣。然而，所有的内部转变都因至上者或终极实相的力量而起。如果我们已经通过冥想得到了喜乐与进步，这是因为，我们更多地向神圣之流敞开了心灵。如果我们尚未取得多少进步，这只是因为，我们的无知与自我本位阻塞了宇宙灵性之流的自由流动。

在此需要注意的要点是：转变我们的意识的，不是我们冥想的形象，而是宇宙灵性或终极实相的力量，冥想的形象只是宇宙灵性的力量的一个象征。即便我们在忙于某项行动时丢了或忘了这个象征，宇宙灵性或终极实相的力量也不会因此而停止运作。一旦我们接受灵性理想，并让心意与之合拍，那么灵性之流就会持续地在我们的下意识层面制造转变，甚至在睡眠中，转变也在继续发生着。我们不是敞开心灵，而是通过无知的、本能的、自我本位的努力，以及对外部和内部客体的执持，在大部分时间里阻塞了宇宙灵性的流入，妨碍了宇宙灵性在我们心意中的运作。

---

① 《薄伽梵歌》15.4。

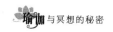

五、渴望的力量

如果我们的真实本性就是目击的真我，如果所有的身体活动和精神活动都在自发进行着，那么真我是如何卷入行动的？换言之，纯意识和行动之间的纽带是什么？吠檀多的观点是，内部真我通过意志（被称为kratu, dhrti, iccha等）对身体和心意发挥作用。我们可以把意志比作磁铁周围的磁场。磁铁可以通过磁场影响金属物体，而无须接触该物体，同样，通过意志的作用，真我影响身体、心意和外部客体。

意志是自我的功能（atma-dharma）。[①]就其本身而论，意志不同于欲望、本能、情绪、精神形象、观念等，它们是心意的功能。许许多多的欲望和冲动不断地在心意中生起，但意志只和其中少数相连。当意志抓住一个欲望或冲动时，后者就变成了一个意图。自我通过意志占用那个特定的欲望，而那些没有被自我如此这般占用的欲望则会消退，不会给我们带来任何麻烦。

把意志指向自己的真我，即倒转意志的焦点，使其指向源头——内部真我。这并非一蹴而就。意志必须逐渐脱离原先的羁绊，并逐步指向内部真我，行动瑜伽和冥想训

[①] 《爱多列雅奥义书》（Aitareya Upanishad）3.1.2阐明了这一点。

练的主要目的就在于分别实现这两个作用。

六、意志的运作阶段

每一行动的背后，都有三个意图：业报意图（karmaphala samkalpa），即意志执着于行动结果；行动意图（karma samkalpa），即意志执着于行动；行动主体意图（kartrtva samkalpa），即意志执着于自我本位。行动瑜伽的进步在于相继放弃上述三个意图，而这意味着意志通过三个阶段达到不执。

根据帕坦伽利的方案，冥想也经历三个类似的阶段，但不同于行动瑜伽的状况，冥想中的主要努力在于意志的聚焦。在第一阶段，意志聚焦于外部或内部的客体，因而，这一阶段称为"客体三摩钵底"（grahya samapatti）。在下一阶段，意志聚焦于冥想的过程，就是说，聚焦于心意本身，而不允许心意呈现客体的形式，这种没有形式的冥想称为"过程三摩钵底"（grahana-samapatti）。在称为"主体三摩钵底"（grahitr-samapatti）的第三阶段，意志聚焦于内部真我本身。①

所以，行动瑜伽和冥想分别代表意志运作的消极模式和积极模式，它们合起来提供一个灵性进步的次第方案。

---

① 参见《瑜伽经》1.41。

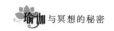

熟练掌握第一阶段之后，追求者应该继而进入第二阶段，并由第二阶段进入第三阶段。遵循这一过程，追求者将获得越来越大的操作意志的能力，这就是《薄伽梵歌》的著名定义"瑜伽是行动的技巧"①之含义。

在行动瑜伽的第一阶段，追求者试图让意志超脱行动结果，而在冥想的第一阶段，他试图将意志聚焦于一个客体。在这个阶段，意志并非真的自由。只有到了第二阶段，当意志超脱行动（在行动瑜伽中），或聚焦于冥想过程本身（在冥想中）时，意志才开始真正自由。在这一阶段，我们才有可能关心生活职责，或不断保持冥想式觉知。只要我们执着于行动的结果或冥想的客体，就不可能同时进行行动和冥想。

作为目击者的觉醒而光明的真我会支撑我们获得纯粹、自由、灵活的意志，这便是《薄伽梵歌》所称的菩提瑜伽。当菩提或灵心觉醒，菩提瑜伽就变成自发自然的。我们可以通过自我努力来达成菩提瑜伽。菩提瑜伽是统一的，没有行动与冥想之分。

七、五种冥想式觉知

当冥想式觉知的状态变成习惯，我们会有两个重要发

①　《薄伽梵歌》2.50。

现。第一，我们可以在日常生活的种种状况中保持觉知状态，因而不再有必要抽出很长时间来独自冥想。第二，不断地保持冥想式觉知比闭上眼睛坐着冥想困难得多，但在转变内在意识方面，前者比后者快速得多。事实上，前者代表的是一种更加先进的状态，正是基于对这一事实的认同，中国和日本的禅宗、缅甸和锡兰的内观派才更加重视不间断的觉知（"正念"），而不是更加重视独自冥想。在印度，《奥义书》也更加重视不间断的觉知，后来，在瑜伽派的影响下，独自冥想才开始主导印度的灵性生活。在现代，斯瓦米·维韦卡南达为恢复古老的《奥义书》传统做了巨大的努力。

每一个灵性追求者的生活中，都会有这样的时刻：他感到需要扩展意识领域。他不再满足于两三个小时的独自冥想，而是试图将冥想式觉知扩展到所有时间的所有状况中。在我们的生活中，有五个方面需要特别注意：身体、心意、世界、行动、自我，它们提供扩展觉知的重要手段。

八、觉知身体

经验觉知（empirical awareness）最简单的形式是对身体的觉知，然而悖论的是，身体觉知是最容易被我们忽略的一种觉知。身体的消化器官、生殖器官和其他器官无情

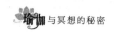

地遭受着轻率的滥用，这让人觉得，很多人把汽车和房子照顾得比自己的身体还要好。诚然，人人都觉知到自己的身体，但这种觉知通常是错误类型的，是通过无意识养成的。人类至少有一半的疾病、性本能的强化和类似的问题是由错误类型的身体觉知所导致的。那么，什么是正确类型的身体觉知？那就是冥想式觉知。

培养对身体的冥想式觉知的第一步是理解身体的语言。是的，身体也有自己的语言，并通过这种语言和周围世界交流。理解了这种语言，我们就能理解不同的器官与系统的需要和缺陷。第二步是允许身体以自然的方式运作，避免放纵、过度使用药物和人为刺激，并过一种有节制的生活。第三步是把觉知扩展进入身体的不同部位和系统。我们无须用激烈的方式控制任何器官，通过不间断的觉知，身体的各项功能会以自然的方式得到控制与协调。一旦达到这一步，身体将开始在灵性追求中配合我们。

九、觉知心意

对心意的觉知意味着对念头的觉知。每一念头都有一个双重结构，包括下层的情感部分和上层的抽象部分。情感部分指的是情绪或情感，比如爱、愤怒或恐惧；我们前面谈到过，情感部分是由业种的萌发产生的。抽象部分具有概念或观念的性质，由语词及其对应的形象构成；抽象部分是由习气产生的。制造心意烦乱和其他问题的，只是情绪和冲动。然而，情绪和冲动只有与意志结合时，才能运作，如果意志不支撑它们，它们就会凋谢。我们往往只在坐下来冥想时，才会试图让意志不执，在剩下的时间里，意志听任各种情感驱力的摆布，因而，情感驱力继续强盛下去。如果这些冲动经由不断修习冥想式觉知而失去意志的支撑，它们就会逐渐式微和凋谢。构成念头的思想部分的观念和形象仍有可能继续在心意中生起，但没有了情感部分的支撑，它们就无法给我们制造任何麻烦。好比云朵飘过天空，或旅人静静地走过一条偏僻的路，语词和形式穿过心意，而不扰乱任何东西。

在此背景中，对精神形象的普通冥想仅仅让我们觉知心意。如果我们想要通过冥想获得更高的意识，就应该知道，这些形象与真我不可分离，我们应在内部真我这一中心来冥想它们。这就是为什么追求者被建议在灵心（通常以莲花为象征）进行冥想，灵心是内部真我的场所。

十、觉知行动

行动不只是身体活动，而且是宇宙运动的一部分。自我通过行动来表达自身，通过行动进行的自我表达称为创

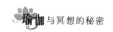

造力，真正的行动总是创造性的。然而，除了一些伟大的
艺术家和科学家的工作，大多数人因经济需要而被迫做的
事，很少是创造性的。不具备创造性的异化了的行动导致
压力和不满，是个重要的社会问题。指责老板或社会是没
用的，工作压力的主要原因在于各种欲望的冲突，以及制
定决策的责任。制定决策要求意志的持续运作，而在大多
数人那里，意志受到情绪和本能的奴役，是不自由的，这
样的意志之运作注定要制造冲突与张力。除此之外，现代
社会生活包含了对个人基本要求的大量压抑和抑制。这一
切的最终结果是创造力和自我表达的阻塞。现代社会普通
成员的清醒时间主要是在压抑状态中度过的。

持续地修习冥想式觉知可以消除压抑，解放意志。当
创造力的障碍得以消除，每一行动就都变成了创造性的行
动，这意味着更多的自我表达渠道。自我越是充分地表达
自身，就越多地扩展自身，其觉知领域就越大。那时，每
一行动都会变成一个灵性过程，行动与冥想的分别将会消
失。禅宗有句流行箴言——"得道之前，砍柴挑水，得道
之后，砍柴挑水"，就是这个意思。

十一、觉知世界

行动与冥想的和谐只是一个更大的方案——把整个生

活圣化的一部分。神圣与世俗的分别必须消除，因为这种分别阻止我们向宇宙生命彻底敞开自身，阻止我们觉悟真我。圣俗之分只能通过不间断地保持冥想式觉知来消除。

然而，我们有必要把世界看作神圣实相的一部分，并建立与世界的明确关系。在外，我们通过身体和精神活动崇拜显现为宇宙的神，此为外在崇拜；在意识深处，作为目击者的真我如同灯火，在宇宙内部控制者的圣坛上持续地闪耀着，此为内在崇拜。或者，我们可以把生活看作一场祭祀，无论采取何种态度，我们都有必要向各个层面的宇宙生活敞开个体生活，那样，宇宙的能量将迅速带来意识的转变，以及整个生活（生命）的圣化。如果我们单单依赖自我本位的努力，那么实现上述目标可能需要花费很长的时间，甚至可能会失败。

十二、觉知真我

《奥义书》宣称："真我显露在每一种意识状态中"[1]。每一思想和身体活动都在我们内部产生真我启示之光，然而，我们全神贯注于连续不断的活动和白日梦，很少注意到这种闪光。只有当我们进入意识的冥想状态，才能领悟不断出现的内部启示。

---

[1] 《由谁奥义书》2.4。

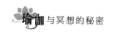

在那里，内部真我作为至上真我和内部控制者而闪耀着。待时候到了，对内部真我的觉知就会成长为对至上真我的觉知。①

十三、两种方法

有两种方法，可以把行动和冥想结合起来。第一种方法是那些极其渴望追寻灵性生活的人所遵循的道路。他们在一些年里过着隐居生活，强烈地修习祷告与冥想；等到觉悟了内部真我之光，他们就返回世俗生活。然而，高强度的冥想生活会产生剧烈的反应，很少有人具备内在资源和灵性指导去面对那些反应。不过，那些成功地经受住艰难的内心考验的人，很快就能轻松地找到行动与冥想的和谐。第二种方法是针对那些没有强烈渴望的人（他们远远多于前一类人），继续他们的生活职责，并按照我们上面给出的次第培养五种冥想式觉知，这是最佳方法。这也是一个更加安全和舒适的过程，但比较缓慢。

在此有必要提及，有两类人绝不能成功地统一行动与

---

① 唯独通过觉知内部真我，我们才能直接接触神。在内部真我觉醒之前，所有的想象与灵性经验只是对神的影子的经验与反思，只能让我们间接地接触神。这是所有伟大的吠檀多导师的普遍定论。基督教思想家也类似地区分了"如其所是地见到神"（lumen gloriae）和"智性的想象"（lumen sapientiae）。

冥想。第一类是那些不安之人，他们必须始终做点什么，以便让自己保持忙碌。他们对行动瑜伽的转变力量缺乏真正的信仰，他们诉诸行动只是为了不用安静地坐着，那意味着面对自我。以这种态度履行的行动只会加剧自我本位、邪恶倾向、束缚与痛苦。第二类人转向冥想不是因为感受到强烈的渴望或对冥想有信仰，而是因为不喜欢行动或害怕行动——至少是命运迫使他们履行的那种行动。他们只会失去内心世界和外部世界可以带来的幸福，败坏冥想生活的名声。

总之，灵性生活不是一种特殊类型的生活，而是将整个生活灵性化。为此，需要满足两个条件：填补内心生活和外在生活之间的鸿沟，让每一行动成为转变意识的方法。只有统一行动与冥想，使之成为一体，我们才能满足这两个条件。

冥想与和谐

（原载《印度觉醒》，1981年12月）

一、天然和谐

《奥义书》用一个段落谈论了渗透在整个宇宙间的一种天然和谐："大地仿佛在冥想，天空仿佛在冥想，水仿佛在冥想，山仿佛在冥想……"[1]在此，冥想意味着平静，平静意味着平衡，而平衡来自和谐。

宇宙中有种天然和谐。每一客体在自然中都有自己的位置，每一亚原子微粒都以确定的方式与其他微粒相关联。德国哲学家恩斯特·马赫（Ernst Mach）认为，万有

---

① 《唱赞奥义书》7.6.1。

引力是物质凭借自身和宇宙万物的关联而产生的一种属性。爱因斯坦的相对论建基于时空的对称性。实际上，科学家正试图发现并通过理论和定律表达的，无非是宇宙天然的、本具的和谐。再者，诸如家庭、社会和国家等社会结构，诸如音乐、绘画和舞蹈等艺术形式所表达的，也正是同一种总体而言的存在之和谐。

当然，变化无处不在，甚至连原子核内部也有变化。整个宇宙处于流变状态。希腊哲学家赫拉克利特最初将这一学说引入了西方思想，他说，"人不能两次踏进同一条河流"。然而，在一切变化背后，存在着一种普遍的模式，有种宇宙节律穿过整个宇宙，吠陀圣人们称之为和谐，老子称之为道，希腊哲学家称之为逻各斯或普遍理性。太阳和星星、风和波浪、植物和动物、马和机器、善恶和悲伤，成住坏空，全都是搏动在整个宇宙中的宇宙节律的一部分。配合这种节律，也就是顺应天道，即为自然状态，这是一种平静状态。由于无知和自我本位，人忘了自己的原初状态，脱离了生命的主导节律，从而导致了冲突和其他麻烦。冥想就是回归宇宙节律，在冥想中，人恢复自身存在的天然和谐。

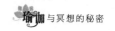

二、冥想的发展

古印度的一个伟大的宇宙论发现就是，一切变化都是循环式的。不仅个人经历着生死循环，而且整个宇宙经历着演化与复归的循环。仿佛整个宇宙是个巨大的轮子，被神的不竭之力驱动着，围绕着一个神圣中心而转动。《奥义书》说："世间万物都是光明之主的荣耀，主转动着这个梵之轮（brahma cakra）。"①

在吠陀时代，正是对这一普遍原则的理解产生了祭祀的观念。生命是个体和宇宙在不同层面的连续交换。个体从宇宙中取得的一切用度，都是由某个原因发出的结果，而且必须返回这个原因。把客体返还其源头的行为就是所谓的祭祀。由此，整个生活就是一系列连续的祭祀。吠陀圣人们把祭祀活动作为宇宙祭祀的象征，目的在于提醒人们：生命的法则就是祭祀的法则。只有通过祭祀，而非通过享乐、聚敛、增加，人才能与生命和谐。我们越多地放弃，生命才越是简单，我们才越是接近宇宙和谐。

在吠陀时代，冥想最初是作为祭祀活动的辅助，充当让祭祀活动适应终极目标的手段而出现的。渐渐地，随着仪式性祭祀让位于弃绝原则，冥想发展成为一种独立的训练。然而，达到和谐的最初构想从未被遗忘，冥想的目标

①　《白净识者奥义书》6.1。

始终是个体灵魂和宇宙灵魂的合一。同样，祭祀的观念从未完全与冥想分离。在吠檀多背景中，不包含弃绝与合一观念的冥想是没有意义的。帕坦伽利的瑜伽所教导的孤立主义的冥想观念，认为冥想的目标是个体真我的离析与独存，从未被印度教完全接受，除非作为一种辅助训练。毫无疑问，早期阶段的冥想也需要在某种程度上短期退隐社会生活，然而，冥想的目标在于寻求在更高的意识层面上和宇宙生命和谐，如果可能的话，带着神圣的视见回到社会。

三、和谐与觉知

世间有种天然的和谐，但又有多少人知道呢？与世无争地过平静的生活是一回事，全然意识到生命的节律是另一回事。树与森林是和谐的，鱼儿与河是和谐的，石头与山是和谐的，然而，这些都是无意识的和谐。同样，我们很少注意到我们所属的更大生命之和谐，相反，我们通常只看到各个地方的不和谐与冲突。

这主要有两个原因。首先是欲望与情感所导致的心意不安。为了看到外在的和谐，我们必须拥有内在的和谐。只有心意平静，才能感受到宇宙生命的节律。

第二个障碍是我们的概念化习惯。我们总是忙着对

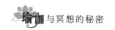

所见所闻进行识别和分类。每当我们看见一个客体，就立刻把它与过去的某种经验结合起来。如果我们不是在思考过去，就有可能在计划未来。我们不想拥有如其所是的经验，而是必须用概念和观点来包装它。当我们周围的一切都被认识、熟悉，变成老生常谈，当我们的心意被无数的信息片段塞满，生活就失去了生机、新奇和挑战。

但在某些稀有的时刻，我们自动觉醒，看见真实。当我们参观一个新的地方，也许是一座偏僻的小山或一片孤寂的森林，我们的心意可能会暂时停止概念化，那时，我们突然意识到生命之河的寂静流淌。我们的心意变得极其警醒，我们安住于当下，重新遇见真实。许多儿童和青少年常有这种自发的经验，但在长大之后就丧失了。然而，一些高度敏感的大人，尤其是诗人和艺术家，有时会获得这种经验，华兹华斯的小诗《黄水仙》就是对这种经验的一个记载。通常，这种经验或心境不会持续多久，当事人发现自己再度被俗世的喧嚣与忙乱淹没。

我们能否有意识地培养这些深度觉知与和谐的时刻？是的，可以通过冥想来做到，但不幸的是，当我们向初学者传授冥想技巧时，并不经常强调这一点。修习冥想可以训练心意的自发性与和谐，事实上，这构成禅修的核心。禅不会把现实分成超验现实和经验现实，而是认为，最高真理甚至能在日常生活中觉悟。禅修的目的是，在各行各业、在每时每刻培养冥想式觉知和对实相的开放。日本人已经把禅变成了文化的一部分，通过茶道、园艺、插花和其他习俗，让天然的和谐成为日常生活中的一种鲜活的经验。

同样，在印度的吠陀时代，冥想被视为常规生活不可分割的一部分。只需浏览《奥义书》，就能知道吠陀中人是多么亲近自然，他们对自然的和谐与节律有多么敞开。太阳、月亮、火、水、土显著地出现在《奥义书》的冥想（被称为启明）之中。在《奥义书》中，随处可见这样的表述：内部实相就是外部实相。在后来的世纪里，世界的虚幻被过度强调，冥想与常规生活分离，于是，对自然的亲近和整全的生活观在很大程度上丧失了。

然而，我们应该明白，冥想的目的不是创造一种诗意的心境或漂浮在梦幻般的生活之上。诗人和爱做梦的人不时经验到的和谐生活，是短暂而浅薄的；在现代，有一种倾向，就是把冥想和禅还原为此种欣快感。普通心意（末那）的性质是分析型的，不断地在肯定和否定、是与非、正确和错误、善与恶的两极之间游移。给予所有经验以统一性的，是菩提——更深层面的直觉官能，它存在于普通心意的背后。然而，在多数人那里，菩提是休眠或关闭的，因而有些人偶尔体验到的生命的统一性，也是模糊而短暂的。

冥想的目的是转变意识，唯有那样，才能永久地体验

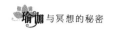

统一性。这是内部成长的结果。莲花起初在池底的淤泥里只是一个小小的圆球，它逐渐向上生长，最终浮出水面，只有到那时，在金色阳光的触摸下，它才会盛开。如果花苞被过早地拔出，就不会对着太阳盛开。同样，菩提必须逐渐成长，直到完全浮出普通心意的表面，只有到那时，它才能对着普照的圣光绽放。这就是"转变意识"的含义。它始于净化心意、祷告和崇拜，终结于冥想。

我们应把冥想视为一个内部成长的过程，如果视之为一种造作而乏味的训练，则是错误的。毫无疑问，冥想是很难学会的功课，但它不是从外部强加给我们的东西。冥想是休眠于我们内部的高级意识之展开。冥想之所以困难，是因为存在如下形式的障碍：粗糙的和精微的欲望，以及心意的持续倾向——概念化。一旦克服这些障碍，一旦菩提浮出表面，冥想就会变成一种自发的经验——经验到生命和存在的和谐与统一。

四、和谐与束缚

无人是孤岛，每一个体都被更大的生活圈子层层环绕。第一层圈子是家庭；第二层圈子是大于家庭的社会圈子，包括邻居、工作单位、学校等；第三层圈子包括社会阶层、宗教派别、政党或其他文化团体；第四层圈子是你所属的国家。每一个人自童年时起就发现自己身在一张关系网中，生活的问题之一，就是与不同层面的不同种类之人和谐相处。除了十足的傻瓜，几乎没有人未曾感受到与周围环境的冲突，事实上，普通人有一半多的能量就花费在不断适应社会上。

这里产生了一个问题。我们看到，许许多多的人过着一种表面上完全适应环境的、快乐的生活，而无须冥想的帮助。甚至有些人看似在自己制造的冲突与争端中茁壮成长。而许多尝试修习冥想的真诚的灵性追求者却发现难以很好地适应社会环境。那么，冥想在为生活带来和谐方面究竟扮演着什么角色呢？冥想有没有在社会融合方面起到创造性作用？这引出两种类型的和谐生活——高级和谐与低级和谐。前者是真自由中的和谐，后者是束缚中的和谐。

低级和谐可用两种办法达到。一是服从集体。这通常需要压抑私我，让行为举止符合集体模式。实际上，这只是意味着听从领导。我们在各种社会圈子里见到的大多数表面上完全适应环境的人就属于这个类型。这一类型的扩大版就是极权主义国家试图通过大规模的集体化和教化而达到的全民和谐。这种和谐通常要付出高昂的代价。它受到恐惧本能和群体本能的支配，实际上强化了人的束缚。在那些盲目服从集体的人当中，难以找到富有创造力的

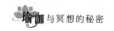

人，因为在他们的整个看似完全适应环境的生活中，他们既没有解决内心的问题，也没有获得安全与满足。他们不断需要他人、犯罪小说、电影、收音机和其他消遣手段的陪伴，以防止自己走上神经症患者的道路，那是他们所揶揄的人。显然，他们不需要冥想。

还有一种达到低级和谐的办法，就是通过禁欲式的忍耐。有些人通过自制、苦行和十足的勇气获得了非同寻常的平静。他们对社会生活的适应不是来自服从集体，而是来自自我牺牲。他们不靠消遣来打发时间，而是直面无聊，独自例行公事。他们出自各行各业，包括家庭主妇、卑微的公务员、士兵、社会工作者以及所有在克己忘我的铁砧上锻造出高尚品格的人。他们是社会的英雄。自苏格拉底时代起，西方社会就开始把这种英雄品质理想化。然而，单纯的坚忍淡泊无法带来满足，在如今的富裕社会里，这已经变成了过时的观念。虽然通过忍耐和克己达到的和谐生活是高尚的，但它本身无法成为生活问题的持久解决办法，充其量只能充当更高生活的基础。

五、和谐与自由

上面讨论的两种和谐或多或少是对束缚的适应，好比一名囚犯试图适应牢狱生活。但如果没有自由，那么和谐毫无意义。所以，那些表面上完全适应环境的人并不优于那些不幸之人，后者发现难以适应商业社会的日常规范，他们当中有些人（即便不是全部）可能在追寻一种更高形式的和谐生活。追寻需要自由，这种对于更高自由的迫切要求常常在许多灵性追求者身上显现为某种形式的不满，无法服从集体。通常，这仅仅作为一个暂时的阶段而出现，因为借着不断修习，这些真诚的追求者不久就能获得内在的自由，此种自由能让他们达到一种更高的和谐。基于自由的和谐尽管难以达到，但难道不是胜过基于束缚的和谐吗？

套用柏拉图的说法，真自由"与规则无关，只有领悟内在的神圣秩序（它是我们可以用来指引和衡量自身的真实标准）的人才是自由的"①。根据斯瓦米·维韦卡南达的观点，自由是生存的一种迫切要求，与生活不可分离。斯瓦米吉说："无论你有没有意识到，自由是天然的目标，众生有意无意地朝着自由的目标而奋斗。圣人追寻的自由完全不同于强盗追求的自由。圣人所爱的自由引领他抵达无限的欢乐、不可言喻的喜乐，而强盗倾心的自由只会为他的灵魂锻造更多的束缚。"②正是对更高自由的迫

① Quoted by Edith Hamilton, 'Lessons of the Past' in Adventures of the Mind (London: Victor Gollanez., 1960), p. 76.

② The Complete Works of Swami Vivekananda (Calcutta: Advaita Ashrama, 1977), p. 109.

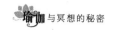

瑜伽与冥想的秘密

切要求作为灵性斗争显现出来，这些斗争可能让初学者深受困扰，难以与他人相处。但随着他在灵性生活中取得进步，他学会将这些斗争控制在自身内部，而不允许它们扰乱正常的社会生活。

诚然，某些适应是正常的社会生活所需要的。没有必要为了过冥想生活而与他人争吵。自我中心、假装虔诚的态度无疑是有害的，人人都应遵循健全生活的简单规则。然而，认为生活的目标在于过上一种完全适应环境、无忧无虑的生活，则是错误的。根据吠檀多的观点，生活的目标在于获得自由，摆脱一切束缚与痛苦。

自由是演化的基础，此为努伊（Lecomte du Nouy's）的名著《人的命运》（*The Human Destiny*）的核心主题。他认为，适应和演化是两个不同的过程。适应是与环境相称的倾向，而演化是经历变化与转变的目的论要求。完全适应环境的动物无须演化，因而丧失了演化的内在冲动，换言之，动物是如此地受制于适应，以致丧失了演化的自由。例如，几乎所有的猴子和黑猩猩都没有演化成人，只有少数寻找新环境和面对新挑战的，才演化成了人，剩下的那些完全适应森林生活的，仍然是猴子和黑猩猩。努伊说："适应的准则是有用……演化的准则是自由……当动物达到代表着完全适应的平衡时，就自然而然地不再改变自身，除非外部环境的变化足以让新的适应成为必要，从

416

而打破原先的平衡。"①

根据努伊的观点，生命的演化只有在不稳定的生物系统中才是可能的。灵性演化也是如此，许多人感受到的不安全感、不稳定感并不总是需要被解释为一种精神疾病，相反，这可能是内部自由和更高的演化冲动出现的征兆。许多卓越的现代心理学家，比如弗洛姆（Eric Fromm）、马斯洛（Abraham Maslow）、卡尔·罗杰斯（Carl Rogers）指出，遵从社会习俗不是判断个人价值的真正标准，甚至也不是判断个人心理健康状态的真正标准。完全适应环境的人如果因为害怕失去集体认同而害怕追求更高的生活，那么他在某种程度上比神经症患者更加病态。②苏格兰精神病学家莱恩（R. D. Laing）甚至说，精神分裂症是一种远远高于日常经验的幻觉经验。

对于灵性进步，没有什么比自满更加有害的了。因为顺从社会而石化了的灵魂丧失了演化的锐气，由适应社会而产生的虚假的安全感夺去了个人追求高级和谐的愿望。只有认识到所有世俗关系和享乐之短暂性的人，才会需要更高的灵性生活。有时，悲伤与痛苦是必要的，可以猛然把人拉出虚假的安全感和徒劳的幻想。《薄伽瓦谭》讲述

---

① Le Comte du Nouy, The Human Destiny (New York: The New American Library, 1956), pp. 68-69.

② cf. Eric Fromm, Psychoanalysis and Religion (New York: Bantam Books, 1967), p. 80.

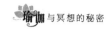

了阿修罗王巴利（Bali）的故事，他曾经征服三界，但毗湿奴化身为侏儒瓦摩那（Vamana），不仅夺回了三界，而且将巴利变成了他的奴隶。当梵天代表巴利王来求情时，主毗湿奴告诉梵天："哦，梵天啊，我带走我想要祝福之人的财富，否则，他被虚荣征服，将会羞辱我和整个世界。"①神的恩典常常以痛苦的形式抵达我们，为的是打破我们的束缚。

六、和谐与合一性

我们前面谈到，有可能达到一种基于自由的高级和谐。那么，人们为什么没有为之努力呢？是什么让人们追求低级和谐的虚假安全感，并适应束缚？是恐惧。正如弗洛姆在《恐惧自由》（*Fear of Freedom*）中所表明的，大多数人并不想要自由，因为他们害怕自由。自由带来责任，而最大的责任就是面对未知。奴隶不需要面对未知，因为主人为他决定一切，但自由人必须面对未知的未来。灵性自由意味着割舍一切支撑——把灵魂捆绑在世上的一切；而灵性追求意味着放弃已知，投入未知。追求者不得不独自坐在内部的黑暗与沉寂中，面对未知——不只是几天，有时是几年，直到成功地瞥见圣光。为了获得更高的

①　Srimad Bhagavatam, 8.22.24.

和谐，你必须克服对未知的恐惧。

这种内在的恐惧、生存的惧怕，其根本原因何在？"恐惧只会来自二元性"，《奥义书》如是说。[①]二元性嵌入了我们对世界的经验之中，我们看到的一切都是与我们分离的、相异的。只要你眼里见到的仅仅是"多"，就不可能消除恐惧，无论你是谁。没有消除恐惧的根本原因，却假装无惧，这只不过是自欺。有一天，现代孟加拉语经典《室利·罗摩克里希那》（*Sri Ramakrishna Punthi*）的作者阿克夏雅库玛·森（Akshayakumar Sen）告诉室利·莎拉达·戴薇（Sri Sarada Devi），他没什么好恐惧的，因为她在那里（保护着他）。于是，神圣母亲立刻纠正他道："不，我的儿子，别那样说。有所恐惧之人才能赢得胜利。"[②]在此，神圣母亲不仅告诫我们反对虚假的无惧，而且暗示了达到真正的无惧之可能性。

真正的无惧如何达到？如果说二元性是恐惧之因，那么合一性导向真正的无惧。如何体验到合一性？《奥义书》宣称，要觉悟至上真我。这个回答代表了古印度的伟大发现之一，那就是：合一性的源头就在我们内部、在意识深处。众生在至上真我之中合一；犹如丝线穿过珍珠项

---

① 《大森林奥义书》1.4.2。

② jar ache bhoy taroi hoy jay, cf. Br. Akshay Chaitanya, Sri Sri Saradadevi (Calcutta: Bhattacharya Sons, B. S. 1344), p. 256.

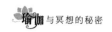

链，宇宙真我穿过万物。生命的基本节律，即本文开头谈到的宇宙的天然和谐，最终源于宇宙真我。众生仅仅是至上真我的扩展，被至上真我投射出来并收回，"犹如蜘蛛吐出和收回蛛网"①。

对这种原初合一性的认识能让我们达到最高、最好的和谐。在低级意识层面，我们仅仅看到善恶、喜乐、爱恨、得失、生死和其他生命极性的冲突，不可能达到真正的和谐。我们前面谈到，低级和谐基于无知、束缚和恐惧，它需要我们在毕生不断地适应，操纵人与物，因而无法带给我们永久的和平。然而，高级和谐源于觉悟众生在至上真我之中的合一，它给予我们自由和无惧。《奥义书》问道："那看到合一性，并觉悟众生皆为真我的人，他能有什么迷惑与痛苦？"②

我们永远不应忘记一个要点：和谐的源头不在外部世界，而在我们内部的阿特曼之中，阿特曼与至上真我不可分离。我们达到和谐与平静，不是通过与他人争吵和打斗，不是通过挑战整个世界，而是通过转变我们的意识，通过发现我们内部的合一中心。彻底觉悟阿特曼可能需要时间，需要热切的奋斗，但通过强烈的祷告、冥想、自我分析和其他训练，我们有可能对阿特曼有所领会。一旦我

---

① 《蒙查羯奥义书》1.1.7。

② 《伊莎奥义书》7。

们找到真正的灵性中心，就应尝试围绕着这一中心组织整个人格。我们应该让这一中心成为所有的思想、情感和能量的会聚点。不仅在冥想时，甚至在行动时，我们也应始终持守这一中心，那时，每一行动都会成为一种冥想。佛教徒谈论行走时冥想、工作时冥想、唱歌时冥想等，不断修习这种冥想式觉知可以整合人格，为我们的生活带来某种程度的更高觉知、更高自由、更高和谐。

由此达到的和谐也许不是最高类型的和谐，后者是彻底觉悟的结果。然而，它能让我们过上一种高度的灵性生活，甚至在履行生活职责时也是如此，并且不受环境的负面影响。